1

LA GUERRA CONTRA EL SOBREPESO

¿Quién es el responsable de la epidemia de obesidad?

L. Jiménez

© 2016 Luis Jiménez

Primera edición: junio de 2016

Ed. 2020

ÍNDICE

INTRODUCCIÓN

Como habrá podido deducir del título, en este libro se recurre a la guerra como analogía para reflexionar sobre la lucha contra la obesidad. En un primer momento quizás le parezca un poco excesiva o exagerada, el dolor y los daños que producen las guerras son difícilmente comparables a otras situaciones. ¿Pueden unos cuantos kilos de más o un exceso de grasa corporal relacionarse con los muertos, heridos y destrucción que suele provocar un enfrentamiento armado?

Durante los siguientes capítulos voy a intentar persuadirle de que esta analogía no es descabellada en absoluto y que, con evidentes y obvias diferencias, incluso puede ser útil para conseguir identificar claramente "al enemigo" y diseñar estrategias que puedan ser eficaces para combatir la epidemia de obesidad mundial.

En lo que respecta a las razones por las que da comienzo una guerra, probablemente usted crea que normalmente detrás de los conflictos armados hay una lucha por el poder, que puede estar enmarcada en un contexto económico, político o religioso. Siendo esto cierto, no deja de ser una simplificación, ya que los elementos implicados suelen ser múltiples, llenos de matices y muy complejos, como cuentan y explican los libros de historia. Casi siempre se desemboca en el enfrentamiento oficial después de una gran acumulación de factores.

Pues bien, como iremos viendo a lo largo del libro, en el caso de la lucha contra la obesidad también hay claros intereses y una acumulación de factores, que ya ha llegado a ser suficientemente importante como para que el conflicto estalle de una vez por todas. La situación es bastante desigual, porque uno de los bandos está en clara desventaja y es extremadamente pasivo. Posiblemente porque todavía no es consciente de que la única solución posible es el combate.

Llevamos años sufriendo un acoso continuo que ha convertido a gran parte de los habitantes de países desarrollados en una población enferma. Pero no terminamos de reaccionar. Algunos proponen pequeños parches, estrategias pasivas, seguramente siempre bienintencionadas, pero que no consiguen resultados apreciables.

Y el tiempo pasa. Y la situación empeora.

Debemos comenzar a defendernos de verdad y de una vez por todas, respondiendo con valentía, rigor y firmeza. Utilizando contra el oponente las armas más poderosas y eficaces que hemos tenido nunca contra este tipo de situaciones: la ciencia y el conocimiento.

Cuanto antes asimilemos la gravedad de la situación y actuemos en consecuencia, mejor. Porque las víctimas y los daños colaterales son demasiado grandes.

1. LAS VÍCTIMAS

Gracias a la enorme cantidad de información disponible nos hemos acostumbrado a medir prácticamente todo. Nos gusta saber los números que hay detrás de cualquier fenómeno. Las matemáticas, la estadística y la economía son lenguajes cada vez más conocidos y utilizados.

Queremos saber la cifra de ciudadanos que residen junto a nosotros, el porcentaje de votos que recibe nuestro partido, las probabilidades de enfermar que tenemos y lo que auguran las estadísticas respecto nuestro equipo de fútbol. Nuestros políticos y gestores utilizan cantidades ingentes de gráficos, tendencias y previsiones para realizar sus análisis y tomar decisiones.

En este libro también vamos a recurrir con frecuencia a números y estadísticas. Son las herramientas primordiales para poder hacer estudios epidemiológicos, los más utilizados en investigación sobre alimentación y salud. Pero también vamos a hablar de la guerra, así que podríamos preguntarnos por cuáles son los números que podríamos asociar a un evento de este tipo.

No hace falta ser un experto en conflictos bélicos ni historiador para suponer que los indicadores principales que habitualmente se utilizan para medir o cuantificar una guerra suelen ser prioritariamente dos: la duración que ha tenido y el número de muertes provocadas. Días, meses o años y víctimas totales. Son sencillos, relativamente fáciles de conseguir y reflejan con bastante fidelidad su relevancia y la (espeluznante) eficacia de cada contendiente.

Si hubiera que quedarse tan solo con uno, el más significativo sería el del número de bajas, dado el elevado valor que damos a la vida humana. Es un indicador que además puede segmentarse, consiguiendo valiosa información para describir y caracterizar un enfrentamiento; por ejemplo, víctimas mortales civiles y no civiles o fallecidos indirectamente por efectos negativos colaterales. Y puede ampliarse con otros indicadores secundarios, relacionados con otros efectos negativos sobre las personas, como las personas heridas de diferente consideración o desplazadas. Por otro lado, hoy en día también es posible cuantificar con relativa facilidad aspectos como los daños materiales producidos o el coste añadido generado. Y con todos estos datos, podemos tener una *fotografía* bastante fiable del grado de relevancia y del efecto destructivo que ha tenido un conflicto.

¿Y cuánto daño provocan las guerras? Afortunadamente, cada vez hay más paz en el mundo, aunque a veces no lo parezca, a causa de la gran cantidad de información disponible sobre el tema (debido al interés al respecto y la gran productividad de los medios de comunicación). La frecuencia e intensidad de las guerras no ha parado de reducirse y durante la primera década tras el comienzo de este siglo anualmente se producían unas 30.000 muertes directas por esta causa (1). Una cantidad que era casi diez veces mayor veinticinco años antes.

¿Son muchas 30.000 muertes al año en el mundo? Sin duda, pero podemos dar más perspectiva a este dato mediante alguna otra comparación. Por ejemplo, es similar al número de asesinatos por terrorismo, que también ronda los 30.000 (2). Pero está muy lejos del número de víctimas mortales por accidentes de tráfico, que se calcula que supera ampliamente el millón de personas al año (3). Y, afortunadamente, aún más alejada de las escalofriantes cifras asociadas a los gigantescos conflictos armados del pasado, como los más de 80 millones de víctimas que produjo la segunda guerra mundial, los 30 millones de la primera guerra mundial o los 6 millones de la guerra de Vietnam (1).

Bien, en base a estos datos, veamos ahora la validez de la analogía principal del libro ¿Es realmente el sobrepeso un problema sanitario tan importante? ¿Podemos equipararlo a las impresionantes cifras anteriores?

Para evaluar la importancia relativa de los efectos de la obesidad, podemos analizar el valor y magnitud del mismo tipo de indicadores, especialmente los relacionados con el número de afectados y con la mortalidad. Gracias a los estudios más recientes disponemos de una cantidad significativa de ese tipo de información. Antes de ello, conviene dejar claro que en el libro vamos a hablar sobre todo de tres tipos de estudios. El primero, el de menor valor como evidencia científica, son los estudios epidemiológicos u observacionales, en los que se recopilan datos de diversas variables y se analizan estadísticamente, buscando relaciones entre ellas. Su mayor problema es que es difícil aislar totalmente los efectos de cada una de estas variables y por ello no son recomendables para deducir relaciones de causa-efecto. Cuantos más sujetos incluyan, con más rigor se recojan los datos y más largos sean, más útiles serán. El segundo tipo son los ensayos de intervención, en los que además de la observación se realiza una intervención, es decir, un cambio. Son más fiables para deducir causalidad, ya que se puede observar el efecto del cambio realizado. En este caso la existencia de un grupo de control (en el que no se realiza el cambio), el cegado (que no se sepa a qué grupo pertenece cada sujeto) la asignación aleatoria de los sujetos a uno u otro grupo, el tamaño de la muestra y su duración, son variables que dan robustez a estas investigaciones. Y el tercer tipo son las revisiones sistemáticas o metaanálisis, que realmente son "estudios de estudios" y los más valorados como evidencia. En estos trabajos los expertos recopilan un conjunto de estudios (observacionales o de intervención) sobre una temática concreta y analizan y comparan todos los resultados, preferiblemente cuantitativa y cualitativamente. En este caso cuanto más estudios se incluyan, más rigurosos y parecidos sean, mayores sean las muestras y más largo el periodo de estudio, mejor.

Bien, vayamos entonces a conocer lo que dicen los datos y los estudios sobre los efectos del sobrepeso.

En Centro de Control de Enfermedades Norteamericano (*Centre for Disease Control-CDC*) publica periódicamente los datos disponibles en Estados Unidos sobre la prevalencia de la obesidad (4). Los resultados llevan muchos años mostrando una tendencia creciente y los últimos indican que en la mayor parte de los estados de este país más de la cuarta parte de los habitantes sufre obesidad, es decir, presenta un índice de masa corporal (IMC) igual o mayor de 30 (el IMC se calcula dividiendo el peso en kilos entre el valor de la altura en metros al cuadrado). Estaríamos hablando de aproximadamente 80 millones de personas con una importante cantidad de sobrepeso, solo en Estados Unidos. En un análisis segmentado se peuede apreciar cómo en media docena de estados la situación es especialmente alarmante, ya que la obesidad afecta a más de un tercio de las personas. Y centrándose solo en los adultos, el dato es aún menos favorable; en prácticamente todos los estados más de un tercio de los ciudadanos de más de 18 años sufre obesidad.

Por otro lado, un reciente informe de la Organización Mundial de la Salud (OMS) sobre 53 países de la región europea calificaba a España como uno de los países con mejor salud de Europa y mayor esperanza de vida (5). Pero alertaba de que esta situación privilegiada podría estar en peligro, sobre todo para generaciones venideras, debido al aumento de la prevalencia de la obesidad detectado, que en el momento de su edición llegaba a la cuarta parte de la población adulta. Un estudio español posterior confirmó estos malos augurios; el 60% de la población adulta presentaba sobrepeso u obesidad, el equivalente a más de 20 millones de personas (6).

Poco antes se publicó en The Lancet uno de los mayores estudios sobre la prevalencia y evolución de la obesidad a nivel mundial, analizando los datos disponibles desde 1980 hasta 2013 (7). La conclusión de sus autores fue la siguiente:

"Debido a los riesgos de salud que conlleva y a los aumentos sustanciales de su prevalencia, la obesidad se ha convertido en un importante problema de salud global. La obesidad está aumentando y no se conocen experiencias positivas para combatirla en ningún país en los últimos 33 años. Se necesita una movilización mundial urgente y liderazgo para ayudar a los países a intervenir con más eficacia".

Poco después, la misma revista publicó un segundo informe con las tendencias mundiales de la obesidad desde 1975 hasta 2014, que se resumió de la siguiente forma (8):

"En 2014, unos 650 millones de personas estaban obesas en el mundo, en comparación con los 100 millones de 1975. 180 millones de ellos sufrían obesidad severa (...). Si las tendencias continúan, la

probabilidad de cumplir los objetivos mundiales respecto a la obesidad es prácticamente cero. De hecho, si estas tendencias continúan, en 2025 la prevalencia mundial de obesidad alcanzará el 18% en los hombres y superará el 21% en mujeres; la obesidad severa superará el 6% en los hombres y el 9% en las mujeres (...)."

Si, ha leído bien. 650 millones de personas sufrían de obesidad en el mundo en el año 2014.

Pero los estudios epidemiológicos no solo presentan un panorama sombrío respecto a la prevalencia de esta patología, también aportan resultados preocupantes relacionados con el impacto de la obesidad en la salud, calidad y esperanza de vida.

Por ejemplo, en el año 2014 se publicó un metaanálisis analizando la relación entre la obesidad y de la incidencia de 13 tipos diferentes de cáncer, utilizando datos de 1985 a 2011 de 18 países (9). Los expertos encontraron un claro aumento del riesgo asociado al sobrepeso en cinco de esos tipos de cáncer. Casi simultáneamente vio la luz otro gran metaanálisis, centrado en los estudios que analizaron la relación entre la mortalidad por enfermedad cardiovascular y la obesidad, con resultados muy similares al anterior y encontrando claros aumentos del riesgo (10). Un tercer estudio calculó que anualmente los casos de cáncer "extra" atribuibles al sobrepeso o la obesidad podía superar el medio millón en todo el mundo (11).

Un metaanálisis publicado en The Journal of the American Medical Association – JAMA, en el que se analizaron los datos de más de un millón de personas de todo el mundo, encontró un mayor riesgo de mortalidad global entre las personas con sobrepeso, especialmente entre aquellas que presentaban mayor acumulación de grasa corporal. Posteriormente, otro trabajo similar sobre obesidad y mortalidad entre cuatro millones de personas de cuatro continentes y publicado en The Lancet, concluyó que hasta una de cada cinco muertes prematuras se debía al sobrepeso, un factor de riesgo solo superado por el tabaquismo (12).

Para intentar ser más precisos al cuantificar el efecto negativo de una patología, se puede calcular la pérdida de años de vida, comparando la longevidad de las personas que la sufren con la de personas sanas (y corrigiendo estadísticamente otros factores que también pueden influir). Los estudios más recientes realizados con ese enfoque concluyen que, a pesar de los importantísimos avances realizados en los cuidados médicos que se aplican a este tipo de pacientes y las mejoras conseguidas respecto a épocas anteriores, todavía en algunos segmentos de la población el efecto del sobrepeso elevado es muy negativo (13). Por ejemplo, investigaciones realizadas entre las personas que sufren mayor grado de obesidad (obesidad grado 3, con un valor de IMC mayor de 40) la esperanza de vida se cuantificó entre 6 y 14 años menor que la de personas sin sobrepeso. Sólo en Estados Unidos viven unos cinco millones de personas con este grado de sobrepeso.

14 años menos de vida es una cantidad de tiempo muy importante. Piénselo desde esta perspectiva: ¿Qué le parecería si, estando cerca de su último momento, despidiéndose de sus familiares y de este mundo, alguien le dijera que tiene la posibilidad de vivir entre 6 y 14 años más? ¿No cree que sería el mejor regalo que nadie podría hacerle?

Desde el punto de vista económico y social también se han realizado numerosas aproximaciones y cálculos analizando el impacto del sobrepeso y la obesidad. Una investigación realizada en EE.UU estimó que el coste sanitario añadido por cada persona obesa es de cerca de dos mil dólares anuales. Pero probablemente el análisis más completo y exhaustivo a nivel mundial fue realizado por la consultoría internacional McKinsey, en el que afirmaba lo siguiente (14):

"La obesidad es una de las tres principales cargas sociales globales generadas por los seres humanos"

El informe incluyó datos realmente escalofriantes:

- 5% de las muertes mundiales están asociadas al sobrepeso. Esto supone aproximadamente unas 20 millones de muertes al año.

- Dos mil millones de afectados (y tendencia creciente, sin visos de mejorar).

- Costes añadidos sobre los dos billones de dólares (el equivalente al 2,8 del PIB mundial).

Según los autores, estas cifras eran cercanas a las asociadas a todos los efectos de todo tipo de violencia o al tabaquismo.

Estos impactantes números nos muestran de forma bastante objetiva la dimensión del problema de la obesidad y sus consecuencias directas. Que no desmerece en absoluto a las peores guerras vividas por la humanidad en el pasado.

A mediados del año 2016 el CDC dio a conocer una preocupante y novedosa estadística: por primera vez desde que se registraba este dato, la esperanza de vida de los norteamericanos había descendido. Ligeramente, pero nunca antes esta tendencia había dejado de mejorar. Y para sorpresa de todos, esta tendencia negativa se repitió durante los tres años siguientes, algo inédito en el mundo desarrollado (15). Pocos días después del primer dato negativo, el conocido investigador en nutrición del Boston Children's Hospital y de Harvard Medical School, David S. Ludwig, publicaba un editorial en la revista médica JAMA que incluía el siguiente fragmento (16):

Desde el final de la Guerra Civil hasta finales del siglo XX, la esperanza de vida aumentó rápidamente en los Estados Unidos, un gran triunfo de la salud pública provocado por un mayor suministro fiable de alimentos, una mejor higiene y los avances en la atención médica. En 1850, la esperanza de vida entre los blancos se estimó en 38 años para los hombres y 40 años para mujeres. Estos números casi se duplicaron en 1980, a 71 años para los hombres y 78 años para las mujeres. Con la epidemia de la obesidad en la década de 1970, esta tendencia comenzó a frenarse, lo que llevó a algunos a predecir que la esperanza de vida disminuiría en los Estados Unidos a mitad del siglo XXI.

Los datos preliminares del CDC proporcionan nuevas pruebas que apoyan esta predicción. La tasa de mortalidad aumentó significativamente durante los 9 primeros meses de 2015 respecto al mismo período en 2014, con una mayor participación de las causas relacionadas con la obesidad. El aumento fue de un 1% para la enfermedad cardiaca, un 1% para la diabetes, un 3% para la enfermedad hepática crónica, un 4% para la enfermedad cerebrovascular, y un 19% para la enfermedad de Alzheimer. (...) .

La obesidad y la mala dieta predisponen a la totalidad de las principales enfermedades crónicas, pero estos riesgos se han mitigado en los últimos decenios por los cada vez más poderosos y costosos tratamientos. Para retrasar la progresión de la enfermedad, millones de personas en los Estados Unidos dependen de medicamentos para reducir los niveles de colesterol, la presión sanguínea y la glucosa en sangre; de procedimientos quirúrgicos para abrir o derivar arterias bloqueadas y de la diálisis.

Los datos del último informe de CDC sugieren que se ha llegado a un punto de inflexión más allá del cual los avances tecnológicos ya no pueden compensarlo. (...). Es especialmente preocupante que los condados que mostraron una disminución relativa o absoluta de la esperanza de vida coincidían con los más afectados por la epidemia de la obesidad (Es decir, condados del sureste y el medio oeste). Esta tendencia a la baja en la longevidad es casi seguro que se acelerará a medida que la generación actual de hijos, con mayor peso corporal desde en la infancia que nunca, lleguen a la edad adulta. La medicina moderna puede prevenir la muerte prematura entre los adultos que desarrollan obesidad a la edad de 45 años, la diabetes a los 55 años y enfermedades del corazón a los 65 años, pero las implicaciones para la salud pública son probablemente mucho mayores si esta secuencia de eventos se inició en la infancia.

Además de los efectos relacionados con la salud, los efectos económicos de las enfermedades relacionadas con la obesidad son sustanciales y se prevé que empeoren. Los costos médicos directos asociados con la obesidad entre los adultos no institucionalizados se estima que llegaron a 190 mil millones de dólares al año en 2005, una cantidad que no incluye las pérdidas de productividad de los trabajadores. Estos gastos y la pérdida de ingresos fiscales por menor productividad incrementarán el déficit del presupuesto nacional; superarán los recursos de la sanidad pública y las aseguradoras privadas; y afectarán negativamente a la inversión en infraestructuras sociales (como la educación, la investigación, y el transporte)."

Más que muertos y heridos

La historia también nos ha enseñado que los efectos negativos de los conflictos armados sobre las personas van mucho más allá de los daños físicos y económicos, del contaje de víctimas y heridos y de la pérdida de recursos. Por ejemplo, también resulta gravemente afectada la salud mental y emocional de la población, tanto civil como militar. Y lo hace muy intensamente, con patologías muy graves durante largos periodos de tiempo, lo cual desemboca en importantísimas mermas en la calidad de vida y dispara la necesidad de recursos de apoyo para atender a los afectados: traumas, depresión, ansiedad, síndrome del estrés post-traumático, adicciones... (17).

¿Ocurre algo parecido con la obesidad? ¿Sufren de forma significativa emocional y psíquicamente las personas con sobrepeso, hasta el punto de ver comprometida su salud y su calidad de vida, con los efectos negativos y los costes que todo ello puede suponer? ¿Podrían incluso verse marginadas debido a su condición?

Lo cierto es que en este caso no disponemos de tantos estudios masivos y cuantitativos que nos permitan conocer con detalle la dimensión del problema. La salud mental es un concepto más complejo de evaluar y de cuantificar que la salud física, sobre todo si lo comparamos con indicadores tan objetivos como el número de muertos o heridos. Y no suele realizarse de forma segmentada respecto a las personas con sobrepeso, lo cual nos permitiría una evaluación más rigurosa del tema.

Sin embargo, como veremos durante las próximas páginas, poco a poco se va acumulando la evidencia científica para hacernos pensar que el impacto mental y emocional puede ser mucho más relevante de lo que podríamos imaginar en un primer momento. Le adelanto que la cuestión va a resultar tan apasionante como sorprendente si no está familiarizado con ella, pero también más compleja de abordar y mucho menos obvia de lo que puede ser una recopilación de *víctimas directas*. Así que le dedicaremos una buena cantidad de tiempo, aportando todas las explicaciones que sean necesarias.

Para empezar, permítame reducir un poco el tono dramático que he mantenido hasta este momento, haciéndole la siguiente pregunta: Si yo le digo que estoy pensando en un personaje de la serie Los Simpson, al que describiría con los adjetivos de perezoso, despistado, egoísta, caprichoso, torpe, infantil y dependiente, ¿a quién cree que me estaría refiriendo? ¿A Homer Simpson, el popular cabeza de familia y protagonista de la serie o al anciano "señor Burns", el empresario implacable y propietario de la central nuclear de Springfield?

Si usted es de los que en primer lugar ha pensado en Homer Simpson, he de decirle que sus modelos mentales e ideas preconcebidas son similares a los de la mayoría. Sin embargo, le invito a repase la lista de calificativos, teniendo a ambos personajes en mente. Si es seguidor habitual de esta serie de televisión y los conoce con cierto detalle, comprobará que todos ellos son aplicables a ambos; en numerosos capítulos hemos podido ser testigos de comportamientos que así lo atestiguan. Pero la mayoría pensamos en alguien como Homer, un personaje que, entre otras características, sufre sobrepeso. Y que además de jocoso, es maltratador (al menos con su hijo Bart), alcohólico (bebedor empedernido de cerveza) y comedor compulsivo.

Ciertamente, Homer es uno de los personajes más populares y fáciles de recordar de esta serie de dibujos animados de humor irónico y exagerado dirigido al público adulto, pero ya que estamos analizando este tipo pensamientos colectivos fijándonos en los tópicos a los que suelen asociarme los personajes de ficción obesos, podemos seguir viendo otros ejemplos, pero centrados en el mundo infantil y juvenil.

Por ejemplo, le animo a que intente recordar alguno de los siguientes rechonchos personajes de comics, dibujos animados o películas, comprobará que con muchas frecuencia - más de lo que correspondería de acuerdo a la estadística - no son precisamente los más listos ni los más virtuosos. Piense en Obelix, el glotón y despistado compañero del ingenioso Astérix. En el torpón oso de *Kung Fu Panda*, sobre todo antes de su reconversión a gran maestro de las artes marciales. En Russell, el entrañable niño que da sentido a la vida del anciano de la película de Pixar *Up* y que comparte su increíble aventura con su casa flotante tirada por globos de colores. También en el mejor amigo de Bob Esponja, la estrella de mar Patricio. O en Eric Cartman, el niño más desagradable y con poco carisma de *South Park*. Cada uno tiene su personalidad específica, todas diferentes, pero además del exceso de peso, todos ellos comparten una característica común: son de los menos avispados. Alguno incluso podríamos afirmar sin temor a equivocarnos que roza la imbecilidad

Esta situación no se limita a los personajes animados. Si realiza un repaso mental de películas muy populares (muchas de ellas de ámbito familiar) que cuenten con la presencia de actores y actrices obesos, comprobará que en muchos casos representan personajes con cualidades no demasiado positivas. Piense en el técnico-informático que traiciona a los responsables de *"Parqué Jurásico"* robando embriones de dinosaurio y que acaba en sus fauces, humillado y bajo la lluvia. O en Alan, el excéntrico cuñado de *"Resacón en las vegas"* que se apunta a la monumental despida de soltero. También en Chunk, el niño más rollizo de la divertida y ya clásica película familiar *"Los Goonies"*. Un papel similar al simpático y glotón Piraña, de la popular serie de los años 80 *"Verano Azul"*. Todos ellos en sus respectivos papeles y con diferentes matices acarrean algunas de las características consideradas menos admirables en el ser humano: egoísmo, gula, idiotez, torpeza, cobardía, vileza, falta de honestidad…

También podemos ver a actores y actrices con sobrepeso en papeles de moral más digna, pero no es lo habitual. Le animo a escarbar en su archivo cinematográfico (real o mental) a la búsqueda de actores de estas características físicas, comprobará cómo le es muy fácil encontrar ejemplos en los que la obesidad es un recurso de caracterización que los directores de casting utilizan muy frecuentemente, pero especialmente asociado a personalidades y cualidades en general bastante negativas.

De cualquier forma, no es fácil toparse con actores con sobrepeso. No es necesario ir a las listas de actores o actrices mejor pagados para comprobar que prácticamente todos lucen cuerpos mayoritariamente delgados. Basta con ver el reparto de prácticamente cualquier película para comprobar que casi todos sus intérpretes, sobre todo los protagonistas, muestran un tipo de físico parecido. Algo totalmente alejado de la realidad, como acabamos de ver en las estadísticas, especialmente en países como EEUU, donde la prevalencia de la obesidad puede afectar a una de cada tres personas. ¿Conoce alguna película en la que uno de cada tres actores muestre sobrepeso?

Si indagamos en otros campos del espectáculo y de la comunicación, el panorama es similar. Aunque no solemos ser conscientes de ello porque estamos muy acostumbrados, la falta de presencia de personas obesas en los modelos y patrones que se difunden en los mensajes directamente dirigidos a la población desde los medios de comunicación es abrumadora. Por ejemplo, es realmente complicado encontrar personas con kilos de más en la publicidad, sea cual sea el medio utilizado. Los publicistas siempre prefieren vender sus productos utilizando como referencia cuerpos delgados y esbeltos, ya que saben perfectamente que la identificación con el personaje es un aspecto fundamental para el éxito. Y nadie quiere identificarse con una persona obesa. De hecho, lo habitual es utilizar a las personas con sobrepeso para precisamente lo contrario, representar una situación no deseada, como ocurre con el "antes" de los anuncios de dietas milagrosas.

Vivimos en una sociedad en la que cuando alguien es el centro de una gran cantidad de miradas, debe ajustarse a un arquetipo bastante concreto. Y por el contrario, el exceso de kilos en esas situaciones desemboca con mucha frecuencia en situaciones bastante lamentables.

Por ejemplo, los pocos presentadores de televisión obesos que han llegado a labrarse un prestigio profesional y han cosechado el éxito, tienen que lidiar habitualmente con comentarios relacionados con su peso, en el mejor de los casos irónicos, pero a menudo simplemente fuera de contexto e incluso hasta absurdamente críticos.

Pero también hay excepciones. Si rebusca en el mundo artístico, usted podría llegar a la conclusión de que algunos profesionales de este gremio gozan de cierta inmunidad ante el escarnio público. Por ejemplo, si nos centramos en el ámbito musical, seguramente podrá enumerar unos cuantos músicos con kilos de más pero con los que la gente no suele ensañarse. Pero si analiza varios casos comprobará que siguen una sencilla regla: cuanto más extraordinarias sean sus cualidades como artista, más parecemos aceptar su sobrepeso. Y en la medida en la que éstas sean más modestas, aceptaremos menos desviaciones sobre los patrones ideales. Me explico: hay una cantidad significativa de cantantes de ópera con sobrepeso, que son precisamente los que más nos maravillan con su voz, a los que les solemos dejar bastante tranquilos. Podríamos decir que "perdonamos" su situación porque la compensan con sus impresionantes dotes musicales. Pero en la medida en la que bajamos en "sofisticación musical", podemos apreciar que el porcentaje de obesos disminuye ostensiblemente. Al llegar a los niveles más populares, los intérpretes de canción moderna y de temporada, con frecuencia dirigida al público más joven para el que las cualidades musicales pasan a un segundo o tercer plano, de nuevo la escasez de obesos es brutal, por no decir absoluta. De hecho, en este colectivo más bien se rinde un culto al cuerpo casi obsesivo.

Todos estos ejemplos del papel social tan poco atractivo que les toca vivir a muchas personas con sobrepeso, sin duda son bastante anecdóticos y posiblemente estén sesgados por mis ideas previas sobre el tema. Sin embargo me sirven para introducirle en uno de los elementos más dolorosos pero probablemente menos conocidos de la obesidad: el estigma hacia las personas que la sufren.

Cuando los enfermos son culpables

Lamentablemente, a lo largo de la historia de la medicina y de la evolución del tratamiento de las enfermedades, el estigma hacia los enfermos ha estado constantemente presente. Con este término, el estigma, los expertos normalmente se refieren a los pensamientos negativos hacia un colectivo, que en el caso de estar asociado a enfermedades suele materializarse de dos formas: mediante la culpabilización de la persona afectada por su condición de enfermo y con la aparición de prejuicios o valoraciones adversas que van más allá de su situación sanitaria. O, dicho de forma más sencilla, pensando por un lado que la enfermedad es debida en gran parte a su responsabilidad (o falta de ella) porque no son capaces de ponerle remedio. Y por otro, que esa circunstancia, y sus comportamientos asociados, limitan negativamente ciertas capacidades o habilidades de la persona afectada.

Le voy a poner algún ejemplo histórico, para que pueda comprenderlo mejor.

Durante el siglo XIX a los inmigrantes irlandeses que llegaban a América se les acusaba de ser responsables de diversas enfermedades porque eran "*sucios y faltos de higiene*". Además de tener que sufrir una enorme mortalidad por cólera y otros padecimientos, tuvieron que soportar acusaciones de "*pecadores y espiritualmente indignos*", que para colmo se utilizaban como explicación del origen de sus desgracias respecto a su salud. También cuando los afroamericanos morían de tuberculosis a principios del siglo XX, en lugar de invertir en la prevención o tratamiento de la enfermedad, las autoridades de muchas ciudades americanas prefirieron alertar a sus ciudadanos blancos respecto al riesgo de mezclarse con afroamericanos o de contratarlos para cualquier tipo de trabajo.

En estos y otros muchos casos en los que se han repetido este tipo de situaciones, el entendimiento social de la enfermedad suele incorporar juicios morales sobre las circunstancias en las que ésta fue contraída, absolutamente sesgados y exacerbando la hostilidad preexistente hacia los colectivos más afectados.

Pero no hace falta remontarse demasiado al pasado para encontrarse con el estigma hacia los enfermos; el SIDA fue un caso *de libro* y que se estudia en las facultades de medicina. En principio estuvo popularmente definida como una enfermedad de "*gente de mala vida*", tales como homosexuales y promiscuos. Y se llegó al extremo de que algunos amantes de las conspiraciones plantearon incluso hipótesis relacionadas con el diseño del virus VIH en un laboratorio, con el objetivo de castigar a colectivos que tuvieran comportamientos "*moralmente rechazables*". Sin embargo, en cuanto empezó a afectar masivamente a la población, incluyendo a relevantes e influyentes personajes del ámbito político, económico, cultural e intelectual, fuimos testigos de una rápida reacción dirigida a reconducir la situación.

En un artículo publicado en una revista de salud pública americana, se resumía la situación vivida durante los años de explosión de esta enfermedad de la siguiente forma (18):

"En el caso del VIH / SIDA, el papel perjudicial de la estigmatización fue tan evidente que las agendas de salud nacionales e internacionales identificaron explícitamente el estigma y la discriminación como principales barreras para abordar con eficacia la epidemia. Ya en la década de 1980, apenas unos años después de que la enfermedad se identificara inicialmente, la discriminación contra las personas en riesgo de contraer el VIH/SIDA fue identificada como contraproducente y las primeras políticas de salud pública incluyeron elementos para la protección de la privacidad y confidencialidad de los pacientes. Como se hizo más evidente que el estigma y la discriminación estaban entre las causas fundamentales de la vulnerabilidad al VIH/SIDA, la Sesión Especial de la Asamblea General de las Naciones Unidas sobre el VIH/SIDA aprobó una

declaración en 2001, en la que los estados firmantes se comprometían a "desarrollar estrategias para combatir el estigma y la exclusión social asociados a la epidemia." Posteriormente, el estigma y la discriminación se eligieron como tema para la campaña mundial del SIDA 2002-2003. En 2007, el Programa Conjunto de las Naciones Unidas sobre el VIH/SIDA emitió el informe, "Reducción del estigma del VIH y la Discriminación: una parte fundamental de los programas nacionales de SIDA", proporcionando estrategias para centralizar la reducción del estigma y la discriminación en las respuestas nacionales a la enfermedad. Las recomendaciones del informe incluyeron la prestación de actividades de financiación y programación para los enfoques nacionales multifactoriales para la reducción del estigma y la discriminación por el VIH"

Las cosas han ido mejorando, pero tenga en cuenta que no estamos hablando de algo que ocurrió hace siglos. Muchas de las personas que ahora convivimos con relativa normalidad con el SIDA, también fuimos testigos (e incluso en cierta medida cómplices) de las primeras etapas, llenas de prejuicios.

Aunque queda mucho por hacer, especialmente en los países en desarrollo y donde la falta de educación universal es uno de los principales problemas, afortunadamente, en las sociedades con más recursos se trabaja por conseguir la igualdad de derechos y oportunidades y por erradicar la discriminación de cualquier tipo y en gran cantidad de ámbitos. La sensibilización hacia los enfermos, que después de todo son los más desfavorecidos, es uno de los logros característicos de las sociedades más avanzadas, a contracorriente de las crueles reglas que suelen imponer la naturaleza y la evolución, que promueven solo la supervivencia del mejor adaptado. Con frecuencia a costa del más débil.

Quizás una de las asignaturas pendientes en este sentido sea el estigma hacia las enfermedades mentales; el brutal impacto que tienen este tipo de patologías - que desbaratan el funcionamiento del cerebro y distorsionan gravemente lo que consideramos como "la esencia humana", los comportamientos, valores e ideas - sacan lo más irracional de cada uno de nosotros y extraen profundos miedos. Es una situación de estigmatización conocida y caracterizada con bastante consenso y nitidez, en la que se está trabajando intensamente, con programas innovadores en todo el mundo. Con mucho trabajo por hacer pero con buenas perspectivas de futuro.

Pero como ya habrá deducido tras la lectura de los ejemplos cinematográficos que le he mostrado al inicio de este capítulo, de lo que le quiero hablar es de otra asignatura pendiente en relación con la estigmatización de los enfermos; la posibilidad de que exista un estigma intenso y generalizado hacia las personas con exceso de peso. Algo de lo que algunos expertos llevan alertando desde hace años pero que no parece tener ningún tipo de impacto entre las autoridades sanitarias y las políticas de salud pública.

En los ejemplos de estigmatización por exceso de peso que he enumerado hace unas páginas me he centrado en personas o personajes (reales o ficticios) de relevancia mediática, populares, sometidos al cruel escrutinio público, pero que solo son casos aislados y seleccionados sin criterio científico. Podemos encontrar otros, más familiares y cercanos entre personas anónimas y situaciones cotidianas. Por ejemplo, las personas a veces insultamos o atacamos a otras personas para intentar hacer daño a nuestro oponente. Y lo cierto es que, después de menospreciar a la madre, que siempre es algo que sabemos que ofende sobremanera, la obesidad se utiliza con frecuencia en estos procesos. Probablemente "gordo" y "tonto" sean los primeros calificativos que un niño suele utilizar de forma despectiva. Y cualquiera que haya sido testigo de una discusión entre adultos especialmente subida de tono y en la que uno de sus miembros sufra sobrepeso, habrá comprobado que si la cosa se pone fea y se llega a los ataques personales, la mención a los kilos de más acaba haciendo acto de presencia rápidamente. Incluso entre personas supuestamente educadas, cuando la situación se vuelve muy tensa, la baja condición humana muestra su cara menos civilizada y el calificativo de *gordo* no tarda en aparecer, como se suele comprobar con relativa facilidad en los debates entre los tertulianos más provocativos (y frecuentemente mas contratados) de las televisiones o emisoras de radio con más audiencia. Una situación realmente incómoda pero que parece que alimenta eficazmente el morbo de espectadores y ayuda al cumplimiento de objetivos de programadores televisivos.

Y ahora, analícese usted mismo. Le pido que sea sincero, ya que no hay nadie que esté compartiendo sus pensamientos mientras lee estas líneas. ¿Puede asegurar que nunca ha utilizado el calificativo de "gordo" de forma despectiva al referirse a alguien con sobrepeso que no le cae demasiado bien o que haya hecho algo que no le haya gustado? No me refiero solo a decírselo al afectado, sino al criticarle por cualquier aspecto cuando habla con otra persona o incluso en sus propios pensamientos o en conversaciones o reflexiones personales.

De cualquier forma, como ya he adelantado, dado mi evidente sesgo hacia el problema de la obesidad, podría estar sacando las cosas de contexto, exagerando voluntaria o involuntariamente, seleccionando situaciones de forma intencionada para ratificar mis ideas preconcebidas y confirmando falsamente mis hipótesis. Existe una elevada probabilidad de que así esté ocurriendo. Y la única forma de contrastarlo es comprobando lo que dicen la ciencia, los resultados de los estudios científicos y las opiniones de los expertos.

Lo cierto es que los estudios que hayan analizado el estigma que sufren las personas con sobrepeso se llevan publicando más de una década y su presencia en la bibliografía médica ha ido aumentando durante los últimos años. En el momento de escribir estas líneas la base de datos de estudios médicos norteamericana *Pubmed* acumulacientos de ellos. Un análisis segmentado de los mismos aporta una completa y detallada perspectiva del fenómeno.

Si nos centramos en los más genéricos, aquellos que analizan comportamientos y actitudes entre la población en general, la existencia del estigma es muy clara. Existen estudios en gran cantidad de países, que muestran cómo el pensamiento negativo principal es la culpabilización del afectado, haciéndole el principal responsable de su condición. Esta forma de pensar suele estar asociada a deducciones de causa-efecto relacionadas con el exceso de grasa corporal, normalmente achacado a la falta de fuerza de voluntad, pereza o gula. Dicho pensamiento negativo suele ir acompañado de otras variables y características, como por ejemplo tener más probabilidad de sufrir burlas, menos amigos o menos vida social (19).

Cuando se analizan los detalles de todos estos estudios, se observa que no hay colectivo ni estrato social que esté libre de culpa y parece que podría involucrar a más de la cuarta parte de la población. Sí, ha leído bien, al menos una de cada cuatro personas tiene prejuicios injustificados hacia las personas con sobrepeso.

Mención aparte merece la evaluación del estigma en un colectivo tan sensible y con características específicas como es el infantil, donde la prevalencia del sobrepeso crece de forma vertiginosa cada año.

En los ejemplos que anteriormente he puesto sobre personajes de ficción - un entorno de especial relevancia en el universo infantil - le decía que es muy sencillo comprobar cómo aquellos que se dibujan o representan con sobrepeso no suelen brillar por ser especialmente listos, más bien al contrario. Pues, bien, más allá de mi pequeña y anecdótica selección de personajes, algunos expertos han investigado estas cuestiones de forma mucho más sistemática. En uno de esos estudios, pediatras norteamericanos analizaron varias películas infantiles de éxito e identificaron los textos y diálogos relacionados con el exceso de peso. Además de identificar un elevado número de comportamientos *obesogénicos* (que podrían promover malos hábitos que provocan obesidad), encontraron con frecuencia mensajes y expresiones despectivas asociadas al sobrepeso. Por otro lado, en otra investigación, los expertos observaron que los comportamientos prejuiciosos respecto a la obesidad de los niños estaban asociados con un mayor contacto con diversos medios de comunicación infantiles: revistas, televisión y videojuegos. Cuanto más los veían, más prejuicios presentaban, probablemente por los mensajes explícitos e implícitos que éstos suelen incluir en este sentido (20).

Lo cierto es que tanto si usted ha sido o no gordito de pequeño, podrá imaginarse lo que supone lidiar con el sobrepeso a edades tempranas. Todo empieza después de la edad en la que unos carrillos rojizos y blanditos y unos muslos rollizos y poco efectivos para correr dejan de ser señales adorables. A partir de ese momento los estudios indican que los niños y adolescentes con sobrepeso tienen mayores probabilidades de sufrir ansiedad y depresión y presentan menores índices de autoestima, relaciones sociales y satisfacción con su cuerpo. Y tienen sus razones para que esto ocurra, porque normalmente no están en los primeros puestos de los "preferidos" entre sus compañeros, más bien al contrario. Así lo indican algunos estudios, en los que los niños peor valorados (respecto a si "gustan" o "no gustan") son los obesos, por debajo de todos los que sufren todo tipo de discapacidades. Para colmo, sus amigos y compañeros también les suelen considerar los principales responsables de su problema (21).

Este entorno tan poco amistoso provoca que estos niños crezcan con un mayor grado de vergüenza y de miedo al ridículo, que probablemente se extienda hasta gran parte de su vida de joven y adulto. Unos sentimientos que se suman al cúmulo de barreras que supone conseguir adelgazar, ya que les dificulta el poder ser firmes con posibles cambios de hábitos dirigidos a combatir su sobrepeso, ante el constante e incluso obsesivo temor de verse sometidos a bromas y comentarios ridiculizantes por parte de sus amigos y otras personas de su entorno, incluidos profesores. Sí, tampoco los profesores se libran de estigmatizar a los pequeños. Y los expertos que supuestamente más deberían ayudarles parece que no siempre son todo lo profesionales que deberían. Los estudios indican que los profesores de educación física infantil presentan una elevada cantidad de prejuicios anti-obesidad (22).

Volviendo al mundo de los adultos, otros estudios también han confirmado el estigma en muy diversas y variadas situaciones, algunas bastante curiosas y poco conocidas. Por ejemplo, se sabe que el sobrepeso es un factor poco apreciado en el proceso de elección de pareja para relaciones sexuales, pero resulta chocante que también impacte (negativamente, claro) en los procesos de selección y contratación de personal o en la valoración del rendimiento académico. Y también en la elección del candidato político al que se piensa votar, como muestran los estudios sociológicos realizados sobre el tema. O hasta en las relaciones que se desarrollan en las redes sociales, con comportamientos y lenguaje estigmatizante (23).

El caso posiblemente más extremo (y, por qué no decirlo, extraño) se dio a conocer en un estudio en el que se daba a olfatear diversos elementos a los sujetos de experimentación, mientras visualizaban imágenes de personas. Resulta que esos elementos les olían peor mientras se les mostraban imágenes de personas con sobrepeso (24).

Otras investigaciones nos muestran las situaciones paradójicas a las que da lugar la existencia del estigma hacia la obesidad y los obesos. Por ejemplo, las propias personas con sobrepeso muestran prácticamente las mismas actitudes negativas ante otras personas que sufren el mismo problema que ellos. Sorprendentemente, el hecho de sufrir exceso de peso no parece ser útil para poder inmunizarse contra la posibilidad de engendrar prejuicios sobre el tema (25).

Pero mucho más impactante resulta llegar a confirmar que también los profesionales sanitarios de todos los niveles y ámbitos, es decir, aquellos que deben tratar a estas personas y velar por mejorar su salud, se ven gravemente implicados en este tipo de comportamientos. Un ejemplo se pudo comprobar con el revuelo que se formó tras un desfile de moda sobre bañadores femeninos, organizado en el verano de 2017 por la revista Sports Illustrated y protagonizado por modelos XXL, es decir, que sufrían obesidad. *"Esto puede ser tan peligroso como sacar a modelos fumando en la pasarela"* - afirmó rotundamente el presidente de la Asociación de Médicos de Australia, sin aportar una sola prueba que soportara tal aseveración (26). Y sin mencionar que lo que realmente está demostrado es el daño que provoca la falsa idealización del cuerpo femenino que se hace en eventos como los desfiles de modelos "normales".

Dada la relevancia de esta situación, que podría afectar a los cuidados y a los tratamientos de algunos pacientes, existe una importante cantidad de investigación al respecto, centrada en todo tipo de profesionales: médicos, enfermeras, auxiliares, etc., y de diferentes disciplinas, tanto en su época como estudiantes como en su posterior práctica clínica, tras conseguir la titulación. Y los resultados son realmente desesperanzadores. Todos ellos muestran actitudes y creencias prejuiciosas y en ocasiones de elevada intensidad, ya que en algunos casos los sujetos entrevistados (estudiantes de medicina) presentaron más prejuicios contra las personas obesas que contra los homosexuales o las personas de color. Y esto llegaba a ocurrir en tres de cada cuatro sujetos (27).

Incluso los más expertos, como los médicos especializados en sobrepeso, los dietistas y nutricionistas y los profesionales de educación física, muestran un marcado estigma y abundantes pensamientos contra sus pacientes con más peso. En efecto, aquellos que más deberían conocer el problema y empatizar con quienes los sufren no solo no se libran, sino que incluso se ven especialmente afectados (28).

Menudo panorama, ¿verdad?

Para que puedan ver hasta dónde puede llegar la complejidad de este fenómeno y sus posibles implicaciones en el mundo sanitario, vamos a darle una vuelta de tuerca más con otra situación muy específica y concreta: ¿Y qué pasa cuando los médicos y otros sanitarios sufren sobrepeso? ¿Son considerados peores profesionales?

Lo cierto es que no es lo más habitual encontrar un dietista-nutricionista o un preparador físico con sobrepeso, pero tampoco es una rareza, ni mucho menos. Sin embargo entre los médicos esta circunstancia es algo más corriente. Y, siendo honestos, suelen ser la diana de muchos comentarios irónicos y reproches, lo cual sin duda no será nada fácil de sobrellevar.

En principio deberíamos considerar que simplemente se trata de un tema de deterioro de su imagen ya que sus observadores podrían considerar que "no da ejemplo". He sido testigo de encendidos debates en este sentido, en el que sanitarios delgados acusan a sus colegas con sobrepeso precisamente de eso, de no dar ejemplo, normalmente argumentando que esa falta de coherencia genera una pérdida de credibilidad en el paciente que puede afectar a la adhesión al tratamiento. Y la cuestión sería especialmente preocupante si se demostrara que el sobrepeso es un indicador fiable sobre su falta de capacitación profesional. O para prever que probablemente los resultados obtenidos serán peores que los conseguidos por sus colegas más delgados.

La evidencia definitiva que nos permitiría aclarar toda esta cuestión sería la que nos indicara con datos objetivos si los dietistas o médicos sin sobrepeso obtienen mejores resultados con sus pacientes, pero no existe ninguna investigación sobre el tema. Así que criticar la profesionalidad de un médico o dietista concreto basándose en su peso corporal o exigirle coherencia no tiene demasiada justificación, a la vista de la falta de evidencia científica que relacione ambas variables. Además, y esto lo añado yo por lo que he podido ver con frecuencia, las críticas del tipo *"no da ejemplo"* a menudo suelen ir acompañadas de animadversión hacia el implicado o deseo de desprestigiarlo a toda costa.

De cualquier forma, hay estudios que han analizado sistemáticamente la percepción sobre el tema por parte de pacientes y colegas. Por un lado, se confirma que las posturas más radicales y la mayor intolerancia están presentes entre los propios sanitarios, que son los primeros en pedir coherencia y en exigir aplicarse en carne propia aquello que se predica. Por ejemplo, en una investigación en la que se entrevistó a médicos de atención primaria, los que tenían un peso normal o eran delgados opinaron con más frecuencia que los pacientes confiaban menos en los consejos para adelgazar que viniesen de un médico obeso. Además, el grupo de los delgados fue el que más firmemente pensaba que el médico debía dar ejemplo en temas de buenos hábitos (29).

Respecto a la percepción por parte del paciente, los estudios son más numerosos y normalmente el enfoque de los investigadores se centra en simular una consulta con diversos perfiles e indagar en la confianza y fiabilidad que le transmite cada uno de ellos. Pues bien, normalmente los médicos descritos como obesos obtuvieron los peores resultados en todos los aspectos; confianza, compasión, convencimiento para seguir sus consejos e inclinación a cambiar de médico (30). Así que una vez más el estigma prevalece. Y parece bastante claro que, desde un punto de vista global y para el tratamiento general de enfermedades, la obesidad hace mella en la confianza que transmite un sanitario a sus pacientes.

Pero centrémonos ahora en un colectivo de pacientes un poco especial, aquellos que acuden al médico para recibir un tratamiento para la pérdida de peso. En este caso se da una situación cuando menos peculiar: ambos sujetos tienen kilos de más, el médico y el paciente. ¿Qué ocurrirá en este caso? Probablemente nuestra primera reacción sea el pensar que el paciente se hará la siguiente pregunta: "Si *es incapaz de resolver su obesidad, ¿cómo va a ser capaz de resolver la mía?"*. De hecho, este es el argumento más utilizado entre aquellos que suelen exigir coherencia a estos profesionales. Sin embargo, la psicología humana es cualquier cosa menos simple y este razonamiento tan lógico parece estar equivocado. En los escasios estudios que han investigado esta situación, al analizar la confianza en general, al igual que en los estudios anteriores, se observaron diferencias en favor de los profesionales con peso normal frente a los que presentaban sobrepeso u obesidad. Sin embargo, y aquí llegó la sorpresa, al preguntarles sobre la credibilidad en temas relacionados con la pérdida de peso, la situación y los razonamientos se invirtieron. A la hora de recibir consejos para adelgazar, las pacientes confiaron significativamente más en los consejos de los médicos con obesidad que en los de peso normal (31).

Curioso, ¿no cree? ¿Y a qué puede deberse esta paradoja? ¿Por qué un paciente obeso confía más para adelgazar en un médico obeso, si ni siquiera es capaz de encontrar soluciones a su propio problema?

Es probable que al compartir dicha condición se produzca una mayor empatía y una mejor comunicación e interacción entre el paciente y el médico, lo que impactaría positivamente en la credibilidad, hasta el punto de superar los posibles prejuicios derivados de su aspecto físico. Si nos ponemos en el lugar del paciente, esta aparente contradicción puede tener sentido, ya que al recibir consejos para adelgazar de médicos delgados podríamos tener pensamientos defensivos del tipo "*este doctor no me entiende, yo no soy como él*", "*mi caso es diferente*" o "*para él es fácil dar consejos porque está delgado*".

Todos estos resultados nos muestran algo con bastante claridad: Que el fenómeno del estigma hacia las personas con sobrepeso es realmente complejo y que afecta a todos, sin distinción. Y que convivimos con él con relativa indiferencia y naturalidad, aceptándolo y sin darnos cuenta de sus más profundas implicaciones.

Hay bastantes ejemplos que ilustran cómo estos sentimientos están infiltrados y camuflados en nuestro pensamiento colectivo. Uno de ellos podría ser una noticia que durante los últimos años se repite periódicamente y que desafortunadamente no parece perder actualidad. Resulta que mientras una buena cantidad de personas en el mundo pasan hambre, más o menos la misma cantidad sufre obesidad. Sin entrar a analizar el trasfondo social de esta injusta desigualdad, son datos que cada cierto tiempo alguien vuelve a poner sobre la mesa y que los medios de comunicación transmiten con justificada diligencia.

El problema es que normalmente lo hacen con titulares de este tipo (son ejemplos reales):

- *"La mitad del mundo se muere de hambre y la otra mitad sufre obesidad"*

- *"Medio planeta combate la obesidad y el otro medio el hambre"*

- *"Hambre y obesidad, dos caras de la misma moneda"*

No quisiera hacer una análisis económico de estas afirmaciones, soy consciente de que probablemente las razones por las que unos pasan hambre y otros sufren obesidad tengan cierta relación. Pero el hecho de plantear ambas situaciones de forma correlacionada consigue un efecto especialmente doloroso para las personas con sobrepeso. Por un lado podría interpretarse que parte de la responsabilidad de que algunos pasen hambre recae sobre los que comen de más. Y aunque uno tenga suficiente capacidad de análisis para deducir que no es directamente responsable, siempre le quedará el sentimiento de culpabilidad ante un desequilibro injusto. Un sentimiento de culpabilidad que, en cualquier caso, debería recaer sobre todas y cada una de las personas que vivimos cómodamente en nuestras sociedades desarrolladas y no solo sobre los sujetos que tienen más grasa acumulada.

¿Qué le parecería si se hiciera lo mismo con otro tipo de situaciones? Por ejemplo, también en los países desarrollados disfrutamos de completos programas de vacunas, de muchas menos infecciones, de agua corriente o de hogares mucho más confortables. ¿Por qué nunca se publican titulares reivindicativos hacia los más necesitados haciendo comparaciones o paralelismos similares a los anteriores, pero sobre estos temas? A ningún periodista se le suele ocurrir citar a las personas con adicción a los medicamentos como elemento "de contraste" para denunciar la falta de medicamentos y otros recursos sanitarios de los países más pobres.

Más tópicos, más estigma

Uno de los tópicos más habituales que soportan las personas con sobrepeso es su supuesto optimismo y buen humor, por encima de lo normal. Ya sabe, el estereotipo del gordito de mejillas sonrosadas, sonrisa eterna y optimismo a prueba de bombas. Pero realmente no es más que eso: un estereotipo. Los estudios muestran que en general estas personas presentan una importante falta de satisfacción con su cuerpo. Este sentimiento, al que quizás muchos no le den demasiada importancia - "*nadie es perfecto*" - en realidad resulta especialmente doloroso. Nos guste o no nuestro cuerpo exterior es la forma con la que nos mostramos a los demás y la máquina con la que interaccionados con nuestro entorno. Y se puede llegar a un punto en el que pensemos que nuestro aspecto exterior difiere enormemente de lo que ocurre en nuestro interior (falta de identificación con una figura corporal poco deseada), que más que dotados de una increíble maquinaria interactiva, nos sentimos recubiertos con un cascarón incómodo y pesado (discapacidad en términos de falta de movilidad y de autonomía y en comorbilidad con otras patologías). Y entonces se produce una disociación entre cuerpo y espíritu, que puede tener graves consecuencias en la salud mental y emocional.

Los grados más elevados de obesidad se asocian claramente con índices menores de felicidad, autonomía, afecto positivo, bienestar subjetivo y sensación de prosperidad y con más probabilidad de sufrir depresiones (32).

Incluso las personas que consiguen mantenerse activas y saludables, pero no consiguen reducir su sobrepeso, se encontrarán con múltiples dificultades en su día a día. Y con continuos juicios y valoraciones por parte de aquellos que les rodean. Un buen ejemplo de esta situación es el que se pudo conocer mediante la siguiente carta que se publicó en la revista médica British Medical Journal, en la sección *"que es lo que piensa su paciente"* (33):

"Soy una entre el 97% de personas a las que la dieta no les permite lograr una pérdida de peso estable.

He experimentado los beneficios para la salud de hacer más ejercicio y de cambiar a una dieta vegetariana y con alimentos integrales. Mi concentración de glucosa en ayunas, mi presión arterial y mi función pulmonar son normales, por lo que puedo decir que mi salud es estupenda. Pero mi índice de masa corporal (IMC) ha sido superior a 30 toda mi vida adulta.

Cuando creo que puedo tener algo malo, normalmente trato de evitar la visita a un médico de familia. Casi todas las consultas que he tenido sobre fiebre, anticoncepción o un tobillo torcido han incluido una conversación acerca de mi peso; y eso inevitablemente destruye cualquier simpatía o confianza que pudiera haber existido entre mi médico y yo.

La lucha contra "la epidemia de obesidad" se supone que se trata de hacer de alguien como yo - que sufre obesidad severa - una persona más sana; pero el impacto de la retórica de la obesidad en mi vida ha tenido justo el efecto contrario.

He salido a bailar con unos zapatos no muy recomendables. De vuelta a casa, cruzo con torpeza una cuneta y me lastimo el tobillo. A la mañana siguiente, la hinchazón es bastante grave, por lo que decido que me lo tienen que mirar.

El médico me dice que debería hacer más ejercicio. Yo digo: Yo sé que el aumento de la circulación acelera la curación, pero ya que realmente me duele al estar de pié, no estoy segura de que lo mejor sea hacer ejercicio. Él dice que no está hablando de curar el tobillo, sino en general.

No me ha preguntado por la cantidad de ejercicio que hago. No sabe que anoche bailé con energía durante cuatro horas y después caminé varias millas hasta casa. Supongo que les dice lo mismo a todos sus pacientes gordos, sin molestarse en averiguar acerca de sus situaciones individuales. Lo cual no me da demasiada confianza de que esté recibiendo una asistencia médica responsable. No visito a este médico de nuevo.

He sido gorda toda mi vida. Así que cuando los profesionales sanitarios me preguntan - en mitad de una consulta sobre algo sin ninguna relación - si sé que mi IMC es demasiado alto y sobre si estoy en un proceso de pérdida de peso, siempre me sorprendo al verles actuar como si fueran los primeros que me sacan el tema. Como si yo hubiera pasado esos 30 años sin darme cuenta de que estaba gorda y de que algunas personas piensan que estar gordo es malo.

Es sólo un pequeño recordatorio de que mi médico - como muchas otras personas en el mundo - me ve primero como una persona gorda y después como un individuo. Me hace sentir como un problema que debe ser resuelto, como algo desagradable que debe ser eliminado.

Recientemente he empezado a levantar pesas. Soy más feliz, ahora mi resistencia ha aumentado, así como mi fuerza; Subo colinas en bicicleta que antes solían poder conmigo.

Por desgracia, la creación de masa muscular suficiente para ser capaz de hacer sentadillas con una pesa de 100 kg ha llevado mi IMC de "obesidad" a "obesidad severa". No he vuelto al médico desde entonces, pero lo estoy temiendo más que nunca.

Cuando los profesionales de la salud mencionan mi peso en una consulta, no siento que están mirando por mi salud. Todos mis marcadores de salud están muy bien, estoy activa y feliz, y he pasado años luchando contra la baja autoestima consecuencia de una adolescencia que pasé creyendo que yo nunca sería atractiva para nadie, sin embargo, todavía creen que es importante decirme que haga algo que yo sé que es imposible. Me transmiten que mi peso es la cosa más importante para mí, más importante, por ejemplo, que mi inclinación por los piercing y los zapatos de plataforma, los cuales me han causado más infecciones y lesiones que mi tejido adiposo. Me hacen volver a cuando yo era una adolescente que ayunaba y se daba atracones: llena de vergüenza.

Me dicen que mi tipo de cuerpo es un "factor de riesgo" para todo tipo de enfermedades, y que estadísticamente tengo más probabilidades de estar saludable si pierdo peso. Yo podría consultar la ciencia que hay tras esas afirmaciones, citando la "paradoja de la obesidad", que indica que las personas obesas tienen mejores tasas de supervivencia que las personas delgadas para varios tipos de enfermedades, pero acepto que es un dictamen médico ortodoxo.

Incluso si quisiera cambiar mi tipo de cuerpo para reducir ese "factor de riesgo" - no sería tan fácil. Ya estoy físicamente activa más allá de las recomendaciones sanitarias y no valoro mis posibilidades de ser una de esas personas aparentemente míticas que logran mantener la pérdida de peso mediante intervención dietética.

Mi infancia incluyó muchas dietas, muchas humillaciones en clase de gimnasia. Los intentos de hacerme bajar de peso nunca han tenido ningún efecto a largo plazo. Todo lo que me aportaron fue un constante sentimiento de vergüenza y de no ser suficientemente buena. Esto me llevó a los malos hábitos alimenticios que hubieran sido etiquetados como "desorden" en una persona con un IMC inferior. He necesitado años para desaprender esos hábitos. Y sólo recientemente realmente he descubierto la satisfacción del esfuerzo físico, después de haber pasado la mayor parte de mi vida pensando en el ejercicio como "el castigo que me toca por ser gorda" - las actividades de impacto como correr son físicamente dolorosas para alguien con un cuerpo como el mío.

He optado por salir del juego de la pérdida de peso. Si eso me convierte en una paciente incumplidora, entonces que así sea. Estoy más saludable y más feliz que cuando me odiaba a mí misma. Sólo me gustaría que mis proveedores de atención médica me apoyaran en esto."

Conviene destacar que tras la carta, en la revista BMJ se publicaron estas interesantes recomendaciones para los médicos que pudieran haberla leído:

"1. Céntrese en para lo que el paciente ha ido a verle. Si lo cumple, hará un buen trabajo. Piénselo dos veces antes de ofrecer consejos no solicitados bajo la apariencia de "educación", sobre todo cuando su paciente le consulte sobre algo no relacionado. Si sus pacientes escuchan el mismo consejo durante cada cita, perderá pronto su impacto; y si usted insiste en un tema que les resulta traumático, conseguirá que busquen consejo en otro lugar en el futuro.

2. Es apropiado ofrecer consejos sobre dieta o ejercicio si alguien le pregunta directamente, pero intente centrarse en los beneficios de comer bien y hacer ejercicio regular, en lugar de tratar la pérdida de peso como un fin en sí mismo. De esa forma sus pacientes no se desanimarán de seguir hábitos saludables, incluso cuando no consigan mantener su pérdida de peso.

3. Los gordos saben que están gordos. No es necesario que se lo diga; la sociedad lo ha estado haciendo durante toda su vida. Muchos de ellos han sido traumatizados por constantes recordatorios sobre la cultura de la pérdida de peso - sobre lo vergonzoso que parecen encontrar su cuerpo. "

Bien, ante todo este preocupante panorama y después de conocer todas estas evidencias y ejemplos que nos muestran que las actitudes y pensamientos hacia las personas con sobrepeso no son especialmente positivos, creo que deberíamos hacernos una pregunta fundamental, relacionada con lo más profundo de los valores de nuestra sociedad: ¿Hasta qué punto llega la estigmatización? ¿En la práctica, se discrimina a las personas obesas?

De nuevo lo más fiable es recurrir a la ciencia, pero la revisión de las publicaciones disponibles nos muestra que uno de los problemas es la escasez de investigación existente al respecto, reflejo de la poca concienciación social. Sin embargo, las que hay parecen indicar que, en efecto, podría hablarse de discriminación. Incluso hay serios indicios de desventajas en ámbitos muy concretos, como por ejemplo en un juicio o una demanda. Hay algunos estudios en los que se observó un posible trato discriminatorio en función del peso corporal e influencia negativa en el desarrollo de los correspondientes procesos judiciales (34).

Evidentemente, en los países desarrollados, que es donde existe un mayor índice de obesidad, no encontraremos ninguna ley ni normativa que de forma explícita dé pie a esta discriminación. Pero eso no es suficiente. Como ha ocurrido en el pasado con otros colectivos, la falta de políticas específicas orientadas a su prevención o la falta de identificación de las personas con obesidad como colectivo susceptible de sufrir esta situación podría tener indeseables consecuencias. Así que es importante seguir vigilantes e investigando sobre el tema, analizando su trascendencia real y su posible repercusión.

Y quizás también sea momento de que den comienzo algunas iniciativas dirigidas a intentar empezar a revertir la situación. Antes de que se vuelva más grave.

Hay gente que piensa que cierto grado de estigma no es negativo. En otros ámbitos sanitarios un estigma controlado y de baja intensidad se utiliza para intentar *"anormalizar"* ciertos comportamientos y así prevenir su aparición. Un ejemplo muy claro es el del tabaco: prohibición en lugares públicos, limitación de la venta y de la publicidad, impuestos muy elevados...no hablamos de actitudes ni estrategias muy radicales, sino de acciones dirigidas y bastante moderadas. Pero la falta de evidencia y la historia documentada sobre "guerras" previas como el alcoholismo nos muestran que la estigmatización generalizada y como estrategia principal no es un mecanismo ni efectivo ni recomendable, sino un enfoque destructivo y primitivo y sin resultados probados. Que no debería tener cabida en una sociedad constructiva y que se preocupa por el bienestar de sus ciudadanos.

Un experto en el tratamiento del tabaquismo afirmaba que "*más que preguntarse si la cantidad de vergüenza compensa el riesgo, el médico ético vigila cualquier señal de que las personas estén llegando a ser un grupo de parias, estén estereotipadas, sufran pérdida de estatus, o se estén comenzando a castigar a sí mismos*" (35). Esta perspectiva es totalmente aplicable al caso de la obesidad.

Quizás alguien piense que deberían hacerse estudios para comprobar si las personas con sobrepeso realmente tienen valores y cualidades equivalentes a las de personas delgadas. Lo cierto es que se han hecho (36), con los resultados esperados, mostrando que el IMC no es un factor que influya en la confianza, la equidad o el altruismo. Pero personalmente estoy en contra de este tipo de investigaciones, ya que son muy susceptibles de utilizarse indebidamente y su objetivo real no está nada claro. Estadísticamente es relativamente sencillo encontrar asociaciones entre diferentes variables, sin que ello implique que existe una relación de causalidad real. ¿Y por qué no hacer los mismos estudios comparando personas blancas y de color, morenos y rubios, altos y bajos? ¿Realmente para qué valdrían los resultados que se puedan encontrar, más que para hacer comparaciones dañinas y poco constructivas?

El origen del estigma y de las víctimas

Llegados a este punto, es posible que las comparaciones entre las víctimas de las guerras y las víctimas del sobrepeso le parezcan menos descabelladas que al principio del libro. Los datos objetivos indican que tienen muchas cosas en común, tanto al hablar de la cantidad como de sus características, desde las perspectivas física y mental. Podría decirse que todas ellas, las que sufren problemas de salud, mortalidad prematura o estigma, tienen un mismo origen: los ataques sistemáticos del enemigo.

En el siguiente capítulo vamos a conocer con más detalle las respuestas que se han dado a estos ataques. Lamentablemente, hasta ahora no han sido más que combates desiguales y batallas perdidas que solo han servido para aumentar la inmensa lista de afectados.

Referencias

(1)

Our world in data – War and peace

Monitoring Trends in Global Combat: A New Dataset of Battle Deaths (2004)

The Battle Deaths Dataset version 3.0 (2009)

List of wars by death toll – Wikipedia 2014

(2)

Global Terrorism Index 2015

(3)

OMS-Informe sobre la situación mundial de la seguridad vial 2015

(4)

Prevalence of Obesity Among Adults and Youth: United States, 2015–2016 (2017)

Adult Obesity Prevalence Maps-CDC (2019)

(5)

The European health report 2015 - Targets and beyond – reaching new frontiers in evidence (WHO)

(6)

Prevalencia de obesidad general y obesidad abdominal en la población adulta española (25–64 años) 2014–2015: estudio ENPE (2016)

(7)

Global, regional, and national prevalence of overweight and obesity in children and adults during 1980—2013: a systematic analysis for the Global Burden of Disease Study 2013

(8)

Trends in adult body-mass index in 200 countries from 1975 to 2014: a pooled analysis of 1698 population-based measurement studies with 19,2 million participants" (2016)

(9)

The Association between Obesity and Cancer Risk: A Meta-Analysis of Observational Studies from 1985 to 2011 (2013)

(10)

Association between body mass index and cardiovascular disease mortality in east Asians and south Asians: pooled analysis of prospective data from the Asia Cohort Consortium (2013)

(11)

Global patterns in excess body weight and the associated cancer burden (2018)

(12)

Association of all-cause mortality with overweight and obesity using standard body mass index categories: a systematic review and meta-analysis (2013)

Body-mass index and all-cause mortality: individual-participant-data meta-analysis of 239 prospective studies in four continents (2016)

(13)

Obesity and Mortality: Are the Risks Declining? Evidence from Multiple Prospective Studies in the U.S (2014)

Association between class III obesity (BMI of 40-59 kg/m2) and mortality: a pooled analysis of 20 prospective studies (2014)

(14)

Estimating the Medical Care Costs of Obesity in the United States: Systematic Review, Meta-Analysis, and Empirical Analysis (2016)

Overcoming obesity: An initial economic analysis (2014)

(15)

First Rise in U.S. Death Rate in Years Surprises Experts – New York Times 1/6/2016

Life Expectancy and Mortality Rates in the United States, 1959-2017 (2019)

(16)

Lifespan Weighed Down by Diet (2016)

(17)

Mental health consequences of war: a brief review of research findings (2006)

The Psychological Effects of the Vietnam War (2010)

The Psychological Impact of the Iraq War (2013)

(18)

Obesity Stigma: Important Considerations for Public Health (2010)

(19)

Weight Bias: Prejudice and Discrimination toward Overweight and Obese People (2016)

Obesity and discrimination – a systematic review and meta-analysis of observational studies (2016)

Prejudice Toward Individuals With Obesity: Evidence for a Pro-Effort Bias (2016)

A multi-national examination of weight bias: Predictors of anti-fat attitudes across four countries (2015)

Attitudes towards obesity in the Swedish general population: the role of one's own body size, weight satisfaction, and controllability beliefs about obesity (2014)

Lonelier, Lazier, and Teased: The Stigmatizing Effect of Body Size (2014)

The stigma of obesity in the general public and its implications for public health - a systematic review (2011)

Obese children, adults and senior citizens in the eyes of the general public: results of a representative study on stigma and causation of obesity (2013)

Disgust sensitivity, obesity stigma, and gender: contamination psychology predicts weight bias for women, not men (2013)

Lazy, slothful and indolent': medical and social perceptions of obesity in Europe to the eighteenth century (2009)

Stigmatizing attitudes toward obesity in a representative population-based sample (2008)

Lonelier, lazier, and teased: the stigmatizing effect of body size (2008)

Stigmatized students: age, sex, and ethnicity effects in the stigmatization of obesity (2005)

Weight-related words associated with figure silhouettes (2004)

(20)

Pass the popcorn: "Obesogenic" behaviors and stigma in children's movies (2014)

Childhood obesity stigma: association with television, videogame, and magazine exposure"

(21)

"No fat friend of mine": Young children's responses to overweight and disability (2016)

Weight status and body image perceptions in adolescents: current perspectives (2015)

Cross-national perspectives about weight-based bullying in youth: nature, extent and remedies (2015)

Children with Obesity Prioritize Social Support against Stigma: A Qualitative Study for Development of an Obesity Prevention Intervention (2014)

Children, stigma, and obesity (2013)

Stigmatization of obese children and adolescents, the importance of gender (2008)

The emotional impact of obesity on children (2008)

The stigmatization of obesity in children. A survey in Greek elementary schools (2007)

Stigma, obesity, and the health of the nation's children (2007)

Getting worse: the stigmatization of obese children (2003)

(22)

Are K-12 school environments harming students with obesity? A qualitative study of classroom teachers (2016)

Attitudes and Beliefs of Nonspecialist and Specialist Trainee Health and Physical Education Teachers Toward Obese Children: Evidence for "Anti-Fat" Bias (2015)

(23)

Obesity stigma in sexual relationships (2005)

The academic penalty for gaining weight: a longitudinal, change-in-change analysis of BMI and perceived academic ability in middle school students (2015)

Obesity and discrimination – a systematic review and meta-analysis of observational studies (2015)

Interpersonal discrimination and markers of adiposity in longitudinal studies: a systematic review (2017)

Evaluating political candidates: Does weight matter? (2015)

A History of Fat Presidents (2011)

Does this Tweet make me look fat? A content analysis of weight stigma on Twitter (2016)

(24)

What does weight stigma smell like? Cross-modal influence of visual weight cues on olfaction (2015)

(25)

The influence of the stigma of obesity on overweight individuals (2004)

(26)

Modelos XXL, ¿normalización de las tallas grandes o canto a la obesidad? – El País 14/08/2017

(27)

Professional Stigma on Weight in the Pediatric Care in Italy and Andalusia: Recognize it to uccessfully Treat Obesity (2017)

Health Consequences of Weight Stigma: Implications for Obesity Prevention and Treatment (2016)

Obesity bias in primary care providers (2014)

Attitudes to obesity among rehabilitation health professionals in Australia (2014)

Obesity bias in training: attitudes, beliefs, and observations among advanced trainees in professional health disciplines (2014)

Physiotherapists demonstrate weight stigma: a cross-sectional survey of Australian physiotherapists (2014)

Inequities in Healthcare: A Review of Bias and Discrimination in Obesity Treatment (2013)

Weight bias in 2001 versus 2013: Contradictory attitudes among obesity researchers and health professionals (2013)

Beliefs, attitudes and phobias among Mexican medical and psychology students towards people with obesity (2013)

Weight stigma in maternity care: women's experiences and care providers' attitudes (2013)

Medical students' attitudes towards overweight and obesity.(2013)

Beliefs and practices of healthcare providers regarding obesity: a systematic review (2012)

Obesity, stigma, and responsibility in health care: A synthesis of qualitative studies (2011)

Underdosing of common antibiotics for obese patients in the ED (2011)

Obesity: attitudes of undergraduate student nurses and registered nurses (2009)

Implicit anti-fat bias among health professionals: is anyone immune? (2001)

Implicit and explicit weight bias in a national sample of 4,732 medical students: the medical student CHANGES study (2014)

(28)

Dietitians and Nutritionists: Stigma in the Context of Obesity. A Systematic Review (2015)

Anti-fat bias by professors teaching physical education majors (2016)

Attitudes of dietitians in relation to obese individuals - an exploratory study (2015)

Weight bias among professionals treating eating disorders: attitudes about treatment and perceived patient outcomes (2014)

Implicit anti-fat bias in physical educators: physical attributes, ideology and socialization (2013)

Weight bias among UK trainee dietitians, doctors, nurses and nutritionists (2013)

Weight bias among health professionals specializing in obesity (2003)

Obesity stigmatisation from obesity researchers (2014)

(29)

Impact of Physician BMI on Obesity Care and Beliefs (2012)

(30)

The effect of physicians' body weight on patient attitudes: implications for physician selection, trust and adherence to medical advice (2013)

Does physician weight affect perception of health advice?" (2003)

(31)

Healthier Than Thou? "Practicing What You Preach" Backfires by Increasing Anticipated Devaluation (2017)

How does physician BMI impact patient trust and perceived stigma? (2013)

(32)

Body Dissatisfaction in Individuals with Obesity Compared to Normal-Weight Individuals: A Systematic Review and Meta-Analysis (2017)

Body image dissatisfaction and anthropometric indicators in male children and adolescents (2015)

Why weight for happiness? Correlates of BMI and SWB in Australia (2015)

Limited Self-control, Obesity, and the Loss of Happiness (2015)

(33)

Why there's no point telling me to lose weight (2015)

(34)

Inequities in healthcare: a review of bias and discrimination in obesity treatment (2013)

The influence of a defendant's body weight on perceptions of guilt (2013)

Obesity and discrimination - a systematic review and meta-analysis of observational studies (2015)

Perceptions of weight discrimination: prevalence and comparison to race and gender discrimination in America (2008)

Changes in perceived weight discrimination among Americans, 1995-1996 through 2004-2006 (2008)

Is obesity stigmatizing? Body weight, perceived discrimination, and psychological well-being in the United States (2005)

(35)

Obesity, stigma and public health planning (2009)

(36)

BMI is not related to altruism, fairness, trust or reciprocity: Experimental evidence from the field and the lab (2015)

2. LAS BATALLAS PERDIDAS

A pesar de ser bastante impresionantes y algo desconocidos, lo cierto es que el verdadero alcance y magnitud de las cifras asociadas a los efectos negativos de la obesidad no son novedosas. Su evolución y tendencia se han mantenido relativamente invariables durante las últimas décadas y, lo que es peor, sin perspectivas de cambio a mejor. Como no podría ser de otra forma, las autoridades sanitarias conocen esta realidad y son relativamente conscientes de su relevancia. Aunque quizás todavía no quieran aceptar que la perspectiva a medio-largo plazo no es nada halagüeña.

Los mensajes institucionales de alerta cada vez son más frecuentes y cada poco tiempo entidades internacionales como la OMS y medios de comunicación del ámbito médico y científico difunden mensajes e informes sobre el tema. Y podría parecer que los gobiernos son coherentes con esta preocupación, lanzando de vez en cuando iniciativas dirigidas a prevenir y plantar cara al problema. Algunas de ellas posteriormente se publican en revistas médicas en forma de investigaciones, normalmente como ensayos de intervención. Pero dada la escasez de recursos con los que se suelen dotar, normalmente se dirigen a colectivos de afectados no demasiado numerosos y en plazos de tiempo relativamente cortos.

Con objeto de evaluar la eficacia de estas iniciativas, se han publicado varias decenas de revisiones sistemáticas que han recopilado, seleccionado y analizado diversas intervenciones. Y leyendo y resumiendo todo lo que deducen sus autores en sus textos, podríamos destacar tres conclusiones principales (1). La primera es que casi todas las intervenciones se plantean en torno a cambios de hábitos centrados en dos aspectos: reducción de la energía ingerida y aumento de la actividad física, con el objetivo de invertir el balance energético y conseguir que las calorías consumidas sean más que las obtenidas mediante los alimentos. La segunda es que la mayor parte consiguen resultados muy poco significativos en lo que respecta a la pérdida de peso e incluso nulos en una buena cantidad de ocasiones, sobre todo cuando el periodo de análisis es medio o largo y el apoyo externo no se mantiene y cuando se centra en el colectivo infantil. Y la tercera y última, es que las iniciativas más recientes y que consiguen resultados algo más prometedores (aunque siguen siendo modestos) se diseñan con una perspectiva más amplia e incluyen intervenciones más largas y dirigidas a cambiar más hábitos que los únicamente relacionados con la energía ingerida y la actividad física.

En definitiva, podríamos decir que estas iniciativas están muy alejadas de la realidad de una guerra. Se podría pensar que equivalen a pequeños combates planteados casi como simulacros, desde ámbitos muy concretos, prácticamente sin armas, con pequeños ejércitos, con recursos modestos y ambiciones limitadas, que pasan casi totalmente desapercibidos desde el punto de vista global de la población.

Pero hay algo todavía más grave que esta escasez de medios. Y es que es probable que las tácticas y las estrategias que se están utilizando en estos limitados ataques al enemigo parecen estar equivocadas. La falta de resultados significativos debería hacernos llegar a esta lamentable conclusión.

Para entender lo que está ocurriendo es recomendable hacer un análisis más sosegado y riguroso, tomando perspectiva y haciendo un repaso de todo lo que se ha vivido durante los últimos años en el tema del sobrepeso; lo realizado, lo conseguido, lo no conseguido y lo aprendido en el camino.

La batalla de las calorías

Normalmente los testimonios no son un recurso fiable para el estudio científico de aspectos relacionados con la salud. Después de todo, las circunstancias y situación de cada persona pueden ser enormemente diversas. Pero a veces un testimonio es útil como ejemplo didáctico, porque puede ser un reflejo de una situación más generalizada. Con ese objetivo, el de ilustrar una situación, le voy a relatar una escena absolutamente real de la que fui testigo involuntario hace unos años, estando sentado a la sombra en la terraza de un local.

Esta es la conversación que pude escuchar entre dos personas que se sentaban en la mesa de al lado:

- *¿Eso que vas a tomar no engorda mucho? (*Se trataba de un refresco en un pequeño botellín que no pude identificar*).*

- *No sé, a ver qué pone... 70 calorías.*

- *Ah, bueno, una comida son más de mil calorías, eso es poco.*

- *Bueno, para un refresco es bastante.*

- *Que no, mujer.*

- *No, espera... (*vuelve a leer la etiqueta*). Tiene 70 Kilocalorías por cien gramos.*

- *¡Ah, Kilocalorías! ¡Pues mucho mejor! ¡Entonces son 70 calorías por cada kilo! ¿Cuánto pesa eso?*

- *Creo que cien gramos.*

- *Entonces son... ¡17 calorías! ¡Pide una caja entera! ¡Jaja!*

Es una transcripción prácticamente literal porque apunté palabra por palabra, debido al impacto que me produjeron. Nunca había escuchado en tan poco tiempo tantos errores de concepto juntos al hablar sobre las calorías de los alimentos.

Evidentemente, confío en que este ejemplo sea una excepción; quiero creer que la mayoría de la gente no está tan despistada. Pero es probable que la confusión o el desconocimiento entre la población en general sea bastante mayor del que normalmente pensamos los que lidiamos a diario con temas relacionados con la alimentación, quienes estamos acostumbrados a tener una perspectiva más técnica y "nutricional" de la comida. Como les suele pasar a todos los colectivos, damos por conocidas y entendidas algunas cosas que nos parecen muy evidentes pero que, realmente, tan solo forman parte de nuestro mundo o del de personas muy interesadas por la nutrición.

La realidad es que las calorías que tienen los alimentos es uno de esos temas del que se habla muchísimo, pero que mientras para unos es parte de su realidad dietética, para otros no es más que un ingrediente más de una confusa configuración mental respecto a las características de ciertos alimentos. Una situación de desinformación y falta de conocimientos de la que tienen poca responsabilidad, como iremos viendo poco a poco.

Sin embargo, las calorías no es en absoluto un concepto extraño. Paradójicamente, nos acompaña durante toda nuestra vida. Estamos acostumbrados a oír hablar de ellas desde que somos niños; en el colegio ya nos enseñan que es una forma de medir la energía que nos aporta la comida, con frecuencia utilizando un modelo simplificado para clasificar los alimentos como "energéticos, estructurales y reguladores". Cuantas más calorías tengan, más energía nos aportan. Y si nos aportan demasiada, corremos riesgo de ganar demasiado peso. Un concepto muy sencillo y fácil de entender, incluso para los más pequeños.

Posteriormente, en la adolescencia, si cursamos aquellas asignaturas en las que se habla un poco de física y química, es prácticamente imposible librarnos de conocer uno de los principios más populares y relevantes de la física, el de la conservación de la energía, normalmente mediante esta atractiva sentencia:

"La energía no se crea ni se destruye; sólo se transforma"

Se considera un principio universal, que forma parte del llamado *primer principio de la termodinámica* y que es tan importante que se aprende repetidas veces a lo largo de nuestra vida estudiantil. A diferencia de otros planteamientos, que se complican dependiendo de la perspectiva del análisis, la conservación de la energía encaja con bastante solidez en todos los modelos que utilizamos para explicar el comportamiento del universo: la física que describió Newton, la de los campos electromagnéticos de Maxwell, la relativista de Einstein e incluso la física cuántica de Planck y Bohr. Y a diferencia de otros grandes conceptos, que con frecuencia son muy complejos y solo manejables por parte de científicos especialistas, la conservación de la energía resulta de fácil asimilación y es bastante coherente con nuestra percepción de la realidad. A diario somos testigos de cómo, por ejemplo en forma de calor, se transfiere energía entre cuerpos y seres vivos: Tocamos algo frío y se nos enfría la mano. Vemos cómo extraemos la energía existente en la gasolina para impulsar nuestros vehículos. Y por supuesto, volviendo al tema del libro, comprobamos cómo gracias a la energía que nos aportan los alimentos, somos capaces de trabajar, correr o pensar, convirtiéndola en actividades y acciones de nuestro día a día.

En el ámbito de la alimentación todo el mundo sabe que la energía de los alimentos se cuantifica mediante una unidad llamada *caloría*. Sin embargo, ese término proviene de otro contexto, el las ciencias físicas y químicas, en el que la caloría se define de la siguiente forma:

"unidad de energía térmica que equivale a la cantidad de calor necesaria para elevar un grado centígrado la temperatura de un gramo de agua".

Esta descripción nos indica que en física la caloría es una referencia de transferencia de calor, en concreto basada en el agua.

¿Y es la misma que la asociada a los alimentos? Pues está relacionada, pero de una forma un poco más compleja de lo que se suele pensar. Veamos cómo se calculan las calorías de un alimento para poder entenderlo mejor.

Los técnicos de alimentos y los químicos están muy habituados a calcular la energía que desprende un compuesto orgánico (que contiene carbono) al quemarse. Es un análisis enormemente habitual que indica la energía que desprende o absorbe al reaccionar con el oxígeno, es decir, al oxidarse.

Ya que los alimentos son siempre compuestos orgánicos, cualquier alimento se puede quemar (colocándolos en una atmósfera rica en oxígeno y provocando que ambos interaccionen mediante una reacción de oxidación) y observar el calor que genera, midiendo el cambio de temperatura de una referencia. Este proceso es lo que comúnmente llamamos "arder", pero realmente se trata de la siguiente reacción química:

Comida + O_2 (oxígeno) = CO_2 (dióxido de carbono) + H_2O (agua) + calor

En la práctica se hace de la siguiente manera: los técnicos colocan una muestra de comida en un calorímetro, lo rellenan de oxígeno y mediante un filamento de alta temperatura provocan su ignición. El alimento quemado genera calor, que modifica en cierta medida la temperatura de un baño de agua que rodea a todo el recipiente. Sabiendo la cantidad total de agua que hay en el baño y el cambio de temperatura producido, con unos cálculos sencillos se puede conocer el cambio de temperatura equivalente a un gramo de agua y, de esa forma, también conocer el valor final de las calorías que *se han creado* durante la combustión.

Conociendo el proceso utilizado se puede entender mejor que la cantidad de calorías que solemos considerar que *posee* un alimento realmente se refiere al calor generado tras su oxidación. Es decir, las calorías que vemos en las etiquetas de los supermercados o en las listas nutricionales realmente no forman parte del alimento como una propiedad inmutable e intrínseca, sino que informan sobre el calor generado por las reacciones de quemar sus componentes orgánicos (las grasas, las proteínas y los carbohidratos) en un ambiente rico en oxígeno. Y que normalmente es una cifra bastante elevada, del orden de varios miles de unidades, razón por la que en las etiquetas aparece el término "kilocalorías" (mil calorías) o "kcal" detrás de cada valor.

Bien ¿y todo esto qué tiene que ver con nuestro metabolismo? ¿Acaso nuestro cuerpo funciona como un calorímetro, "quemando" los componentes de los alimentos y "capturando" la energía generada?

Pues lo cierto es que no exactamente. Los procesos que se suceden en nuestro cuerpo para obtener la energía de los alimentos son bastante diferentes (2).

Aunque el cuerpo humano es mucho más complejo que un calorímetro, podríamos decir que en el proceso de la consecución de la energía, el inicio y el final son similares. Casi todo "lo que entra" es comida y oxígeno (O_2). Y casi todo "lo que sale" (o lo que se genera) es dióxido de carbono (CO_2), agua (H_2O) y energía. Por lo tanto, podría representarse de forma muy parecida a la reacción química de oxidación del calorímetro que he explicado en la página anterior. Pero solo en sus extremos, porque en los pasos intermedios la cosa cambia.

¿Dónde se produce esa combustión u oxidación, con todos esos pasos intermedios, en nuestro cuerpo? Pues en las células, las maravillosas micromáquinas de las que estamos formados, unos cuarenta billones de ellas por persona (3). Todas y cada una de ellas necesitan energía para poder funcionar y mantenerse vivas. Pero los procesos que ocurren en su interior son muy diferentes a los de la oxidación del calorímetro. Son mucho más complejos, también formados por varias etapas de reacciones de oxidación-reducción (redox), en los que intervienen e influyen multitud de otros componentes y en los que se genera energía química de forma mucho más gradual, localizada y progresiva.

Con el objetivo de conocer este mecanismo con un poco más de detalle, voy a resumirlo muy brevemente en las siguientes páginas. El llamado "metabolismo energético" no es un conocimiento absolutamente imprescindible para poder seguir leyendo el resto del libro, pero creo que es muy recomendable para enriquecer notablemente la perspectiva que se suele tener sobre el tema. Y también para comprender los argumentos y planteamientos que veremos en próximos capítulos. Así que le animo a seguir leyendo; si no es un tema que domine, le aseguro que le resultará interesante.

Como punto de partida vamos a empezar por el proceso de metabolización de uno de los componentes que comemos en más cantidad y más habitualmente en la dieta moderna, los carbohidratos. Es probablemente el metabolismo que mejor se conoce desde hace tiempo y el más estudiado por parte de los científicos.

Durante su paso por nuestro sistema digestivo, los introducimos en nuestra boca, los masticamos y tragamos, enviándolos hacia diversos órganos, en los que se descomponen en unidades o trocitos más básicos. En concreto los carbohidratos de los alimentos (o también llamados glúcidos) se descomponen en las unidades de glucosa de las que están formados, ya que son diferentes tipos de cadenas de moléculas de glucosa unidas a otras. A continuación las moléculas de glucosa son absorbidas por las paredes del intestino hasta el torrente sanguíneo, una inmensa *red de carreteras* que permite transportarlas hasta todas y cada una de las células de nuestro organismo, donde da comienzo un fascinante proceso. La glucosa atraviesa la pared celular y en primer lugar se somete a un proceso químico llamado *glucólisis*. Como resultado, se generan en varias etapas diversos compuestos intermedios, entre los que destacan por su relevancia dos de ellos y que le recomiendo que retenga en su memoria (a pesar de su poco intuitivo nombre), porque los mencionaré con frecuencia: el ácido pirúvico (o piruvato) y la acetil coenzima A (o acetil-CoA).

Tras este primer paso llega un segundo, en el que estos dos últimos compuestos podrían considerarse algo así como el combustible "crudo". Ambos alimentan una secuencia de reacciones más compleja llamada *Ciclo de Krebs* o *Ciclo del Ácido Cítrico*. En esta fase se produce un intenso intercambio de electrones, que finaliza dando lugar a los productos finales, el dióxido de carbono y el agua.

En la siguiente figura puede ver una representación esquemática de estos procesos (es importante recordar que este modelo realmente es una simplificación del proceso de obtención de la energía a partir de la glucosa, pero es bastante útil para hacerse una idea de lo que ocurre):

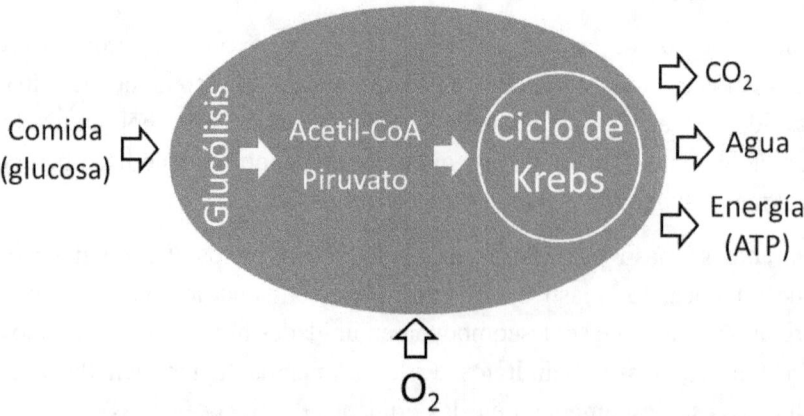

Metabolismo de la glucosa

Si usted no está familiarizado con la química, es probable que esta descripción le haya resultado algo confusa, pero sobre todo se estará preguntando qué tiene que ver con la energía que necesita para moverse, pensar y vivir. Pues bien, resulta que durante varias de estas reacciones químicas y etapas también se han ido generando unas moléculas muy especiales, las llamadas *trifosfato de adenosina*, más conocidas por sus iniciales ATP. Lo especial de esta molécula es que se convierte con relativa facilidad (por hidrólisis, es decir, por adición de agua) en otra, el *difosfato de adenosina* o ADP, generando energía en dicha conversión. Y es precisamente esta energía que se genera en la transformación del ATP en ADP, que ocurre en numerosas ocasiones en las etapas anteriormente descritas—en la glucólisis y en el Ciclo de Krebs—la que utilizan las células para funcionar y vivir. Podría considerarse *la energía de la vida,* la que impulsa el resto de las innumerables reacciones químicas que se producen dentro de las células en su "día a día" y que las mantiene vivas, activas y funcionales. Cuando hacemos un esfuerzo físico extra, casi podemos percibir la química que está ocurriendo a nivel celular: nuestra respiración se vuelve más rápida para poder captar mayor cantidad de oxígeno, que será utilizado en las numerosas reacciones de oxidación, que a su vez son la fuente de generación de unidades de ATP y energía.

Sin embargo, no es suficiente con conocer el metabolismo de la glucosa. Nuestro cuerpo tiene varios mecanismos metabólicos más para no quedarse en la delicada situación de no tener energía, ya que eso supondría la muerte. Por ejemplo, ¿cómo se asegura la disponibilidad de glucosa? Sabemos que se obtiene de los alimentos en el proceso de digestión y posteriormente se absorbe hasta el torrente sanguíneo por las paredes del intestino, distribuyéndose así por todo el cuerpo, pero ¿se puede almacenar de alguna forma? ¿O si agotamos la que está en el plasma sanguíneo, nos quedamos definitivamente sin glucosa?

No merece la pena preocuparse, porque no hay ese problema; la glucosa puede estructurarse creando cadenas ramificadas y acumularse en diversos lugares, sobre todo en el hígado y en los músculos. A esta reserva se le llama *glucógeno* y es un recurso muy conocido por los deportistas y aficionados al ejercicio, ya que es especialmente útil para asegurar una disponibilidad inmediata de energía y un flujo constante y uniforme. Se podría decir que actúa como una especia de *buffer* o almacén, al que nuestro metabolismo puede recurrir continuamente para obtener glucosa y alimentar las células mediante las reacciones de oxidación que hemos visto anteriormente.

¿Puede ocurrir que se nos terminen todas las reservas capaces de aportarnos glucosa, tanto la que tenemos en la sangre como la almacenada en forma de glucógeno? Sí, claro que es posible. Si no comemos alimentos que contengan carbohidratos o ayunamos y seguimos gastando energía, puede ocurrir con cierta facilidad. Pero nuestro metabolismo dispone de otro recurso para obtener esa valiosa gasolina: las proteínas. En varias etapas y reacciones, a partir de los aminoácidos de las que están formadas las proteínas, se pueden sintetizar tanto la glucosa como el glucógeno, en un proceso llamado *gluconeogénesis*. En el pasado se pensaba que éste era un proceso al que nuestro metabolismo recurría solo en casos excepcionales–algo así como una batería de emergencia–pero ahora se sabe que está activo en todo momento, en paralelo con los mecanismos anteriores. Aunque es cierto que alcanza una especial intensidad y relevancia si por alguna razón no hay aporte de glucosa externo, si el glucógeno de reserva se agota o si hace falta un aporte extra de energía (como por ejemplo al seguir una dieta baja en carbohidratos, hacer ayuno o practicar una cantidad muy elevada de ejercicio).

Bien, ya tenemos varias fuentes de energía basadas en la glucosa: los carbohidratos digeridos, el glucógeno almacenado y los aminoácidos de las proteínas. Pero el metabolismo energético se guarda más ases en la manga.

Aunque podría parecer que con todas las opciones anteriores tenemos asegurado el suministro de glucosa para nuestras células, millones de años de evolución han incorporado en nuestra maquinaria interna otro proceso más que nos permite conseguir energía, íntimamente relacionado con el hecho de nuestra naturaleza omnívora; o, mejor dicho, con nuestra vertiente más carnívora, que se ha ido desarrollando durante las últimas etapas de la historia de la humanidad.

Como quizás ya se haya dado cuenta, todavía no hemos hablado de las grasas como fuente de combustible. De manera análoga a lo que ocurre con los carbohidratos, las grasas se descomponen y metabolizan en el sistema digestivo mediante la acción de enzimas y otros elementos y finalmente llegan al torrente sanguíneo encapsuladas en unas esferas llamadas quilomicrones. Tras viajar por el mismo, parte de su contenido acaba llegando a las células de grasa (adipocitos) y acumulándose en forma de triglicéridos y otra parte acaba yendo al hígado, para participar en otros procesos.

Los ácidos grasos almacenados de los adipocitos pueden "liberarse", salir y utilizarse también como combustible. Para ello deben pasar por un proceso llamado *β-oxidación* (se lee "beta oxidación"), que los transforma en Acetil-CoA. Y como recordará, éste último puede alimentar el Ciclo de Krebs, donde pueden generarse unidades de ATP.

¿Y cuándo utiliza esta otra fuente de energía nuestro cuerpo? Pues, como ocurre en el resto de los casos, continuamente, en todo momento, el metabolismo energético es un sistema muy intrincado y redundante. Pero toma especial protagonismo cuando se dan ciertas condiciones. Por ejemplo, cuando la entrada de glucosa mediante la dieta es nula o extremadamente baja (aproximadamente unos 50 gramos de carbohidratos diarios, o incluso menos), nuestro cuerpo cambia su estrategia global y pone en funcionamiento una especie de "plan B". Tras crearse la acetil-CoA a partir de los ácidos grasos, esta versátil molécula también es capaz de producir unos compuestos llamados *"cuerpos cetónicos"*, en concreto el beta-hidroxibutirato y el acetoacetato, tras una serie de reacciones. Estos cuerpos viajan por el torrente sanguíneo y al llegar a las células de los diferentes tejidos, vuelven a convertirse en acetil-CoA tras transformarse químicamente y servir de combustible para alimentar el Ciclo de Krebs y los mecanismos de generación de energía (ATP). Algunos expertos llaman a esta situación "cetosis nutricional".

Bien, con los lípidos hemos completado gran parte del esquema básico del metabolismo energético humano, que junto con los anteriores procesos asociados a la glucosa, podría representarse con la figura siguiente.

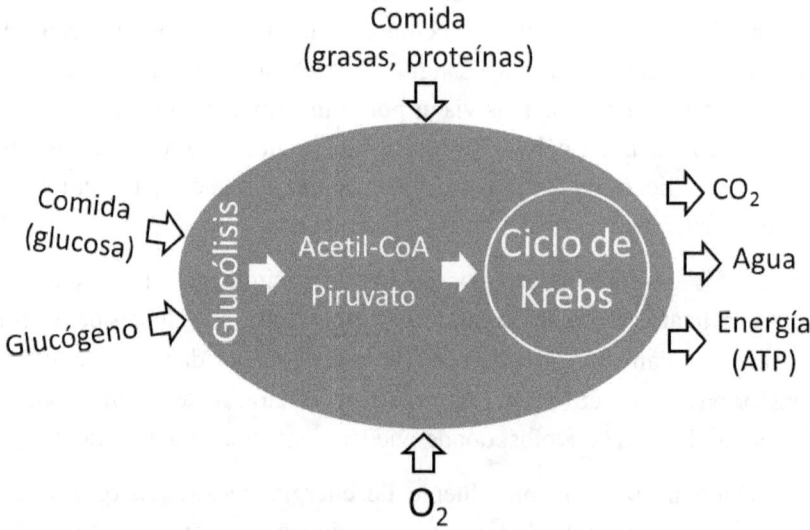

Bien ¿y hay más?

Pues sí, hay algunos más, aunque su utilización, en general, suele ser menos frecuente. Nuestro metabolismo también puede conseguir energía a partir del alcohol etílico (sí, el etanol, el de bebidas como el vino o la cerveza) o de la fructosa, mediante diferentes procesos de oxidación y llegando a los mismos protagonistas. Por ejemplo el etanol se oxida a acetaldehído y después a ácido acético, para finalizar como acetil–CoA. Y la fructosa se puede convertir en glucógeno o en triglicéridos (ácidos grasos) en las células del hígado.

Pues bien, con todas estas fuentes y mecanismos estamos asegurando que nuestras células van a estar siempre bien "alimentadas" y que tendrán siempre disponible combustible y energía para poder desarrollar su innumerables y esenciales funciones.

Quiero insistir en que toda esta descripción no es más que una simplificación y que realmente las reacciones que suceden en cada uno de los procesos involucrados tienen muchas etapas y son muy complejas. Para que se haga una idea de hasta qué punto llega esta complejidad, sepa que tanto la glucólisis como el Ciclo de Krebs realmente dan nombre a sendas secuencias de reacciones de diversa naturaleza, cada una de ellas con una decena de pasos diferentes.

Bien, volvamos ahora al calorímetro para el cálculo de las calorías. Con el esquema del metabolismo energético en mente, está bastante claro que lo que ocurre dentro de un calorímetro de combustión y lo que ocurre dentro de nuestro cuerpo y nuestras células es bastante diferente. Las reacciones de uno y otro nos son iguales y las velocidades y termodinámica de cada una de ellas tampoco.

Sin embargo, estas diferencias no impiden que desde un punto de vista práctico el valor final de energía que nos aporta un calorímetro tenga su utilidad. Imagine que utilizamos dicho dispositivo para hacer dos mediciones: la primera, introduciendo una cantidad concreta de alimentos y calculando su energía de combustión. Y la segunda, introduciendo los residuos generados tras la digestión y metabolización de dicha cantidad de alimentos (es decir, de las heces) y haciendo la misma operación. Calculando la diferencia entre ambos valores, habremos obtenido un coeficiente que puede estar relacionado o ser proporcional con la "energía perdida" (o absorbida por nuestro cuerpo) durante el proceso de digestión.

Pues bien, este método es el que se utiliza para realizar el cálculo de las calorías de un alimento. Fue desarrollado por el químico Wilbur Olin Atwater a finales del siglo XIX. Calculando la energía de combustión en un calorímetro de alimentos y heces, los coeficientes de digestibilidad y añadiendo un factor relacionado con las pérdidas realizadas a través de la orina, fue logrando diversos valores para alimentos en los que predominaban ciertos macronutrientes (proteínas, carbohidratos grasas) y también para comidas variadas. Los resultados de todas estas investigaciones, por razones prácticas, se simplificaron y redondearon a unos valores finales, en función de la composición de macronutrientes de los alimentos. Se llaman "coeficientes Atwater" y se concretan en las siguientes cifras:

- un gramo de grasa aporta nueve kilocalorías

- un gramo de carbohidratos aporta cuatro kilocalorías

- un gramo de proteínas aporta cuatro kilocalorías.

En efecto, la energía que se indica en las etiquetas de los alimentos realmente se basa en este método. En la práctica de laboratorio, se determina en primer lugar la cantidad de grasas y proteínas por medios químicos; después se calcula la cantidad de carbohidratos por diferencia; y finalmente se aplican los coeficientes Atwater a cada macronutriente, 9 kilocalorías por gramo a las grasas y 4 kilocalorías por gramo a las proteínas y carbohidratos (y 2 para la fibra).

Volviendo a la comparación calorímetro-metabolismo, es cierto que las reacciones ocurridas en un calorímetro y en nuestro cuerpo no son las mismas, pero dado que se trata principalmente de reacciones de oxidación-reducción, ese valor de "energía perdida" o transferida medida con un calorímetro podría tener relación o proporcionalidad con el balance de energía final intercambiada en forma de ATP en todas las fases anteriormente descritas (glucólisis, ciclo de Krebs, etc.) de la metabolización. Y de hecho, parece ser que así es. Nuestro cuerpo es capaz de obtener bastante más energía de la misma cantidad de grasas que de carbohidratos o de proteínas, como se deduce de sus coeficientes. El problema es que, además de la generación de energía, en nuestro interior están ocurriendo más cosas. Muchas más cosas.

El valor de una caloría

Si no conocía los métodos y procesos mediante los que nuestras células obtienen energía de los macronutrientes utilizando diversas rutas y estrategias (también llamado *respiración celular*), asegurando el mantenimiento de la vida, seguramente le habrá parecido algo maravilloso y extraordinario. A mí me lo parece cada vez que pienso en todos esos increíbles mecanismos que la evolución ha ido construyendo poco a poco y a lo largo de millones de años, con objeto de que los seres vivos seamos capaces de *llevar la contraria* al segundo principio de la termodinámica, el que dice que todo tiende al desorden, combatiendo el caos al que parece que están abocados todos los sistemas.

Como hemos visto, el rol como combustible celular de los carbohidratos y de la glucosa que obtenemos de ellos es incuestionable. Como también resultan indiscutibles las tareas en ese sentido de grasas y proteínas, mediante aportaciones y caminos alternativos al de la glucosa. Pero mientras que la utilidad fisiológica prioritaria de la mayor parte de los carbohidratos es la de ejercer de combustible, las proteínas y las grasas tienen muchas más *obligaciones*, que hay que sumar a la de la aportación de la energía. Por ejemplo, las grasas tienen la capacidad de acumularse en diversas zonas de nuestro cuerpo como reserva de energía y ofrecen el valor añadido de servir de aislamiento ante los cambios de temperatura. También son necesarias para algo tan importante como la creación de las membranas celulares, las que pueden considerarse las paredes que delimitan la célula. Además, participan en diversos procesos asociados a la creación de nuevas células y estructuras celulares y toman parte en componentes implicados en el funcionamiento de nervios y neuronas. También resultan imprescindibles para poder disolver algunas importantes vitaminas liposolubles (como por ejemplo la A, D, E o K) y para la síntesis de diversas hormonas, encargadas de regular el desarrollo y diversas funciones de nuestro cuerpo.

Respecto a las proteínas, la mayor parte de nosotros hemos aprendido en el colegio que tanto las vegetales como las animales también se "despiezan" en sus unidades básicas durante la digestión, los aminoácidos. Que después se utilizan como componentes estructurales fundamentales de nuestro cuerpo, algo así como los "ladrillos" para la construcción de nuevas proteínas, que a su vez servirán para la creación de nuevos músculos, piel, órganos y otros tejidos. Pero no solo tienen esa función estructural, las proteínas también son la base para la creación de componentes esenciales en funciones y procesos muy importantes, como por ejemplo los anticuerpos, hormonas o enzimas.

¿Y cómo se consideran todas estas utilidades fisiológicas y metabólicas a la hora de calcular la capacidad energética de grasas y proteínas? ¿Acaso los ácidos grasos y los aminoácidos utilizados para todas estas funciones se "descuentan" del balance calórico final, ya que no van a tener la posibilidad de participar en los procesos relacionados con la respiración celular? Pues no, no se hace.

Analizando todo el metabolismo energético, quedan más preguntas sin responder.

¿Y cómo se priorizan y regulan todos los procesos involucrados? ¿Cuándo atraviesan las moléculas de glucosa o los ácidos grasos la membrana celular y se produce su oxidación? ¿En qué cantidad cada uno de ellos? ¿Cómo se decide el uso estructural de las proteínas o su participación en la nucleogénesis? ¿Y el almacenamiento u oxidación de los ácidos grasos? ¿Cómo se mantienen las concentraciones adecuadas de glucosa o ácidos grasos en la sangre? ¿Cómo se decide el uso del glucógeno muscular o de la glucosa de la sangre?

En efecto, la cosa se va complicando. Además de los procesos del metabolismo energético (simplificados), las grasas y las proteínas también participan en una gran cantidad de funciones; y el conjunto total se regula con la participación de otros *jugadores* bioquímicos - entre los que destacan las hormonas - creándose una intrincada y en parte aún desconocida red de sistemas interrelacionados.

Pero todavía hay más, hay otro factor que no hemos considerado y que también puede tener cierta relevancia. Se trata de la energía necesaria para el propio proceso de metabolización del alimento. Es decir, la energía que gastamos para conseguir más energía. Resulta que el comer, digerir y metabolizar cada uno de los macronutrientes tiene también unos requerimientos energéticos, que aunque no son muy elevados (al final el balance siempre es ampliamente positivo), tiene cierto valor. A este gasto se le llama *termogénesis* y en el caso de las proteínas, que es el macronutriente más *difícil* de procesar, puede tener cierta magnitud. Se calcula que podría llegar a consumir entre el 5 y el 15% de las calorías aportadas; una cantidad que habría que descontar de la suma de calorías teórica inicial.

En definitiva, creo que queda bastante claro que la gestión de la energía es algo más complejo que un simple contaje de calorías. Podríamos decir que la cantidad de calorías nos muestra la capacidad de un alimento para aportar energía, pero realmente existe una cantidad significativa de variables involucradas en el metabolismo energético que son capaces de distorsionar los resultados que se puedan obtener con un modelo excesivamente simple.

Sin embargo, podríamos plantearnos la posibilidad de que las distorsiones no sean demasiado elevadas, considerando que tampoco es necesaria una gran precisión. Y, de cualquier forma, dado el avanzado conocimiento actual sobre los diferentes procesos metabólicos, se podrían calcular coeficientes y factores correctores que podrían facilitar la obtención de valores más ajustados y precisos. Algo que los expertos saben hacer, por supuesto.

Pero entonces, ¿son o no útiles los coeficientes Atwater? ¿Eso valores de kilocalorías de referencia para grasas, proteínas y carbohidratos valen para algo?

Sin duda pueden tener cierto valor. Insisto en que son una referencia. Pero la cuestión que realmente nos debería preocupar es si son útiles para el tema del libro, es decir, para controlar la energía que ingerimos y para darnos información que nos ayude a adelgazar.

La lógica que se suele argumentar para encajar todas estas piezas es la siguiente: Al comer alimentos, los metabolizamos y éstos nos aportan cierta cantidad de energía, de forma relacionada a como calculó el químico Atwater comparando la energía de combustión antes y después de dicha metabolización. Por otro lado, para nuestra actividad normal diaria - hagamos lo que hagamos, para caminar, practicar ejercicio, dormir, pensar e incluso para comer - necesitamos también energía. Pues la ecuación es bien sencilla: si la energía que entra en nuestro cuerpo es mayor de la que sale, el balance energético será positivo y habrá un exceso de kilocalorías. Que se acumularán en forma de grasa, ya que es la forma que tiene nuestro organismo de preservar dichas kilocalorías para el futuro.

Por lo tanto, si somos capaces de poder calcular nuestras necesidades energéticas con relativa exactitud, realizando los ajustes que sean necesarios, incorporando los coeficientes correctores que hagan falta y añadiendo o restando lo que sea pertinente, podemos conocer la energía que necesitamos. Y si posteriormente ajustamos nuestra ingesta a dichas necesidades, será posible lograr un punto de equilibrio y no habrá energía en exceso. De esa forma, será imposible que engordemos. O, mejor aún, si somos capaces de mantener una ingesta de energía inferior a la de las necesidades calculadas, el balance calórico será negativo y nuestro cuerpo tendrá que recurrir a las reservas almacenadas anteriormente para casos de necesidad (es decir, la grasa acumulada). Y adelgazaremos.

Una forma muy habitual de visualizar todo este razonamiento es imaginar nuestro cuerpo como una balanza, en la que a un lado colocamos la energía que consumimos (con la comida) y en el otro la que gastamos (con la actividad física). Y si a este modelo le añadimos el factor de la fuerza de voluntad, que será el que nos ayude a mover la carga de la balanza hacia un lado o hacia otro, conseguiremos una explicación sencilla, lógica, coherente y *redonda*. Gracias al principio de la conservación de la energía, a la termodinámica y al esfuerzo personal, todo encaja.

Estos argumentos los hemos escuchado y aprendido de boca de expertos y especialistas durante décadas y son tan obvios e irrefutables que podríamos considerarlos universales.

Sin embargo, puede que no tengan la utilidad clínica que se les presupone. Y que incluso sean parte del problema.

No voy a decir que las calorías no importan, porque realmente la cantidad de energía que pueden aportarnos los alimentos es algo relevante cuando se habla de obesidad. Aunque probablemente los factores de Atwater sean un recurso bastante pobre y en el futuro haya que trabajar en diseñar una mejor forma de calcular la energía de los alimentos, lo cierto es que si engordamos es porque la comida nos aporta más energía de la que necesitamos. Y porque nuestro cuerpo es eficiente almacenándola. Sin embargo, en las próximas páginas vamos a ver que el control de las calorías es un método poco útil y poco científico para conseguir un supuesto punto de equilibrio energético para prevenir la obesidad. O para llegar a un balance negativo para reducirla. No, lo que estoy afirmando no es una contradicción; el balance energético es importante, pero cuantificarlo y controlarlo mediante la dieta no suele ser eficaz.

Buscando el origen

Antes de seguir reflexionando sobre el equilibrio energético, voy a hacer un paréntesis para contarle una pequeña experiencia personal con otro tipo de patología. Le adelanto que la idea es que llegue a entender su naturaleza y sus causas, para que después podamos compararla con la lógica de pensamiento que solemos seguir con la obesidad.

La historia da comienzo hace unos pocos años y tiene como protagonista a mi hija mayor, que por aquel entonces tenía unos cinco años. Un día me percaté que tenía unas feas lesiones en la parte trasera de su pierna, más o menos a media altura, en el lado opuesto a la rodilla, justo en torno al pliegue posterior. Cuando las inspeccioné con un poco más de detenimiento pude comprobar que estaban formadas por una gran cantidad de arañazos alargados, paralelos a la pierna. La mayoría bastante superficiales, pero algunos eran profundos e incluso tenían visos de empezar a sangrar en cualquier momento.

Tras comprobar que tampoco le causaban especial dolor o malestar, mi primera preocupación como padre fue intentar descubrir las razones de aquellas heridas. Y me bastó observarla durante unos minutos para conocer la respuesta. Pude comprobar que, sistemáticamente, se llevaba la mano esa zona y se rascaba con vehemencia. A veces de forma inconsciente, otras con claros indicios de ser un gesto voluntario. Pero con mucha frecuencia e intensidad.

Tras observarla durante un rato más, me ratifiqué en el análisis: aquellos arañazos eran, sin ninguna duda, consecuencia del rascado repetido y obsesivo. Es decir, en términos físicos y objetivos, podíamos afirmar sin temor a equivocarnos que las uñas de mi hija estaban provocando un exceso de rozamiento en aquella zona, que su piel no era capaz de soportar y que terminaban por lesionarla. Y estoy seguro que cualquier médico hubiese compartido nuestro diagnóstico.

Pues bien, ahora póngase en mi situación. Imagine que sigue el mismo proceso deductivo que seguí yo. Y que a continuación debe pensar en una posible solución, en algo que le ayude a evitar que el problema se agrave y también a revertir el daño realizado. ¿Qué haría? ¿Cuál sería su lógica de razonamiento?

Hagamos un experimento: sigamos la misma lógica que con el sobrepeso.

De la misma forma que la obesidad es consecuencia de un exceso de calorías y basta con reducirlas para prevenirla, las lesiones de mi hija son consecuencia de un exceso de rascado, que podemos reducir (o incluso eliminar) para que no se sigan produciendo. La reducción de calorías se basa en un razonamiento físico, el de la conservación de la energía. Y la reducción del rascado también, ya que si conseguimos reducir la energía mecánica por debajo del umbral en el que provoca la rotura de tejidos, el problema estará solucionado. Para conseguirlo, evidentemente, la reducción de la frecuencia de rascado será una variable fundamental. Estamos repitiendo la analogía de la balanza, pero con la fricción. Imaginando que a un lado está la energía mecánica generada por el rozamiento y en el otro los elementos que la podrían reducir o disipar, como por ejemplo una crema lubricante, la aplicación de frío o el limado de las uñas (para reducir los ángulos más afilados y la presión excesiva en un punto muy localizado).

Sin embargo, aunque las dos lógicas de razonamiento que he utilizado son prácticamente gemelas, estoy convencido de que en el segundo caso usted no se sentirá muy cómodo con la solución. Es cierto que las lesiones se deben al exceso de rozamiento y es verdad que reduciendo éste podemos conseguir mitigar el daño que se está causando en la piel, pero probablemente, aunque quizás no sepa explicar exactamente las razones, tenga la impresión de que falta algo.

Y tiene toda la razón.

Lo cierto es que todo el planteamiento es correcto y las propuestas serían muy razonables... si habláramos de una máquina. Si en lugar de piel tuviéramos una superficie de metal y si en lugar de uñas, por ejemplo, unos rodamientos y éstos provocaran un desgaste continuo y profundo en la superficie metálica, nuestro análisis habría sido el mismo. Y las acciones propuestas para prevenirlo también: más lubricante, más disipación, menos presión localizada. Pero en este caso hay una diferencia clave. Al identificar el exceso de rozamiento habremos dado con el origen primordial del problema. No hay ninguna otra razón más profunda o previa, considerando que la máquina es como es y que su diseño tiene su razón de ser. Y exige el contacto entre rodamientos y metal.

Pero las personas no somos máquinas y el origen de las lesiones de la piel van más allá del rozamiento. Por eso no nos satisface la solución de la crema lubricante, el frío y el corte de uñas, porque sabemos que todavía no hemos llegado a la explicación definitiva, porque hay una o más razones previas detrás del comportamiento de rascarse de forma compulsiva. Y que si no profundizamos en actuar en dichas razones, las soluciones no serán más que un parche temporal, con pocas posibilidades de éxito.

Vayamos entonces a la búsqueda de la causa del problema.

En el caso de la máquina llena de marcas y defectos, podemos imaginarla funcionando, moviéndose, generando sonidos por la fricción y creándose los surcos o arañazos sobre su superficie. Si observamos estos defectos y analizamos las razones por las que se están creando, seguiremos aproximadamente la siguiente secuencia deductiva:

1. *Aparecen defectos en la superficie metálica.*

2. *Porque los rodamientos los producen al rodar sobre ella.*

3. *Porque existe un exceso de fricción.*

Y en este caso la secuencia finaliza aquí. En principio, si no tenemos previsto cambiar el diseño de la máquina, no será fácil (ni útil) profundizar más. Es evidente entonces que las acciones preventivas o correctivas deberán estar preferiblemente dirigidas a contrarrestar esa causa primaria identificada (*"Porque existe un exceso de fricción"*), ya que si la eliminamos, habremos resuelto el problema en su origen y toda la secuencia de sucesos posterior desaparecerá.

¿Y qué ocurrirá si hacemos el mismo tipo de deducción con las lesiones en la piel de mi hija? Hagamos la prueba:

1. *Aparecen lesiones en la piel.*

2. *Porque las uñas provocan la rotura de la piel.*

3. *Por un exceso de fricción y rascado.*

Detengámonos temporalmente en este punto. Hemos llegado al mismo nivel de profundidad que en el caso de la máquina, y también en este caso podemos proponer acciones que eviten la fricción y el rascado: la mencionada lubricación (por ejemplo con un poco de vaselina), el redondeo de las uñas y el pedirle a mi hija que, poniendo algo de fuerza de voluntad, evite rascarse. Si estas medidas se cumplen estrictamente, el problema estará solucionado.

Pero ¿hemos llegado realmente a la causa primaria del problema en la secuencia anterior? No es necesario ser experto en dermatología para sospechar que no y que gracias al conocimiento, la ciencia y a la medicina, podemos seguir progresando. La clave está en que detrás de este fenómeno hay una dermatitis atópica, una reacción autoinmune del cuerpo que da lugar a una inflamación localizada. Así que la secuencia sería la siguiente:

1. *Aparecen lesiones en la piel.*

2. *Porque las uñas provocan la rotura de la piel.*

3. *Por un exceso de fricción y rascado.*

4. *Porque siente picor*

5. *Porque la zona está inflamada.*

6. *Porque se ha producido una reacción autoinmune.*

Volvamos a hacer una pausa.

Como puede observar, hemos profundizado en otros tres niveles, que nos dan una nueva perspectiva, porque hemos encontrado nuevas causas. Y que pueden sugerirnos nuevas estrategias de tratamiento.

En el primer nuevo nivel, nos ha aparecido el picor. Y para evitarlo, podemos utilizar un antihistamínico, un fármaco que bloquea los receptores de la histamina, que es la principal responsable de esa sensación. O, si profundizamos un nivel más, para combatir la inflamación y la reacción autoinmune que provocan la sensación de picor podemos utilizar un corticoide (o cortiscosteroide), un fármaco que reduce mediante diversos procesos esas alteraciones bioquímicas.

Así que hemos encontrado dos nuevas soluciones, que parecen más razonables que el simple esfuerzo de dejar de rascarse, porque solucionan el picor y la inflamación, que son causas más profundas y originarias, responsables de dicho rascado.

¿Podemos profundizar un poco más? ¿Podemos ampliar aún más la secuencia de causas?

Pues sí, pero a partir de este punto entramos en una zona con menos certezas. Los expertos llevan muchos años estudiando el origen primario de las reacciones autoinmunes de nuestro cuerpo, como las que están detrás de la dermatitis atópica. Y han ido comprobando bastantes cosas: que la predisposición genética es enormemente relevante, que este tipo de reacciones dependen de multitud de variables y que cada persona es un mundo. En el caso de mi hija hemos ido comprobando a lo largo de los años que el exceso de humedad, la falta de hidratación, ciertos productos de limpieza y el estrés es muy probable que influyan en sus reacciones autoinmunes. Pero también somos conscientes de que probablemente no hemos sido capaces de dar con todos los responsables.

Bien, recapitulemos.

Esta sería entonces la secuencia completa de las causas primarias de las lesiones y arañazos en la pierna:

1. Las uñas provocan la rotura de la piel...

2. ...por un exceso de fricción y rascado...

3. ... provocado por una sensación de picor...

4. ... consecuencia de una inflamación-reacción autoinmune...

5. ... debida a la humedad, sequedad, estrés, productos irritantes

Hasta ahí llega nuestro conocimiento (aunque seguro que algún experto puede matizar y profundizar algo más). Y leyendo esta secuencia se hacen bastante evidentes las razones por las que no nos sentíamos demasiado cómodos proponiendo soluciones enfocadas en el segundo nivel (exceso de fricción y de rascado). Porque tiene mucha más lógica el buscar estrategias en niveles inferiores. A priori cuanto más *abajo*, mejor.

En la guerra de la dermatitis es más efectivo combatir el picor que el rascado; más efectivo combatir la inflamación que el picor; y más efectivo combatir la exposición a humedad, sequedad, estrés, etc. (si realmente son estas las causas) que la inflamación. La situación ideal sería la de llegar a ser especialmente certeros identificando estos factores que provocan la reacción autoinmune, algo que no es nada fácil debido a la probable participación de múltiples variables y de la mencionada predisposición genética individual de cada uno, así como de las interacciones y sinergias que puedan producirse entre ellos. Pero si lo logramos, podremos prevenir de raíz y para siempre toda la cascada de eventos posterior.

Y habremos ganado la guerra.

El origen de la obesidad

Con el ejemplo anterior hemos visto que para plantear soluciones, tratamientos o políticas preventivas para problemas o patologías concretas, es decir, para ganar una batalla sanitaria, lo ideal es llegar a conocer el origen de dicho problema y diseñar las estrategias para que actúen en ese punto. Hay ocasiones en las que el origen es unívoco, claro y relativamente sencillo de identificar, como por ejemplo la presencia de un virus. La mejor forma de prevenir una enfermedad es evitando el contacto con dicho virus o preparando al sistema inmunológico para que sea capaz de defenderse, como se hace con las vacunas. Pero, con mucha más frecuencia de la que nos gustaría, la situación no es tan clara como con el caso de una enfermedad infecciosa. Si profundizamos, vamos descubriendo que aquello que consideramos "*la causa*", realmente no es más que el producto final de un complejo entramado de variables previas.

Es momento de volver a la obesidad y al sobrepeso. Y aplicar la misma lógica de razonamiento, a la búsqueda de las causas que la provocan. Estará en la misma situación que la dermatitis atópica? ¿O mediante el control de las calorías hemos llegado al nivel máximo de profundidad?

Para encontrar la respuesta, vamos a repetir el mismo ejercicio deductivo, desarrollando sistemáticamente una secuencia de causas, profundizando en las mismas, paso por paso y haciendo las pausas necesarias para añadir las explicaciones y comentarios que se requieran.

Este sería una primera aproximación:

1. *Se sufre sobrepeso u obesidad.*
2. *Porque hay un balance energético positivo.*

3. *Porque se ingieren más calorías de las que se gastan.*

Es momento de hacer la primera pausa y analizar la situación.

En esta primera lista podemos ver el supuesto origen de la obesidad, que la mayoría conoce y ha escuchado en repetidas ocasiones: entre el segundo y tercer nivel de profundidad tenemos la referencia a las calorías y al balance energético, que nacen del anteriormente mencionado y comentado principio de conservación de la energía. Como puede observar, el control de las calorías ingeridas y la consecución consciente del anhelado equilibrio energético (o incluso del balance negativo) realmente es una estrategia centrada en causas de más o menos el mismo nivel de profundidad que cuando se propone luchar contra las lesiones provocadas por la dermatitis atópica reduciendo la fricción (aplicando lubricante y rascándose menos).

La forma más evidente de reducir las calorías ingeridas es limitando los alimentos de mayor aportación energética. Y la decisión más evidente en esta situación sueles ser centrarse en aquellos con más cantidad de grasas, ya que es el macronutriente que más energía genera al oxidarse (9 kilocalorías por gramo). Esta cascada de "deducciones evidentes", dada su sencillez y fácil comprensión, se propagó como una epidemia y además se justificó recurriendo a algunos estudios epidemiológicos observacionales que relacionaban el consumo de grasa con el sobrepeso, en los que se observaba que la gente que más grasa comía solía tener un mayor exceso de kilos.

Pero el tiempo nos ha demostrado que todo este esquema no es más que un castillo de naipes susceptible de desmoronarse en cualquier momento.

La primera pega está relacionada con el valor nutricional de los alimentos. Resulta que algunos de los alimentos ricos en grasas son también ricos en otros nutrientes muy interesantes y han formado parte de la dieta humana durante miles de años, sin crear ningún problema en todo ese tiempo; más bien al contrario. Me refiero a la carne, el pescado, los huevos, los frutos secos o los lácteos enteros, por ejemplo. Y como consecuencia de la culpabilización de las grasas, el consumo de todos ellos se ha visto severamente limitado durante el periodo de tiempo que ha durado la fiebre antigrasa y anticalorías (4). Sin que se haya conseguido ningún efecto positivo, como también es evidente.

Por otro lado, paradójicamente, la sustitución de estos alimentos por otros no ha sido una idea demasiado acertada. Como veremos con más detalle en próximos capítulos, la industria alimentaria - que como todas las industrias, siempre está muy atenta a aprovechar todas las oportunidades de negocio - desarrolló masivamente productos bajos en grasas y calorías, pero también escasos en otros nutrientes importantes. Y ricos en componentes mucho menos deseables (de los que no había ninguna necesidad, pero que a ellos les aportaban ventajas operativas al utilizarlos como ingredientes industriales), tales como azúcares, almidones o grasas trans: galletas, derivados de cereales, salsas, bollería, margarinas, procesados cárnicos...

Pero sustituir carne de ternera o huevos por procesados cárnicos bajos en grasa, leche entera por refrescos azucarados y frutos secos por cereales refinados cargados de azúcar no ha servido para frenar el avance de la obesidad y las enfermedades crónicas. Más bien al contrario.

De hecho, algunos estudios obtuvieron resultados contradictorios con las ideas relacionadas con el balance energético y el control de las grasas. Cuando los expertos empezaron a comparar la efectividad de dietas bajas en grasas con otro tipo de dietas menos restrictivas en este macronutriente (como la mediterránea, la baja en carbohidratos, o la de bajo índice glucémico), las ventajas no aparecían por ningún lado. Las bajas en grasas obtenían en el mejor de los casos resultados equivalentes al resto y con bastante frecuencia incluso peores (5).

Además algunas investigaciones llegaron a conclusiones que desafiaban la idoneidad del planteamiento de la reducción de las grasas y la energía como mecanismo ideal para adelgazar a largo plazo. Sus autores comprobaron que, tras un importante adelgazamiento, el metabolismo quedaba de alguna manera "alterado", ya que el consumo energético en reposo de esas personas quedaba drástica y al parecer permanentemente reducido (6); en algunos casos incluso con cierta tendencia a seguir bajando. Esto significaba que las calorías que el cuerpo gastaba para su simple mantenimiento eran significativamente menos que las que gastan otras personas de un peso similar. Y algo así, en principio, no parece ser demasiado favorable para mantenerse delgado. Si el cuerpo cada vez es más ahorrador y consume menos en reposo, el adelgazamiento cada vez será más difícil, aunque todavía queden muchos kilos por perder. Incluso el mantenimiento puede llegar a ser un verdadero suplicio si esa reducción del consumo de energía es muy importante.

Este tema consiguió cierta relevancia mediática por un extenso artículo publicado en el New York Times, sobre el programa de TV "The Biggest Loser" (7). Antes de entrar en harina, conviene que describa un poco el contexto, sobre todo si es usted de los que no está muy al día sobre programas televisivos.

"*The Biggest Loser*" ("*El mayor perdedor*") es un *reality show* que empezó a emitirse en la TV de EEUU en 2004. Los participantes de este concurso sufren obesidad grave y tal y, como su título indica, se trata de hacerles adelgazar. El ganador es aquel que pierda mayor cantidad de peso. Su éxito ha sido enorme y se ha convertido en una franquicia internacional muy rentable, habiéndose realizado adaptaciones en unos treinta países.

Como todo *reality*, se centra sobre todo en el morbo y en las vivencias y emociones de los participantes; en este caso, personas con mucho sobrepeso y con frecuencia importantes problemas de salud. Y desesperadas por adelgazar, claro. Las someten a directrices y pruebas en las que lo más importante es la audiencia; eso casi siempre se materializa en forma de sufrimiento para los concursantes, a los que se machaca sin demasiadas contemplaciones: ejercicios muy duros, esfuerzos físicos a los que no están acostumbrados y que casi no pueden soportar, pruebas físicas morbosas... y por supuesto, una dieta que sigue la mayoría de las directrices habituales: baja en grasas y baja en calorías. Y como no podría ser de otra manera, suele promocionarse con los testimonios antes-después de los concursantes, sobre todo los más espectaculares. Que, con frecuencia, pierden una gran cantidad de peso durante el tiempo que dura cada temporada.

Pues bien, un equipo multidisciplinar de expertos publicó un estudio en el que se estudiaron diversos indicadores y el metabolismo de 16 participantes de la temporada del año 2009 de "The Biggest Losser", desde el inicio del concurso hasta siete meses después. Y, como conclusión principal comprobaron que su metabolismo se había ralentizado de forma importante (los autores lo calificaron como "*adaptación metabólica*"), presentando una reducción significativa de su gasto energético.

Lo más interesante llegó con un segundo estudio posterior - con el reanálisis de 14 de los 16 concursantes - seis años después (8). Los mismos autores comprobaron que aunque la pérdida de peso promedio seguía siendo importante, casi todos habían recuperado bastante. Pero de cualquier forma lo más sorprendente era que en la mayoría se había reducido aún más el gasto energético en reposo, mostrando una adaptación metabólica final realmente llamativa. Una media de unas 500 kilocalorías menos diarias; en algún caso había llegado a las 800 kilocalorías diarias menos, alcanzando un valor del gasto energético en reposo muy inferior al que equivaldría a personas de su peso y constitución.

Los expertos siguen investigando las razones que hay detrás de esta adaptación metabólica y aunque se barajan diversas hipótesis, todavía el asunto está por dilucidar. Quizás se deba a que las personas que se han sometido a muchos ciclos de sobrepeso-adelgazamiento, en cada ciclo de ganancia de peso crean nuevas unidades de células grasas (adipocitos), que posteriormente es prácticamente imposible eliminar. Los adipocitos se pueden *vaciar* de grasas mediante restricción calórica, pero es realmente complicado destruirlos, así que según pasan los años, cada vez tendremos más. Y esta cantidad excesiva de adipocitos puede estar modulando la segregación de diversas hormonas que favorecen el estado de ahorro de energía. O tal vez también haya mecanismos epigenéticos involucrados, *programando* diversos procesos metabólicos que tienen como consecuencia el comportamiento descrito. O tal vez una dieta baja en grasas y calorías y muy alta en carbohidratos está creando un contexto bioquímico de baja oxidación de grasa, lo cual dificulta su utilización y gasto. O quien sabe si el estrés de pasar mucha hambre y hacer un importante esfuerzo físico y psicológico ha acabado haciendo mella en el metabolismo. O quizás esté sucediendo todo al mismo tiempo, junto con otro conjunto de factores más.

Sea como fuere, es evidente que el lema de *"comer menos calorías y moverse más"* no parece que vaya a ayudarnos demasiado a salir victoriosos en esta complicada guerra. Porque, como veremos en las siguientes páginas, no está dirigido a contrarrestar los ataques del enemigo.

Apetito y fuerza de voluntad

Es momento de seguir con nuestro proceso de deducción, profundizando en la secuencia de causas del sobrepeso, a la búsqueda de esas razones primarias, esos enemigos reales que es necesario combatir mediante acciones concretas y dirigidas. Habíamos llegado hasta el tercer nivel de profundidad, así que vamos a intentar seguir avanzando, incorporando un nuevo factor:

1. *Se sufre sobrepeso u obesidad.*

2. *Porque hay un balance energético positivo.*

3. *Porque se ingieren más calorías de las que se gastan.*

4. *Porque se siente apetito.*

En efecto, se trata del apetito, una variable muy conocida y con la que estamos muy familiarizados, porque forma parte de nuestra naturaleza más básica.

Desde el punto de vista del nivel de profundidad de las causas, el apetito podría ser el equivalente al picor de la secuencia de la dermatitis. Si mi hija se rascaba era porque sentía picor y la necesidad de rascarse. Y si nosotros comemos es porque sentimos apetito y tenemos deseo de comer.

Hemos visto que para el picor y el deseo de rascarse existen soluciones, como los antihistamínicos. No son ideales porque no resuelven la causa origen, pero funcionan temporalmente. Pero ¿y para el apetito? ¿Hay alguna forma de reducirlo, combatirlo o controlarlo?

Es una buena pregunta, pero normalmente es una cuestión que prácticamente no se aborda en el tratamiento de la obesidad. Los medicamentos que existen no son demasiado efectivos, sobre todo a largo plazo, así que en la práctica los profesionales sanitarios y la sociedad apelan a la fuerza de voluntad de las personas, conminándoles a ser capaces de luchar contra sus deseos de comer. Vamos, que la solución habitual contra el apetito es sencilla y clara: resistir.

No creo que a nadie que sufra picor por una dermatitis le recomienden resistir. De hecho, este planteamiento ha tenido consecuencias muy poco positivas en el caso del sobrepeso. Por ejemplo, podríamos afirmar casi sin temor a equivocarnos que la restricción de las calorías mediante el control del apetito es el tratamiento con menor adhesión de la historia de la medicina, ya que prácticamente todo el mundo lo abandona al pasar los meses. Pero, increíblemente, se sigue recomendando y prescribiendo sistemática y masivamente, año tras año, consulta por consulta, país por país. Desde el desarrollo de la medicina y la salud pública, no creo que haya existido ninguno más utilizado y al mismo tiempo menos exitoso. Tampoco creo que nunca se hayan publicado tantos estudios en todo tipo de revistas científicas sobre el mismo tipo de intervención, una y otra vez, con los mismos resultados tan poco alentadores.

Para colmo, además de no conseguir resultados, cada día hay más evidencia de que incluso podría tener consecuencias negativas añadidas. Una de ellas estaría relacionada con lo que hablábamos en el capítulo de las víctimas, el estigma hacia las personas con sobrepeso. Es difícil rechazar un planteamiento como *comer menos y moverse más*, dada su sencillez, su lógica, su supuesto respaldo termodinámico y el de los expertos de todo el mundo. Pero exige también asumir que el apetito es entonces una cuestión que se resuelve con fuerza de voluntad, es decir, una responsabilidad de cumplimiento meramente personal. Así que si no se adelgaza, en gran medida se debe a la falta de dicha fuerza de voluntad.

Este pensamiento universal quedaría confirmado por ejemplo por los estudios que analizan como varían los pensamientos respecto a personas que han conseguido adelgazar en función del método que hayan utilizado y del supuesto esfuerzo que les haya requerido. Si el método se asocia a un gran esfuerzo (comer menos, hacer ejercicio...), la valoración que se hace de ellos aumenta (*se han esforzado por conseguirlo*), pero si se relaciona con un supuesto menor esfuerzo personal (por ejemplo, someterse a cirugía bariátrica), aumentan los prejuicios (*lo ha conseguido "solo" con una operación*) (9).

Sumidos en estos razonamientos, también los profesionales sanitarios terminan deduciendo que si sus pacientes no cumplen las directrices de seguir una dieta hipocalórica es porque no ponen suficiente por su parte o porque no están suficientemente motivados. Es normal, ya que observan que aquellos que sí las cumplen, pierden peso. Pero con frecuencia olvidan que están cayendo en la trampa de la falsa simplificación y que todo eso es como *un poco de lubricante y de autocontrol* para no rascarse las lesiones provocadas por la dermatitis y el picor. Un remedio que siempre funciona a corto plazo... pero falla a largo.

Por su parte los pacientes se sienten culpables e incluso achacan a los sanitarios el tener la mala costumbre de darles directrices casi imposibles de cumplir, creándose una espiral de acusaciones, destructiva, improductiva y destinada al fracaso.

Lo cierto es que detrás de todo este constructo hay muy poca ciencia y demasiados sesgos y simplificaciones. La fuerza de voluntad es un concepto cargado de matices morales y valorativos y los expertos en la conducta humana no suelen investigar demasiado, ya que no es muy útil desde el punto de vista conductual y neurológico. Como veremos más adelante, recientemente algunos autores han desarrollado algo de literatura científica sobre ello, intentando proponer hipótesis y modelos para integrar este concepto en procesos y posibles terapias. Sin embargo, otros expertos han puesto en duda estas teorías, ya que no han podido replicarlas experimentalmente, no se han logrado resultados significativos con utilidad clínica y no se han desarrollado tratamientos relevantes relacionados que sirvan para mejorar la vida y la salud de las personas (10).

Por otro lado, el argumento de la fuerza de voluntad es un *comodín* que podría servir para justificar cualquier cosa. Cualquier inconveniente o fracaso podría achacarse a una falta de esta alabada cualidad.

Por ejemplo, le invito a que pruebe a analizar si responde afirmativamente a todas estas premisas:

1. Ha finalizado una carrera universitaria.

2. Tiene un doctorado.

3. Ha aprendido varios idiomas.

4. Sabe tocar al menos un instrumento

5. No fuma nunca.

6. No prueba el alcohol.

7. Practica al menos 30 minutos de ejercicio al día.

8. Cumple todos sus compromisos laborales.

9. Realiza todas las labores del hogar, de forma equitativa.

10. Dedica todo el tiempo necesario a sus hijos y/o familiares.

11. Planifica y organiza cada uno de sus días y cumple dichos planes.

12. Ha viajado por el mundo.

13. Dona sangre.

14. Es donante de médula.

15. Varios días a la semana realiza tareas de apoyo social.

16. Cede parte de sus ingresos a varias ONGs.

¿No las cumple todas? Pues permítame decirle que las estadísticas dicen que cuantas más de estas cosas consiga hacer, más probabilidades tendrá de que su vida sea más larga, mejor o más satisfactoria.

¿Cree que se le podría acusar de no tener fuerza de voluntad suficiente para tener una buena vida? Evidentemente, es un argumento tan pobre como inútil. No se solucionará nada con ello y en el mejor de los casos solo servirá para hacerle sentirse culpable. ¿Y cree que realmente alguna de estas actividades se podría promocionar o promover apelando a la fuerza de voluntad de la gente? ¿De verdad le parecería razonable fomentar la educación universitaria pidiendo a la gente que salga menos y estudie más?

Siguiendo con la tendencia a la exaltación de la fuerza de voluntad, permítame ahora hacerle otro planteamiento: imagine que se inventan unas pastillas que tienen un efecto asombroso: tomándolas aprendemos cosas de forma inmediata. No estaría nada mal, ¿verdad? Por ejemplo, podríamos aprender todos los idiomas que quisiéramos. Una pastilla, y ya sabemos inglés. Otra, y francés. ¿Estaría en contra de eso? ¿Es *necesariamente mejor* aprender idiomas como siempre se ha hecho, estudiando años y años, probablemente con peores resultados? Le pondré otros ejemplos más obvios: todos utilizamos taladros para hacer agujeros, automóviles para desplazarnos y ascensores para subir a nuestro apartamento ¡y nadie nos echa en cara que lo hagamos ni nos dice que tenemos poca fuerza de voluntad por ello!

Pero con el adelgazamiento, el criterio cambia. Muchos infravaloran el hecho de haber conseguido adelgazar mediante cirugía bariátrica, una dolorosa y arriesgada operación, porque tienen absolutamente interiorizado que se podía haber conseguido lo mismo simplemente moviéndose más y aguantando un poco las ganas de comer.

Pero ¿qué nos dice la historia respecto a la fuerza de voluntad? ¿Es un recurso útil y poderoso para conseguir resultados en este tipo de ámbitos?

Pues no, en absoluto. La realidad es que nunca se han solucionado definitivamente problemas sanitarios o sociales apelando a la fuerza de voluntad de la gente. Y mucho menos en temas tan íntimamente ligados a nuestra biología más básica e incontrolable, como la alimentación o la reproducción.

En este sentido, otra vez podemos conseguir buenos ejemplos a partir de la ciencia, que ha analizado casos en situaciones parerelas a la que nos ocupa. Por ejemplo, el del SIDA y el VIH. Aunque los colectivos más conservadores han repetido una y otra vez que la mejor forma de prevenir el contagio de este virus es mediante la abstinencia sexual, algo que es aplastantemente obvio (y muy parecido a la premisa de *comer menos y moverse más*), lo cierto es que las políticas desarrolladas en este sentido no han servido para mucho. El caso más claro tuvo su génesis en el año 2004, cuando se lanzó por parte de EEUU la que en aquel momento fue la iniciativa más ambiciosa para frenar el avance del SIDA en el África Subsahariana. Liderada personalmente por el entonces presidente George W. Bush, se dio a conocer por el acrónimo de PEPFAR (*President's Emergency Plan for AIDS Relief*). Sus recursos fueron notables ya que en su primera década de actividad estuvo dotada de cientos de millones de dólares, de los cuales al menos un tercio se dedicó a programas que promovieran la abstinencia sexual y la fidelidad.

Pues bien, más de una década después se publicó un estudio en el que expertos de la Universidad de Stanford realizaron un balance de los logros conseguidos. Y tanto el título de la investigación como las conclusiones finales fueron bastante categóricas:

"La promoción de la abstinencia no se asoció con reducciones en las conductas de riesgo en el África subsahariana (...) No encontramos ninguna evidencia que sugiera que la financiación de PEPFAR se asocie a reducciones en cualquiera de los cinco resultados (...)."

En este mismo ámbito, unos pocos años antes también se habían publicado un par de estudios que confirmaron la falta de evidencia de la efectividad de programas dirigidos a adolescentes para promover la abstinencia sexual. Y diez años después otro gran estudio realizó una revisión histórica del tema y sus autores concluyeron que estos programas "*no son eficaces para retrasar la iniciación de relaciones sexuales o cambiar otros comportamientos de riesgo sexual*" (11).

Viendo todos estos datos, casos y evidencias, creo que las conclusiones son muy claras. Tenemos que asumir de una vez por todas que, al menos por el momento, no tenemos soluciones eficaces para reducir el apetito y, en consecuencia, comer menos y limitar la ingesta de calorías. Y que apelar al esfuerzo personal para conseguirlo es simplemente anticientífico y poco realista.

El verdadero origen de la obesidad

Ya que el apetito es todavía un enemigo con pocos puntos débiles y difícil de combatir, es momento de buscar otros, profundizando un poco más en la secuencia de causas de la obesidad. Pero en este caso no nos va a ser tan fácil, porque tenemos que responder a preguntas como estas: ¿Por qué se siente apetito, hambre o deseos de comer? ¿Qué es realmente el apetito?

Aunque familiarmente se suele distinguir entre los términos "hambre" y "apetito" - considerando el primero más asociado a la necesidad y el segundo al deseo - desde el punto de vista científico no existe una clara diferenciación formal. Los expertos prefieren utilizar el segundo, refiriéndose al deseo de comer, sin entrar en valoraciones o juicios de valor respecto a las razones para hacerlo.

Le llamemos como le llamemos, hablamos de uno de los principales y más primarios instintos del ser humano, indefectiblemente asociado a la supervivencia y, por lo tanto, con un poder de influencia excepcional en nuestros comportamientos. Se trata del mecanismo fundamental que la evolución ha ido seleccionando para movilizar a muchos seres vivos en la búsqueda de alimentos y de energía, por lo que es capaz de sobreponerse sobre prácticamente cualquier otra prioridad o interés, consciente o inconsciente, que podamos tener. Basta pensar en el canibalismo para evaluar su poder y capacidad de influencia, una práctica que nos horroriza pero que es relativamente frecuente en la historia de la humanidad y en el mundo animal.

De cualquier forma, para poder responder a nuestras preguntas sobre el apetito, tenemos que entender qué es realmente y cuál es la ciencia que hay detrás de este concepto. Así que vamos a hacer una breve y resumida aproximación, en la que apreciaremos cómo las teorías sobre el apetito siguen una lógica e historia muy habitual en conceptos complejos: empiezan como algo sencillo, evolucionan en un rosario de correcciones sucesivas y finalmente resultan ser mucho más complicados de entender y explicar de lo que se pensaba.

Las primeras propuestas médicas y científicas sobre el tema son bastante modernas, ya que en el pasado la preocupación prioritaria relacionada con la comida era su escasez, más que su exceso. Lo normal y habitual era pasar hambre y sufrir cierto grado de desnutrición. Y las cuestiones relacionadas con el exceso de apetito solían considerase excepciones y una cuestión más bien moral, calificándola como gula. Por eso los sanitarios de hace un siglo se limitaban a considerar que el apetito no era más que consecuencia de tener estómago vacío. Algo que, si nos dejamos llevar por nuestros sentidos, suena bastante sensato. Cuando pasamos demasiado tiempo sin comer sentimos la falta de contenido en esa zona, que incluso puede venir acompañada de incómodos sonidos de aviso.

Sin embargo, aunque ésta sigue siendo una idea bastante extendida todavía entre la población en general, lo cierto es que la ciencia la descartó hace mucho tiempo. Tras realizarse en los años 40 las primeras operaciones de extirpación de estómago (porque estaba dañado por alguna razón, por ejemplo a causa de un tumor), *puenteando* el esófago y el intestino, se observó que los pacientes seguían sintiendo hambre con relativa normalidad.

Así que los expertos fueron cambiando su foco de atención hacia otro órgano, que realmente es el protagonista de casi todo lo que hacemos, ya que controla prácticamente todo nuestro cuerpo y metabolismo. Me refiero, efectivamente, al cerebro.

Este cambio se confirmó experimentalmente con la ya clásica investigación realizada con ratas y publicada en la década de los 40 por neurólogos norteamericanos. Lesionando diferentes zonas de una pequeña zona del cerebro llamada *hipotálamo*, comprobaron que los animales podían perder la capacidad de sentirse saciados (y comer sin parar) o de sentir apetito (y negarse a comer) (12).

El hipotálamo es un pequeño conjunto de neuronas situado en los más profundo de nuestra cabeza y que es responsable del buen funcionamiento de unos cuantos aspectos metabólicos y del sistema nervioso fundamentales para la supervivencia, actuando como una especie de regulador: temperatura corporal, sueño, comportamientos de miedo, agresividad y defensa, orientación sexual, síntesis de algunas hormonas, sed y apetito, entre otros. En lo que respecta a sus mecanismos para el control del apetito, lo cierto es que, como todo lo que está relacionado con el cerebro, se trata de un sistema muy complejo y en el que participan una buena cantidad de componentes bioquímicos. Una lista que no para de crecer según avanzan las investigaciones. Pero simplificando las ideas principales, podríamos resumirlo como un sistema formado por dos tipos de neuronas (NPY/AgRP y POMC) cuya actividad se convierte en la sensación de apetito o en la sensación de saciedad, respectivamente. Para entenderlo podríamos utilizar la analogía de una especie de "termostato del apetito", imaginando que cuando se activan mayormente neuronas NPY/AgRP en general sentimos hambre y cuando se activan neuronas POMC, saciedad.

¿Y cómo se activan unas u otras? Los científicos han avanzada mucho más allá de aquellos primeros experimentos de la década de los 40 y poco a poco han ido identificando los compuestos y procesos implicados en todo este sistema. No es el objetivo de este libro describirlo con detalle, pero la idea fundamental es que a esta zona del hipotálamo llegan infinidad de señales desde diversas partes de nuestro organismo en forma de compuestos bioquímicos, con especial protagonismo de las hormonas. Todo ello da lugar a una actividad neuronal concreta y que provoca las conocidas sensaciones relacionadas con el apetito y la saciedad. Podríamos explicarlo imaginando que el hipotálamo conversa con todo nuestro organismo utilizando como canal de comunicación el sistema nervioso central y el flujo sanguíneo y como lenguaje diversos compuestos y hormonas. Y en función de la actividad, la digestión, el metabolismo y de las necesidades energéticas que se van produciendo, se genera una enorme cantidad de información que se distribuye y converge en el hipotálamo y que se decodifica mediante las neuronas, que actúan como una especie de conmutador de encendido-apagado del apetito y de la saciedad (13).

Sobra decir que, dado que este sistema se ha ido desarrollando a lo largo de millones de años de evolución y que es absolutamente necesario para asegurar la supervivencia, es altamente redundante e intrincado. Es decir, que no hablamos de un proceso aislado, sino de miríadas de señales diferentes que se recopilan y decodifican convenientemente y que generan esa actividad neuronal.

Pero este modelo del hipotálamo era insuficiente para explicar todo lo que observaban los científicos. Para cuando los primeros ensayos con ratas certificaron definitivamente su importancia, otros expertos ya habían ido acumulando evidencias de que todavía había trabajo básico por hacer y que era necesario completar este contexto con alguna perspectiva más.

Uno de los más conocidos fue el fisiólogo Pavlov, gracias a los experimentos realizados con sus perros a principios del siglo XX. Su popular experimento consistía en hacer sonar un sonido rítmico (un metrónomo) justo antes de dar de comer al animal. Al hacerlo repetidas veces, se llegaba a producir una asociación entre el sonido y la alimentación, de forma que en cuanto los perros lo escuchaban, empezaban a salivar. De hecho, este fenómeno ocurría no solo con el sonido, sino con gran cantidad de señales de todo tipo (incluso la presencia del científico), ya que las acababan relacionando con la comida.

Aunque posteriormente sus investigaciones se centraron en estudiar la respuesta humana y el aprendizaje a diferentes tipos de estímulos, sus primeros trabajos con perros aportaron indicios de que la generación del apetito en el cerebro, además de como consecuencia de procesos metabólicos y energéticos, también se veía influida por aspectos cognitivos y relacionados con el aprendizaje. Y que poco tenían que ver con el hipotálamo.

Fue en la década de los 50 cuando, de nuevo experimentando con ratas, investigadores norteamericanos descubrieron que aplicando un voltaje en cierta área cerebral se conseguía producir una sensación especialmente placentera. Llegaron a esta conclusión observando que cuando esta descarga se asociaba a cierto comportamiento (por ejemplo, pulsar una palanca) los animales lo ejecutaban una y otra vez, buscando recibir la descarga incansablemente (14). Posteriormente los neurocientíficos han investigado los procesos y mecanismos de este fenómeno, localizado en un conjunto de áreas cerebrales que integran diversos subconjuntos de neuronas y que se suele llamar "*circuito de recompensa*".

¿Y qué tienen que ver estas "neuronas del placer" con los perros de Paulov, la alimentación y el hambre? Pues resulta que la actividad de este circuito está asociada a algunas actividades naturales como el sexo o la alimentación. Al ejecutar todas ellas, aunque con matices y especificidades, ocurren sucesos bioquímicos que son capaces de hacernos sentir sensaciones de placer desde conjuntos de neuronas comunes.

Las razones de la existencia de este mecanismo son bastante fáciles de entender. Desde el punto de vista evolutivo la recompensa es un método muy utilizado por la naturaleza para conseguir promover ciertos comportamientos. Si algo nos resulta placentero, es más probable que deseemos hacerlo, así que si alguno de nuestros comportamientos puede ser muy beneficioso para la supervivencia (como los son el apareamiento y la alimentación, por razones evidentes), es lógico pensar que la naturaleza lo premie o estimule de alguna manera (15). Como todo lo relacionado con las neuronas, es algo complejo, con multitud de procesos, áreas y neurotransmisores implicados, lo cual sugiere que todavía quedan cosas por descubrir. Pero desde sus inicios los expertos han podido identificar que todo ello está dirigido a generar dos tipos de sensaciones básicas y que conocemos bastante bien: por un lado la sensación hedónica o de *placer* ("*liking*"), agradable y que nos hace sentirnos bien. Y por otro la de *deseo* ("*wanting*"), que es la de querer hacer algo concreto, que nos impulsa y nos motiva a buscarlo (16).

Si nos centramos en los alimentos, la sensación hedónica se genera en el circuito de recompensa como consecuencia de su ingesta, especialmente algunos de ellos, los que más "nos gustan", los que nos parecen más sabrosos o palatables. En cuanto los introducimos en nuestra boca y comenzamos su digestión, se liberan las correspondientes señales bioquímicas, que a su vez activan las correspondientes neuronas del circuito de recompensa, responsables finales de hacernos vivir el universo sensorial que consiguen transmitirnos.

La segunda sensación, la de deseo, se genera de forma diferente. En este caso no hay contacto directo ni ingesta. Todo ocurre como consecuencia de la recepción de ciertas señales o estímulos relacionados con los mencionados alimentos (en el caso del ser humano sobre todo suelen ser imágenes, pero también pueden ser olores, conversaciones o pensamientos), que provocan la liberación de neurotransmisores y activación de las correspondientes neuronas de varias áreas. En este caso el resultado de toda esta actividad neuronal se traduce en una intensa necesidad de comer el alimento y de motivación por su búsqueda. Y, como ya habrá deducido, esta motivación no es otra cosa que el apetito. Un apetito *neuronalmente* algo diferente al que hemos visto al hablar del hipotálamo, pero que realmente, desde nuestra perspectiva como persona, se materializa en lo mismo: deseos de buscar comida y ganas de comer.

Pues bien, este *modelo doble* para explicar el apetito, el que acabamos de ver sobre el circuito de recompensa junto con el del hipotálamo, tiene un consenso bastante unánime entre los expertos. Aunque la bioquímica que hay detrás es enormemente compleja y no está todavía totalmente caracterizada, los conceptos básicos que lo soportan y sus efectos finales se conocen bastante bien y pueden ser explicados y entendidos de una forma relativamente sencilla. Además, es probable que incluso usted haya podido identificar algo parecido a los dos tipos de apetito: uno en el que "realmente" siente hambre (asociado al funcionamiento del hipotálamo) y otro en el que siente "*deseos de comer pero sin hambre real*" (asociado al circuito de recompensa). Podemos imaginar que en nuestro cerebro hay dos interruptores, que son los que se encargan de "conectar" el apetito. El primero de ellos, el que podríamos llamar "*interruptor hipotalámico*", tendría dos opciones, una de *hambre* y la otra de *saciedad*. Y el segundo, al que llamaremos "*interruptor hedónico*", podríamos imaginarlo con tres posiciones; en la primera de ellas, estará apagado; en la segunda haciéndonos sentir deseo (*wanting*) y en la tercera dándonos placer (*liking*). Aunque estos dos interruptores los planteamos de forma separada, realmente están relacionados, ya que solo tenemos un cerebro. Por muchas áreas separadas que queramos mapear, las interconexiones entre ellas son numerosas e irrefutables. Ambos sistemas son complementarios y están diseñados para asegurar la disponibilidad de energía en todo momento (recuerde, sin energía no hay vida), mediante su activación ante una situación de necesidad de la misma.

Bien, tras esta fugaz incursión en el campo de la neurociencia para entender que el apetito no es más que nuestra interpretación de una intensa actividad cerebral, es momento de retomar nuestra secuencia de causas sobre de la obesidad para intentar profundizar aún más. Si en la lista anterior finalizábamos con la presencia del apetito, es momento de intentar seguir buscando causas previas, en términos de nuestros recién conocidos "interruptores" neuronales.

Lo que parece bastante claro es que los protocolos de funcionamiento de estos interruptores no son suficientes. Viendo la tendencia positiva de la obesidad, parece que se colocan en posición de "hambre" y "deseo" sin que realmente exista una necesidad energética real. ¿Tal vez no funcionan como deberían? ¿Quizás están estropeados o desajustados? ¿La información que les llega es errónea o vez no se interpreta de forma correcta? ¿O quizás se debe a todas estas razones a un tiempo?

Vamos a actualizar nuestra secuencia de causas con estas ideas:

1. *Se sufre sobrepeso u obesidad.*

2. *Porque hay un balance energético positivo.*

3. *Porque se ingieren más calorías de las que se gastan.*

4. *Porque se siente apetito.*

5. *Porque los "interruptores" neuronales se activan sin necesidad energética real.*

Le ruego que relea detenidamente esta lista, porque estamos llegando a un punto clave, el nivel en el que realmente empezamos a acercarnos al origen real de la obesidad.

Pero no le quiero engañar; aunque nos vamos aproximando poco a poco a un planteamiento más profundo, la forma sencilla y simplificada en la que los estoy escribiendo no es más que un recurso didáctico para explicar las investigaciones realizadas. La realidad es que en estos últimos niveles, los relacionados con el desajuste del sistema de control del apetito, ocurren muchas cosas y muy complicadas. Sabiendo que el funcionamiento de los "interruptores neuronales" depende de su correcto y ajustado encaje en una gigantesca red de comunicaciones bioquímicas, su disfunción suele estar asociada a la alteración de otros subsistemas de los que forman parte o interaccionan de alguna forma con esa red. Hay investigaciones que muestran cómo esas alteraciones (o algunos de sus indicadores asociados) están íntimamente relacionados con el desajuste del sistema de control del apetito, a veces como causa previa probable pero también siendo parte de la propia naturaleza del desajuste.

Un ejemplo de esta situación ocurre con la llamada dislipemia, que es como se conoce a diversas patologías relacionadas con el incorrecto metabolismo de los lípidos. Suele diagnosticarse mediante los valores en sangre anormales y considerados negativos de triglicéridos, colesterol LDL (conocido como "malo") y colesterol HDL ("bueno"). Ambos son indicadores de la presencia de ciertos compuestos lipídicos en el torrente sanguíneo y la obesidad suele empeorar de forma importante sus valores. Como veremos más adelante, esta situación podría estar realimentando ciertos desajustes metabólicos que también son responsables de la obesidad.

Otro ejemplo es la inflamación crónica o sistémica. Aunque la mayoría asociamos el término de *inflamación* con la hinchazón que se produce en nuestra piel tras una herida, lesión o infección y la respuesta de nuestro sistema inmunitario, desde hace tiempo los expertos han detectado que a veces algunos de los biocomponentes que nuestro organismo despliega temporal y localmente en esas situaciones excepcionales para reparar ese tipo de lesiones están presentes de forma continua y por todo el cuerpo. Es lo que ocurre entre gran parte de las personas son sobrepeso, como si existiese una especie de *infección eterna*, contra la que las que se movilizan las defensas de nuestro organismo. Algunos de estos biocomponentes, pertenecientes a un grupo llamado *citoquinas*, realmente son proteínas que activan ciertos receptores celulares y que inician procesos bioquímicos de reparación de las citadas lesiones. Pero su presencia excesiva y en periodos de tiempo largos - cuando teóricamente no hay nada que *reparar* - parece ser un factor significativo cuando nos referimos a desajustes, ya que cada vez más estudios relacionan esta situación con una gran cantidad de patologías y con el funcionamiento anómalo de ciertos procesos metabólicos (17). Este desajuste se realimentaría con la creación de un nuevo círculo vicioso, ya que el propio tejido adiposo que se forma al ir acumulando sobrepeso está relacionado con el exceso de generación de citoquinas inflamatorias: más citoquinas, más desajustes, más sobrepeso, más adipocitos, más citoquinas…

El tercer ejemplo de alteraciones y patologías relacionadas con el sobrepeso es la llamada "resistencia hormonal". Tal y como hemos visto, el diálogo entre diversas partes de nuestro cuerpo, incluido el cerebro, se produce sobre todo mediante las hormonas. Las células, incluidas las neuronas, disponen de receptores específicos que se activan ante su presencia y que actúan como pequeños detonantes de procesos bioquímicos. Pues bien, la mayor parte de las personas con sobrepeso presentan insensibilidad a cierto tipo de hormonas, una especie de "sordera" que dificulta el diálogo neuro-hormonal, lo cual impide que se generen las señales necesarias y que ocurran los procesos que deben ocurrir. Hay un gran consenso entre los expertos de todo el mundo en que esta resistencia hormonal es probablemente tanto causa como efecto de la obesidad y que crea uno de los círculos viciosos más complejos y difíciles de combatir (18).

Y hay otro importante subsistema que también se ve profundamente alterado entre las personas con sobrepeso y que tiene una gran relevancia en todo lo anterior, la microbiota intestinal. Se llama así a una gran cantidad de microbios que residen en nuestro intestino y que participan activamente en los procesos y reacciones de digestión y metabolización de los alimentos. Su presencia influye en numerosas variables de suma importancia, como por ejemplo en la síntesis de ciertos ácidos grasos, la capacidad de absorción de las paredes intestinales o la segregación de algunas hormonas. Tienen un papel fundamental en el diálogo que se produce entre el cuerpo y el cerebro, ya que modulan las señales y el lenguaje que utilizan en esta comunicación. Así que si la distribución de especies de microbios y su grado de actividad no es el óptimo, de nuevo el sistema global puede sufrir disfunciones y desequilibrios y otros subsistemas podrían verse influidos negativamente (19).

En resumen, cada vez hay más evidencias de que todo este conjunto de alteraciones en diversos subsistemas relacionados con el metabolismo humano pueden afectar y ser causa del mal funcionamiento de los *interruptores neuronales*.

Por lo tanto, teniendo en cuenta todas estas ideas, la lista de causas nos quedaría de la siguiente forma:

1. *Se sufre sobrepeso u obesidad.*

2. *Porque hay un balance energético positivo.*

3. *Porque se ingieren más calorías de las que se gastan.*

4. *Porque se siente apetito.*

5. *Porque los "interruptores" neuronales se activan sin necesidad energética real.*

6. *Porque se producen alteraciones en varios subsistemas.*

Pero claro, esto no es el final. En principio, parece lógico intentar profundizar aún más, después de todo tan solo hemos llegado a identificar ciertas alteraciones, pero no los factores que las provocan.

Recuerde que estamos en un escenario de guerra, una guerra en la que las víctimas son personas con sobrepeso y obesidad, con importantes problemas de salud, con gran prevalencia de enfermedades crónicas, una mortalidad inusualmente elevada y profundamente estigmatizadas. Su situación y sus lesiones son resultado de las calorías, que son como las explosiones, las detonaciones y las radiaciones provocadas por las armas del enemigo, que caen sobre ellos incansablemente, que no pueden evitar y que generan sus profundas heridas. Y acabamos de conocer dichas armas, los profundos desajustes que afectan al sistema dual de control del apetito, el hipotálamo y el circuito de recompensa, y que impiden regular adecuadamente la ingesta energética, impulsando a comer más de lo que fisiológicamente se necesita.

Entonces, ¿quién es realmente el enemigo de esta guerra? ¿Quién lanza todos estos bombardeos y ataques? ¿Qué está creando las alteraciones y desajustes?

La respuesta no es nada fácil, así que necesitaremos varios capítulos para poder responderla. Vamos a identificar a los enemigos uno a uno, su forma de actuar, sus tácticas y estrategias y los efectos específicos que son capaces de producir.

Es hora de conocer los responsables reales de todo este desaguisado sanitario y social.

Referencias

(1)

The challenge of keeping it off, a descriptive systematic review of high-quality, follow-up studies of obesity treatments (2019)

Behavioral and Pharmacotherapy Weight Loss Interventions to Prevent Obesity-Related Morbidity and Mortality in Adults: An Updated Systematic Review for the U.S. Preventive Services Task Force (2018)

Interventions to Improve Adolescent Nutrition: A Systematic Review and Meta-Analysis (2016)

Predicting adult weight change in the real world: a systematic review and meta-analysis accounting for compensatory changes in energy intake or expenditure (2014)

Effectiveness of behavioural weight loss interventions delivered in a primary care setting: a systematic review and meta-analysis (2014)

Diet or exercise interventions vs combined behavioral weight management programs: a systematic review and meta-analysis of direct comparisons (2014)

Long term maintenance of weight loss with non-surgical interventions in obese adults: systematic review and meta-analyses of randomised controlled trials (2014)

Behavioural weight management programmes for adults assessed by trials conducted in everyday contexts: systematic review and meta-analysis (2014)

Effective interventions in overweight or obese young children: systematic review and meta-analysis (2014)

Childhood Obesity Prevention Programs: Comparative Effectiveness Review and Meta-Analysis (2013)

School-based obesity prevention programs: a meta-analysis of randomized controlled trials (2013)

Impact of dietary and exercise interventions on weight change and metabolic outcomes in obese children and adolescents: a systematic review and meta-analysis of randomized trials (2013)

The effect of participation in school-based nutrition education interventions on body mass index: a meta-analysis of randomized controlled community trial (2013)

Effectiveness of lifestyle interventions in child obesity: systematic review with meta-analysis (2013)

Childhood overweight and obesity prevention interventions among Hispanic children in the United States: systematic review (2012)

Isolated aerobic exercise and weight loss: a systematic review and meta-analysis of randomized controlled trials (2011)

(2)

Advanced Nutrition and Human Metabolism (2009)

(3)

An estimation of the number of cells in the human body (2013)

(4)

Family food statistics – www.gov.uk (2016)

(5)

Effect of low-fat diet interventions versus other diet interventions on long-term weight change in adults: a systematic review and meta-analysis (2015)

Food and weight gain: time to end our fear of fat (6)

Meta-analysis comparing Mediterranean to low-fat diets for modification of cardiovascular risk factors (2011).

Low Carbohydrate versus Isoenergetic Balanced Diets for Reducing Weight and Cardiovascular Risk: A Systematic Review and Meta-Analysis (2014).

Comparison of Weight Loss Among Named Diet Programs in Overweight and Obese Adults: A Meta-analysis (2014)

Dietary Intervention for Overweight and Obese Adults: Comparison of Low-Carbohydrate and Low-Fat Diets. A Meta-Analysis (2015)

Effects of low-carbohydrate diets v. low-fat diets on body weight and cardiovascular risk factors: a meta-analysis of randomised controlled trials (2015).

(6)

Energy expenditure and postprandial thermogenesis in obese women before and after weight loss (1983)

Diminished energy requirements in reduced-obese patients (1984)

Sustained depression of the resting metabolic rate after massive weight loss (1989)

Changes in energy expenditure resulting from altered body weight. (1995)

Long-term persistence of adaptive thermogenesis in subjects who have maintained a reduced body weight. (2008)

(7)

After 'The Biggest Loser,' Their Bodies Fought to Regain Weight – New York Times 2-05-16

(8)

Persistent Metabolic Adaptation 6 Years After "The BiggestLoser" Competition (2016).

Metabolic Slowing with Massive Weight Loss despite Preservation of Fat-Free Mass (2012)

(9)

Americans Blame Obesity on Willpower, Despite Evidence It's Genetic – The New York Times 01/11/16

Changes in Weight Bias and Perceived Employability Following Weight Loss and Gain (2013)

Changes in weight bias following weight loss: the impact of weight-loss method (2012)

The stigma of obesity surgery: negative evaluations based on weight loss history (2013)

Residual obesity stigma: an experimental investigation of bias against obese and lean targets differing in weight-loss history (2012)

Reducing the stigma of bariatric surgery: benefits of providing information about necessary lifestyle changes (2014)

(10)

How do people define moderation? (2016)

Everything Is Crumbling – Slate 6/3/2016

A Series of Meta-Analytic Tests of the Depletion Effect: Self-Control Does Not Seem to Rely on a Limited Resource (2015)

Sweet delusion. Glucose drinks fail to counteract ego depletion (2014)

If ego depletion cannot be studied using identical tasks, it is not ego depletion (2015)

Publication bias and the limited strength model of self-control: has the evidence for ego depletion been overestimated? (2014)

Is ego depletion too incredible? Evidence for the overestimation of the depletion effect (2013)

(11)

Abstinence Funding Was Not Associated With Reductions In HIV Risk Behavior In Sub-Saharan Africa (2016)

Impacts of Four Title V, Section 510 Abstinence Education Programs (2007)

Abstinence-only programs for HIV infection prevention in high-income countries (2007)

Abstinence-Only-Until-Marriage: An Updated Review of U.S. Policies and Programs and Their Impact (2017)

(12)

Hipotalamic lession and adiposity in the rat (1940)

Localization of a "Feeding Center" in the Hypothalamus of the Rat (1940)

(13)

Network of hypothalamic neurons that control appetite (2015)

Fundamental neuroscience (2008)

(14)

Positive reinforcement produced by electrical stimulation of septal area and other regions of rat brain (1954)

Handbook of Neurochemistry and Molecular Neurobiology - Behavioral Neurochemistry, Neuroendocrinology and Molecular Neurobiology (2007)

(15)

Neurobiology of Sensation and Reward - Chapter 2A Brief History of Sensation and Reward (2011)

(16)

Roles of "Wanting" and "Liking" in Motivating Behavior: Gambling, Food, and Drug Addictions (2016)

Differences between liking and wanting signals in the human brain and relations with cognitive dietary restraint and body mass index (2016)

Reward for food odors: an fMRI study of liking and wanting as a function of metabolic state and BMI (2015)

Obesity and the Neurocognitive Basis of Food Reward and the Control of Intake (2015)

Current progress in the assessment of 'liking' vs. 'wanting' food in human appetite (2011)

(17)

Hypothalamic inflammation and gliosis in obesity (2015)

Hepatic inflammatory biomarkers and its link with obesity and chronic diseases (2015)

The relationship between body weight and inflammation: Lesson from anti-TNF-α antibody therapy (2015)

Molecular and cellular mechanisms linking inflammation to insulin resistance and β-cell dysfunction (2015)

Obesity, adipokines and neuroinflammation (2015)

Inflammatory markers and cardiometabolic diseases (2015)

Recent advances in the relationship between obesity, inflammation, and insulin resistance (2006)

(18)

Insulin resistance is a cellular antioxidant defense mechanism (2009)

Insulin resistance protects the heart from fuel overload in dysregulated metabolic states (2013)

Insulin resistance as a physiological defense against metabolic stress: implications for the management of subsets of type 2 diabetes (2013)

Impaired insulin action in the human brain: causes and metabolic consequences (2015)

Leptin resistance and the response to positive energy balance (Morrison, 2008)

Leptin resistance: a prediposing factor for diet-induced obesity (2009)

Diet-induced obesity leads to the development of leptin resistance in vagal afferent neurons (2011)

The blood-brain barrier as a cause of obesity (2008)

Triglycerides induce leptin resistance at the blood-brain barrier (2004)

(19)

Role of Gut Microbiota and Short Chain Fatty Acids in Modulating Energy Harvest and Fat Partitioning in Youth (2016)

The Gut as an Endocrine Organ: Role in the Regulation of Food Intake and Body Weight (2016)

Gastrointestinal hormones and the dialogue between gut and brain (2014)

Obesity, inflammation, and the gut microbiota (2014)

The Gut Microbiota Reduces Leptin Sensitivity and the Expression of the Obesity-Suppressing Neuropeptides Proglucagon (Gcg) and Brain-Derived Neurotrophic Factor (Bdnf) in the Central Nervous System (2013)

The Role of Gut Microbiota on Insulin Resistance (2013)

Meta-analyses of human gut microbes associated with obesity and IBD (2014)

3- LA BATALLA DE LOS NUEVOS ALIMENTOS

Desde el punto de vista culinario y dietético solemos clasificar y organizar la mayoría de los alimentos en unos pocos grandes grupos: hortalizas, frutas, carne, pescado, lácteos y derivados de cereales y patata; que podrían completarse con las legumbres (especialmente en algunos países). Esta estructuración se suele enriquecer con ciertas características nutricionales, sobre todo con el índice de presencia de los principales componentes, llamados "macronutrientes" (proteínas, carbohidratos y grasas) y también con la de ciertos micronutrientes, como vitaminas y minerales. Y en base a toda esta información, basada en grupos de alimentos y nutrientes, se caracteriza la realidad dietética de los países desarrollados y se diseñan sus políticas alimentarias. Sin olvidar los matices que pueden llegar a causa necesidades sanitarias específicas, preferencias o costumbres.

Ha sido precisamente mientras hemos utilizado esta doble perspectiva de clasificación, la del origen de los alimentos y la de su composición nutricional, cuando la epidemia de sobrepeso mundial ha ido creciendo inexorablemente. Y resulta especialmente paradójico que la inclusión de la segunda, la de los macronutrientes y micronutrientes, la más moderna y basada en la ciencia, no haya servido para ayudarnos a prevenirla.

Pero basta con repasar un poco la historia de la ciencia de la nutrición para entender las posibles razones. La mayor parte de lo que podríamos llamar *nutricionismo* – llamaré así al conocimiento de los nutrientes de los alimentos y sus supuestos efectos en nuestra salud, con sus recomendaciones asociadas – se ha ido desarrollando en un contexto de escasez. Es decir, en calcular las necesidades mínimas para que nuestro cuerpo disponga en todo momento de la cantidad adecuada de cada uno de ellos. Algo razonable, ya que la medicina ha ido descubriendo progresivamente las patologías asociadas a la carencia de proteínas, de vitaminas concretas o de algunas grasas, a menudo muy graves. Así que en una época en la que el despilfarro brillaba por su ausencia y la comida era algo más bien escaso lo normal ha sido asegurar su ingesta. Estos descubrimientos permitieron evitar millones de muertes y de casos de enfermedades, como por ejemplo de escorbuto (una enfermedad que se da por falta de vitamina C) y ayudaron a muchos gobiernos a planificar más eficazmente los recursos para dar respuesta a las necesidades nutricionales de sus ciudadanos, lo cual sin duda revirtió en un aumento de la longevidad y de la calidad de vida. Sin embargo, en la actualidad en la mayoría de los países desarrollados la escasez alimentaria ha pasado (afortunadamente) a la historia y la situación es exactamente la contraria. Tenemos comida en abundancia y accesible.

¿Sigue siendo útil el nutricionismo en estas circunstancias? ¿Es una herramienta eficaz para ayudarnos a establecer las recomendaciones dietéticas de la población?

Cuando aparecieron los primeros indicios de que el sobrepeso podía llegar a ser un problema, el nutricionismo aportó dos grandes hipótesis o principios, basándose sobre todo en el resultado de algunos estudios epidemiológicos observacionales. El primero ya lo hemos conocido en el capítulo anterior, la culpabilización de las calorías como principales causantes del sobrepeso y, en consecuencia, la necesidad de minimizar aquellos alimentos que las aportan en mayor cantidad, especialmente los más ricos en grasa. Y el segundo principio se centraba en ciertos componentes también relacionados con las grasas y su posible relación con el origen de ciertas patologías. Los científicos habían observado que las grasas saturadas aumentaban la cantidad de colesterol total en sangre y que éste, era un indicador de aumento del riesgo de enfermedad cardiovascular.

Estas dos grandes ideas jugaron un papel fundamental en la iniciativa más importante relacionada con la elaboración de directrices dietéticas, focalizada en Estados Unidos y que fue bautizada como *"Dietary Guidelines for Americans"*. Se trata de una lista de recomendaciones sobre alimentación realizada por un grupo de expertos y dirigida a la población en general, la cual se ha actualizado puntualmente cada 5 años desde su creación en los años 70. Como veremos con más detalle en próximos capítulos, durante gran parte de las diferentes ediciones y revisiones, sus autores se centraron en intentar promover alimentos precisamente bajos en grasas y colesterol, como podrían ser los vegetales, pero también los más ricos en carbohidratos, especialmente los derivados de cereales o fabricados con materias primas de este origen.

Otras entidades como la FDA (Food and Drug Administration), la encargada de toda la regulación relacionada con los medicamentos y los alimentos en EE.UU., respaldaron sin fisuras este enfoque. Entre sus especificaciones para el etiquetado se podían encontrar los requisitos para la inclusión del término "saludable", en diversos tipos alimentos (1). Y todo se resumía a reducir notablemente la cantidad de grasas totales, grasas saturadas, sal y colesterol, algo que cumplían con creces los vegetales, pero también de nuevo los citados derivados de cereales. También se pedía la aportación de algunos nutrientes especialmente seleccionados (vitaminas A, C, calcio, hierro y proteínas), que si no estaban presentes naturalmente podían ser añadidos durante su proceso de fabricación, un proceso que lleva muchos años siendo normal y rutinario en la industria de ese tipo de alimentos.

En resumen, durante muchos años y basándose en el nutricionismo, se nos ha dicho que uno de los problemas fundamentales de la obesidad eran los alimentos ricos en grasas, así que este tipo de alimentos finalmente han acabado siendo sustituidos por otros alimentos, novedosos y de origen industrial. Nuevos alimentos creados por el ser humano a gran escala, mediante procesos en los que se utilizan relativamente pocas materias primas (sobre todo ciertos cereales). Productos baratos y atractivos desde muchas perspectivas y que pueden distribuirse sin problemas por todo el mundo y en cantidades ingentes.

Es cierto que la transformación de alimentos no es algo nuevo; ha acompañado al ser humano desde sus orígenes y ha sido clave para un máximo aprovechamiento de los mismos, especialmente cuando los recursos eran escasos. Los restos arqueológicos indican que las primeras actividades de este tipo fueron la trituración y la molienda, pero que el gran salto se produjo con el dominio del fuego y su utilización para el cocinado. La aplicación de altas temperaturas, lo que normalmente llamamos "cocinar", permitió someter a los alimentos a una especie de predigestión, que favorecía notablemente su asimilación (especialmente en el caso de los vegetales más correosos), multiplicaba le energía obtenida y eliminaba gran cantidad de posibles patógenos y compuestos poco deseables. Posteriormente diversas culturas de diferentes épocas fueron desarrollando otras técnicas de procesamiento, normalmente dirigidas a conseguir una conservación más amplia y fiable, como el salado, el ahumado o el desecado. Y en etapas sucesivas las tecnologías del envasado y la congelación protagonizaron otro gran salto sustancial en este sentido. Hay que tener en cuenta que en el pasado cualquier temporada dura desde un punto de vista climático podía ser demoledora, dejando a la gran parte de la población sin recursos alimenticios, por lo que era imprescindible conseguir métodos para la preservación de la comida a medio y largo plazo.

Evidentemente, todas estas prácticas palidecen si se comparan con el actual poder de la industria alimentaria para transformar los alimentos. Sus actividades han permitido acercar a todo el mundo energía alimentaria relativamente barata y reducir progresivamente el hambre y las necesidades nutricionales. La producción intensiva, el transporte y el desarrollo de sistemas y métodos de conservación y de mantenimiento de la seguridad y la higiene alimentaria han posibilitado la distribución masiva de todo tipo de productos y nos han ayudado a contrarrestar su naturaleza perecedera y su vida limitada, creando sistemas muy diferentes de las pequeñas granjas y cosechas del pasado. Y absolutamente alejados de las actividades de caza y de recolección que seguramente practicaron los precursores del ser humano durante muchas generaciones.

El análisis de la aportación de todo este desarrollo, que en principio es francamente positivo, sin embargo se enrarece al tener en cuenta uno de sus resultados fundamentales: que la naturaleza de los alimentos que ponemos en nuestro plato ha cambiado de forma colosal en relativamente muy poco tiempo. Una gran parte de ellos no se parecen en absoluto a lo que tradicionalmente se ha considerado comida. Basta comparar en cualquier supermercado las zonas de productos frescos, carnes, pescado, vegetales y frutas con las zonas que ofrecen productos envasados y congelados. O preguntar a cualquier niño por los diferentes pescados o verduras por un lado y por los snacks, cereales o galletas, por otro. Lo habitual es que no conozca los nombres de la mayoría de los primeros, pero sepa recitar de carrerilla gran parte de los segundos. Y que incluso pregunte sorprendido *"¿y esto qué es?"* cuando vea un pollo completo en lugar de sus pechugas limpias y envasadas o un atún entero reposando con la boca abierta sobre el hielo picado de la pescadería en lugar de un parte de su lomo perfectamente encajada dentro de una lata.

En efecto, poco a poco el porcentaje de los alimentos frescos ha ido reduciéndose en nuestra dieta. En algunos países, entre los más desarrollados del mundo, el porcentaje de calorías proveniente de alimentos altamente procesados incluso ha superado al de los frescos (2). Una tendencia que indudablemente irá en aumento, ya que estos productos tienen todos los ingredientes para el éxito. Están diseñados para satisfacer los deseos de los compradores y aportar el máximo de beneficios a sus fabricantes, ofreciendo características a las que es muy difícil renunciar: atractivo sabor, bajo precio y gran comodidad, ya que están listos para consumir o su preparación es muy sencilla.

¿Acaso alguien hoy en día está dispuesto a pasar en la cocina las largas horas que pasaban nuestras madres o abuelas?

Como consecuencia de todos estos cambios cada vez más expertos, basándoses en recientes estudios e investigaciones epidemiológicas y estadísticas, están empezando a sugerir que es necesario reenfocar la forma en la que se organizan, estudian y evalúan sanitaria y dietéticamente los alimentos, dando mucha más relevancia a la perspectiva del procesamiento, que hasta la fecha no ha tenido especial protagonismo (3). Según su opinión hoy en día el grado de procesamiento (sobre todo de cierto tipo y características) puede ser un factor especialmente poderoso para predecir la forma en la que se va a comportar un alimento cuando lo comemos y los posibles efectos metabólicos que puede provocar.

Pero, antes de entrar en esta cuestión en más profundidad, conviene aclarar con un poco más de rigor el lenguaje y los términos que estoy utilizando. ¿Qué se considera exactamente "*altamente procesado*"? ¿Hay algún tipo de consenso o caracterización objetivamente justificada?

Lo cierto es que no hay una definición oficial y aceptada, pero varios grupos llevan tiempo trabajando en diversas aproximaciones. Tras algunos años de desarrollo y unas cuantas publicaciones previas basándose en los datos del consumo de productos alimenticios de varios países y decenas de miles de hogares, en 2010 un equipo de expertos propuso una clasificación al respecto, que ha ido evolucionando y mejorando durante los últimos años (4). La llamaron NOVA y estaba estructurada en tres grandes grupos, en función de los procesos de transformación a los que se somete a los alimentos.

Veamos detalladamente cada uno de ellos:

Grupo uno: Son partes comestibles de plantas (semillas, frutas, hojas, tallos, raíces) o de animales (músculos, despojos, huevos, leche), y también hongos, algas y agua, después de su obtención de la naturaleza.

Estos serían los alimentos incluidos en este primer grupo:

- Frutas y hortalizas frescas, exprimidas, refrigeradas, congeladas o secas.
- Cereales: arroz, maíz, trigo…
- Legumbres: judías, lentejas, garbanzos…
- Raíces y tubérculos: patata, yuca…
- Hongos frescos o secos.
- Carnes, aves, pescados y mariscos, enteros o en forma de filetes u otros cortes, refrigerados o congelados.
- Huevos.
- Leche, pasteurizada o en polvo. Yogur natural sin azúcar añadido ni edulcorantes.
- Zumos de frutas o vegetales, frescos o pasteurizados, sin azúcar añadido ni edulcorantes o sabores.

- Sémola, harinas. Pasta, cuscús y polenta.
- Frutos secos y otras semillas oleaginosas sin sal ni azúcar añadidos.
- Especias: pimienta, clavo, canela...
- Hierbas: tomillo, menta...
- Té, café, agua.

Grupo dos: Son sustancias que se utilizan como ingredientes para fabricar alimentos, como la harina, el azúcar o el aceite. Se obtienen de alimentos del grupo 1 por prensado, refinado, triturado, pulverizado o procesos similares.

Estos son los productos de este grupo:

- Sal.
- Azúcar y melaza obtenida de caña o remolacha.
- Miel.
- Aceites vegetales triturados de aceitunas o semillas.
- Mantequilla y manteca.
- Almidones de maíz y otras plantas.

Grupo tres: Son los *alimentos procesados* alimentos poco transformados y fabricados mediante procesos relativamente simples, mediante la adición de azúcar, aceite, sal u otras sustancias (pocas) del grupo 2 a los alimentos del grupo 1.

Estos serían los alimentos incluidos:

- Verduras, frutas y legumbres enlatadas o en frasco.
- Frutos secos y semillas saladas o azucaradas.
- Carnes saladas, curadas o ahumadas.
- Pescado enlatado.
- Frutas en almíbar.
- Quesos y panes sin envasar.

Grupo cuatro: Es el de los *alimentos ultraprocesados*, formado por productos fabricados mediante formulaciones industriales con cinco o más ingredientes, que suelen ser sustancias concretas extraídas de los alimentos: con frecuencia predominan las del grupo 2, a las que acompañan otras como aditivos, colorantes, emulsionantes, humectantes, estabilizadores, etc. Los alimentos del grupo 1 son una pequeña proporción o están ausentes.

Este sería el listado con los alimentos concretos:

- Bebidas gaseosas, energéticas, lácteas, de cacao.
- Aperitivos (snacks) dulces o salados.
- Helados, chocolate, dulces, confitería.
- Panes y bollos envasados producidos en serie.
- Margarinas y productos para untar.
- Galletas, bizcochos, pasteles, tortas y mezclas para pasteles.
- Cereales de desayuno, tortitas y barritas energéticas.
- Yogures de sabores, zumos de fruta.
- Extractos de carne y pollo y salsas instantáneas.
- Fórmulas infantiles, leches de continuación, otros productos para bebés.
- Productos de adelgazamiento que sustituyen a las comidas, como productos en polvo o fortificados.
- Productos listos para calentar y comer, incluyendo pasteles preparados previamente, pastas y platos de pizza.
- Palitos de ave y pescado, salchichas, hamburguesas, perritos calientes y otros productos cárnicos reconstituidos.
- Sopas y fideos enlatadas, embotelladas, deshidratadas, envasadas.
- Postres instantáneos en polvo y envasados.

El hecho de que los principales autores de esta propuesta para clasificar los alimentos sean brasileños no es casual. Brasil, al igual que la mayoría de los países de América del Sur, tiene un grave problema de obesidad y es uno de los pocos países que está abordando iniciativas y enfoques innovadores en la prevención de este problema.

Comiendo alimentos procesados

Para intentar interiorizar mejor esta nueva forma de ver los alimentos, vamos a recurrir directamente a la práctica, a intentar ver su aplicación en las comidas que nos preparamos e ingerimos cada día. Para ello, vamos a definir tres menús tipo, creados combinando los grupos de alimentos en función de su procesamiento, para poder imaginar mejor cada uno de ellos sobre nuestra mesa. Los haremos generosos, bastante abundantes, ya que si usted está leyendo este libro es muy probable que sea un amante de la buena comida. Además, no pretenden ser un ideal ni un modelo, sino representativos de lo que podemos encontrar como término medio entre gente con ciertos problema de peso, tanto en cantidad y como en composición.

Vamos allá: el primero de ellos, el más cercano al grupo uno, contiene sobre todo productos frescos, algún ingrediente poco procesado y evita los alimentos del cuarto grupo. Para desayunar incluye un huevo revuelto, un café con leche (entera) y una pieza de fruta de temporada. Como aperitivo de media mañana una generosa ración de frutos secos. Para almorzar una menestra de verduras salteada en aceite de oliva y un lomo de merluza fresca al horno con sofrito. Para merendar otra pieza de fruta de temporada y un yogur natural con unos pocos frutos secos. Y como cena una buena ensalada variada con su aliño (de nuevo con aceite de oliva) y una ración de pollo guisado, seguida de un vaso de leche entera antes de acostarse.

El segundo menú tipo está diseñado con más cantidad de alimentos procesados y ultraprocesados, de forma que se reparte a partes iguales la proporción frescos/procesados. También incluye en el desayuno un café con leche (ahora semidesnatada) y en este caso acompañado de un zumo natural de naranja y una tostada de pan con mermelada. A media mañana propone una ración de tortilla de patata con una pequeña rodaja de pan. Para comer un plato de macarrones con salsa de tomate y de segundo pescado blanco fresco rebozado. Por la tarde un bocadillo de jamón york y una cajita individual de zumo. Y para la cena hamburguesas (de mezcla *burguer meat*) preparadas en plato, acompañadas de unos guisantes y rematadas por un vaso de leche (semidesnatada).

Y el tercer menú tipo está diseñado sobre todo en base a alimentos procesados y ultraprocesados. Comienza el día con un vaso de leche (semidesnatada) con cacao, acompañados de cereales de desayuno sencillos y un vaso de zumo (proveniente de extracto). Como aperitivo de media mañana incluye unas pocas galletas. Para el almuerzo unos fideos precocinados de primero y unos palitos de pescado con patatas fritas de segundo. Por la tarde sugiere una pieza de bollería de merienda, acompañada de un lácteo bebible. Y para cenar, media pizza grande, acompañada de un vaso de leche (semidesnatada) con cacao y unas pocas galletas.

Si no ha conseguido visualizarlos y memorizarlos, le invito a volver a leerlos y a imaginar cada una de las comidas, sobre su propia mesa, incluso a usted mismo comiéndolos. ¿A qué menú se parece más su forma de comer habitual?

Vamos a hablar de estos tres menús durante unas cuantas páginas, así que es recomendable que los conozca lo mejor posible. Pero quiero dejar claro que no vamos a hacer cálculos precisos de calorías ni nada parecido. Son orientativos y solo pretenden ser ejemplos que nos servirán para analizar dietas que se parezcan más a uno u a otro. Como he dicho, las raciones se suponen que son generosas, para poder hablar de dietas realistas, pero tampoco es importante saber las cantidades exactas. Su diseño se ha hecho de forma que su aportación de energía de acuerdo a los coeficientes Atwater sea similar, de aproximadamente unas 3000 kilocalorías diarias. Pero este es un aspecto en el que no nos centraremos demasiado, su único objetivo es fijar su aportación teórica de energía en un valor más o menos constante.

Bien, ahora es momento de avanzar un poco más.

Esta clasificación según el grado de procesamiento puede resultar atractiva. Es casi imposible no simpatizar con frutas y verduras y ser especialmente crítico con los productos que nos llegan empaquetados en coloridos envases y fabricados por enormes multinacionales. Pero, ¿hay suficientes evidencias que lo justifiquen? ¿Se han realizado estudios sobre los problemas asociados a los alimentos procesados y los beneficios de evitarlos?

La verdad es que todavía son muy escasas las investigaciones sobre alimentos y salud en las que se haya utilizado de forma rigurosa y sistemática este enfoque (5). En primer lugar, es probable que la novedad no ayude y la comodidad tampoco. También está la dificultad añadida de caracterizar lo más objetiva posible los diferentes grupos y de clasificar adecuadamente los miles de alimentos en cada uno de ellos. Y tampoco ayuda mucho el hecho de que la industria alimentaria - la que suele ser la principal financiadora de estos estudios - no esté demasiado interesada en cambiar sus modelos de fabricación y de negocio.

Pero, aunque tengamos poco soporte directamente relacionado con estas ideas, existe una enorme diversidad y cantidad de estudios que se realizan y publican sobre metabolismo y nutrición, entre los que podemos rebuscar valiosa información y encontrar conclusiones y seductores datos, que posteriormente podremos relacionar con el grado de procesamiento de los alimentos.

Carbohidratos, azúcares y almidones

¿Recuerda la última versión de la lista de causas de la obesidad? Si no es así no se preocupe, yo se la vuelvo a recordar:

1. *Se sufre sobrepeso u obesidad.*

2. *Porque hay un balance energético positivo.*

3. *Porque se ingieren más calorías de las que se gastan.*

4. *Porque se siente apetito.*

5. *Porque los "interruptores" neuronales se activan sin necesidad energética real.*

6. *Porque se producen alteraciones en varios subsistemas.*

Durante las próximas páginas la idea es analizar si el principal cambio que hemos hecho durante las últimas décadas en nuestra dieta, la inclusión de una gran cantidad de alimentos altamente procesados, puede estar detrás de las alteraciones mencionadas en el último nivel, las responsables del deficiente funcionamiento de nuestro sistema para el control del apetito. Para ello vamos a comparar varias características de los tres menús tipo y después analizar si las diferencias que encontremos pueden tener algún tipo de influencia en este problema. Siempre intentando basarnos en los estudios e investigaciones científicas, claro.

El primer paso que vamos a dar será retornando parcialmente al nutricionismo, en concreto centrándonos en los carbohidratos, uno de los principales macronutrientes que podemos encontrar en los alimentos. Esta elección se debe a que, como iremos viendo, los cambios dietéticos de los últimos años sobre todo han estado centrados en este ámbito. Además de la reducción de grasas, claro, que ya hemos tratado en el capítulo anterior.

Como también hemos visto en las páginas dedicadas a explicar el proceso de obtención de la energía, los carbohidratos dietéticos son hoy en día la principal fuente de glucosa de nuestro organismo. Químicamente estamos hablando de diversos tipos de moléculas formadas por carbono, hidrógeno y oxígeno y que, en función del número de unidades de las que estén compuestas, llamaremos monosacáridos, si son de una sola unidad (por ejemplo la glucosa, que es una unidad básica), disacáridos (si son dos unidades), oligosacáridos (si son tres a nueve unidades) o polisacáridos (diez o más, formando largas cadenas).

Desde el punto de vista nutricional, los carbohidratos están presentes sobre todo en alimentos derivados de cereales, feculentos, fabricados con harinas y en dulces, además de en todo tipo de vegetales, tales como frutas, hortalizas, legumbres y frutos secos. Y suelen clasificarse como azúcares, almidones y fibra dietética. Los azúcares suelen tener funciones energéticas y ser monosacáridos como la glucosa, fructosa o dextrosa, o disacáridos como la sacarosa y la maltosa. Los almidones suelen presentar funciones estructurales y energéticas en forma de polisacáridos. Y la fibra realmente se trata de un conjunto de polisacáridos unidos a otros componentes que, aunque suelen ser de difícil o casi imposible digestión, tienen una gran influencia cuando pasan por nuestro intestino y están en contacto con la microbiota o fauna bacteriana intestinal y su función.

Pues bien, en los tres menús de referencia hay importantes diferencias respecto a su composición de carbohidratos. Si calculamos aproximadamente la cantidad de este macronutriente en cada uno de ellos, obtendremos el siguiente gráfico (a partir de ahora todas las escalas mostrarán gramos, excepto cuando se especifique lo contrario):

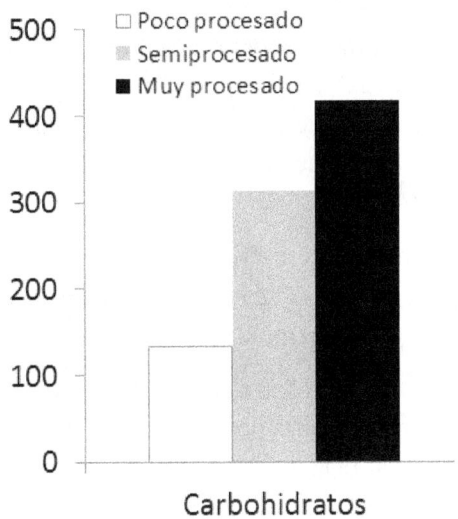

Mientras que en el poco procesado o basado en productos frescos se acerca a los 150 gramos diarios, en el mixto llega a los 300 y en el altamente procesado a los 400. Considerando que un gramo de carbohidratos aporta aproximadamente 4 kilocalorías en el calorímetro y que el total diario es de unas 3000 kilocalorías, hablamos de unos porcentajes aproximados de energía aportada por parte de este macronutriente del 20%, 40% y 55% respectivamente.

Si usted está familiarizado con las recomendaciones dietéticas, quizás le haya sorprendido el hecho de que el menú con mayor cantidad de productos frescos sea el que menor cantidad de carbohidratos contenga. Sobre todo porque históricamente el porcentaje de energía que se ha venido recomendando a partir de los carbohidratos en casi todas las guías y directrices oficiales ha sido igual o superior al 50% y únicamente el menú elaborado con alimentos del tercer grupo cumple esta condición.

Si repasa el contenido de cada una de las tres opciones, observará que en los dos primeros grupos podrían añadirse algunos alimentos aún más ricos en carbohidratos para aumentar este porcentaje. Una buena opción sería incluir legumbres en el primer menú. O sustituir (o complementar) una de las raciones de carne o pescado por un cereal integral, como por ejemplo arroz. Pero considerando que todas las evidencias recomiendan cinco raciones de hortalizas y frutas, las posibilidades no son demasiadas, ya que la mayoría de los alimentos con muchos carbohidratos están altamente procesados. Y, de cualquier forma, con este tipo de cambios el aumento del porcentaje de energía a partir de carbohidratos sería modesto.

Y además, ¿realmente es necesaria y recomendable esa cantidad de carbohidratos? ¿Es una recomendación fundamentada ese 50% mínimo de energía a partir de este macronutriente?

Pues lo cierto es que no. No está nada claro que sea especialmente relevante desde el punto de vista de la salud comer una cantidad mínima de carbohidratos de esa magnitud (6). ¿Puede entonces considerarse la cantidad de carbohidratos de la dieta un factor íntimamente relacionado con la salud? ¿Podría ser este factor uno de nuestros enemigos, responsable de alteraciones?

Si consultamos las más recientes revisiones sistemáticas que han estudiado los ensayos de intervención en los que se han seguido dietas bajas en carbohidratos, los resultados hacen pensar que su reducción podría ser positiva, ya que obtienen resultados significativos a corto-medio plazo, tanto respecto a la pérdida de peso como a otros indicadores relacionados con la salud cardiovascular (7). Incluso con frecuencia mejores que los resultados de otros tipos de dieta mucho más aceptadas y populares, como las bajas en grasas. Por lo que, poco a poco, están empezando a ser incluidas entre las opciones de entidades sanitarias oficiales. En el momento de escribir estas líneas la *American Heart Association* y la *American Diabetes Association* las han considerado como una opción dietética más para sus pacientes (8).

Entonces, ¿el exceso de carbohidratos podría estar detrás del problema del sobrepeso? ¿Su elevada ingesta acaso se relaciona con algún problema? ¿Qué dicen los datos epidemiológicos?

Los estudios indican que, efectivamente, el porcentaje de este macronutriente es mayor en la actualidad. Pero las diferencias son bastante menos acusadas de lo que se aprecia en nuestros tres menús de referencia. Según las estadísticas, en los últimos 30-40 años el porcentaje de calorías ingeridas a partir de carbohidratos ha crecido entre un 5% y un 10%, dependiendo de la fuente que consultemos. Sin embargo, esta tendencia creciente parece haberse estabilizado durante los últimos 10-15 años. Y la obesidad no para de crecer (9).

También juega en contra de las dietas bajas en carbohidratos como solución universal el hecho de que hoy en día haya casos de colectivos y culturas que siguen dietas relativamente ricas en carbohidratos y que mantienen bastante a raya el sobrepeso. El caso más evidente y conocido es el de Japón, el país del mundo desarrollado que puede presumir de tener los ciudadanos más delgados. Y en el que cerca del 60% de la energía que ingieren proviene de los carbohidratos (10). Los vegetarianos son otro contraejemplo claro, ya que siguen una alimentación relativamente baja en proteínas y grasas, lo cual suele llevarles a una ingesta de energía con porcentajes de carbohidratos por encima del 50%. Y un peso corporal en general por debajo de la media (11).

Además de estos casos en los que la cantidad de carbohidratos total parece no afectar negativamente, también tenemos otros datos que aconsejan no ser categóricos respecto a la recomendación masiva de este tipo de intervenciones. En primer lugar, los grandes estudios observacionales a largo plazo no confirman estos beneficios y muestran justo el resultado contrario, un menor peso entre aquellas personas que más carbohidratos comen (12). Es cierto que este tipo de estudios siempre tienen una elevada probabilidad de verse influenciados por otros factores, las conocidas *variables de confusión*, que podrían ser las verdaderas responsables. Pero incluso los más masivos, mejor diseñados y que incluyen una buena cantidad de ajustes estadísticos respecto a estas variables confusión no muestran ventajas claras para las dietas bajas en carbohidratos. Y, por otro lado, en los ensayos de intervención a más largo plazo los resultados entre este tipo de dietas y otras son bastante parecidos, sin claras ventajas de ninguna de ellas.

Pero, a pesar de todas estas pegas, no sería riguroso rechazar los resultados de las dietas bajas en carbohidratos basándonos solo en ellas. La cantidad de ensayos y metaanálisis favorables no es despreciable, más bien al contrario, así que lo lógico es seguir indagando en la cuestión. ¿Por qué funcionan en bastantes personas y durante periodos de tiempo bastante significativos? ¿Existen propuestas o teorías que expliquen la posible ventaja de este tipo de dietas? ¿Qué podría estar ocurriendo en nuestro cuerpo que explique los beneficios que se observan en los ensayos de intervención?

Para responder a estas preguntas, podemos volver a los conceptos y modelos que hemos repasado en el capítulo dedicado a la obtención de la energía.

Como hemos visto, en lo que respecta a los carbohidratos, nuestro cuerpo juega con dos *estrategias metabólicas* diferentes; por un lado, el metabolismo puede *funcionar* en un estado de obtención de la energía en el que el combustible prioritario es el de la glucosa que, sometida a glucólisis y al Ciclo de Krebs, aporta la gran mayoría de las unidades de energía en forma de ATP. Y por otro lado, como supongo que recordará, cuando no hay disponibilidad suficiente de glucosa, el modo de funcionamiento del metabolismo cambia al estado de "cetosis nutricional", en el que el compuesto acetil-CoA toma el protagonismo, sintetizándose a partir de las grasas, creando los cuerpos cetónicos y finalmente sirviendo como combustible del motor de generación de unidades de energía (ATP), el Ciclo de Krebs.

Pues bien, algunos estudios y modelos fisiológicos parecen indicar que una situación de cetosis metabólica podría favorecer la reducción del apetito y facilitar el consumo de grasa acumulada. Los estudios todavía no son demasiado abundantes y en algunos ensayos muy controlados - en los pocos en los que se ha analizado rigurosamente el consumo de energía en reposo - los resultados no son suficientemente concluyentes. Además, también hay una escasez de investigaciones sobre los posibles efectos en la salud a largo plazo, por lo que es necesaria bastante más investigación sobre el tema (13).

Pero es necesario puntualizar que este estado de cetosis nutricional solo se consigue ingiriendo cantidades muy reducidas de carbohidratos, normalmente menores de 50 gramos al día, siguiendo las dietas llamadas "cetogénicas" o muy bajas en carbohidratos (*Very Low Carbohydrate Diets - VLCD*). Sin embargo, la mayoría de los estudios referenciados sobre dietas bajas en carbohidratos se quedan en cantidades bastante mayores de este macronutriente, así que no parece que la cetosis sea el principal responsable de todos esos resultados.

Por lo tanto, en la actualidad no podemos hacer afirmaciones demasiado categóricas ni suficientemente fundamentadas respecto a la influencia de los carbohidratos, en general. Y, de cualquier forma, el principal talón de Aquiles de casi todos los estudios de este tipo, ya sean de intervención u observacionales, es que no analizan la tipología de los carbohidratos. Cuando se recopilan los datos dietéticos y se hacen los cálculos correspondientes, normalmente los carbohidratos se analizan en su conjunto, independientemente que se hayan obtenido comiendo una lechuga, un caramelo o un trozo de pan.

Así que es momento de profundizar en este aspecto, la naturaleza o "calidad" de los carbohidratos.

Hay carbohidratos y carbohidratos

La mayor parte de los carbohidratos que comemos y utilizamos como combustible energético provienen del almidón y del azúcar que contienen muchos alimentos de la dieta actual. Gracias a las enzimas y otros agentes químicos que se sintetizan en nuestro sistema digestivo, se descomponen en sus moléculas más simples (el almidón está formado por cadenas de moléculas de glucosa y el azúcar de mesa por moléculas de fructosa y glucosa) y se metabolizan con un elevado grado de prioridad, siguiendo diversas rutas bioquímicas. La glucosa y la fructosa siguen procesos diferentes pero de cualquier forma todo ello acaba alimentando los procesos energéticos que hemos conocido en el capítulo anterior, la glucólisis y el Ciclo de Krebs, dando lugar a las correspondientes unidades de ATP y sus calorías equivalentes.

Si representamos aproximadamente las cantidades de este tipo de carbohidratos - los azúcares y el almidón - para cada menú tipo, obtenemos el siguiente gráfico:

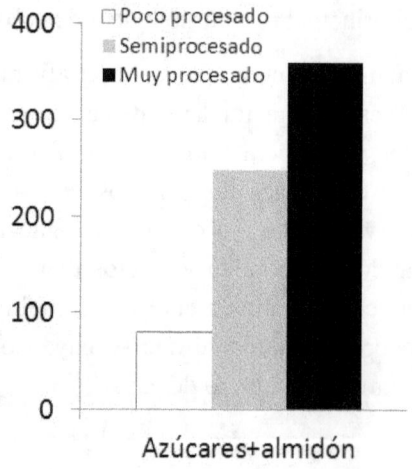

Como puede comprobar, sigue una proporción similar a la de carbohidratos totales, aunque con algunas diferencias más acentuadas. El menú altamente procesado contiene cuatro veces más de almidones y azúcares que el basado en productos frescos. Este resultado es consecuencia de una mayor cantidad de azúcares añadidos y de la predominancia de alimentos basados en cereales, patatas y todos sus derivados, que precisamente se suelen utilizar como materia prima (en forma de harinas) en gran cantidad de alimentos ultraprocesados.

¿Pueden estas diferencias ser las responsables de las alteraciones metabólicas que impiden el adecuado control del apetito?

Para indagar en ello, conviene recordar que tras ingerirlos y después de que los ácidos y las enzimas de nuestro estómago dividan los azúcares y almidones en moléculas de glucosa, éstas se absorben por las paredes del intestino hasta el torrente sanguíneo, mediante el cual se reparten por todo el cuerpo. Tanto el déficit como el exceso de glucosa pueden tener efectos negativos, un problema que conocen bien las personas que sufren diabetes. Esta enfermedad está provocada por un incorrecto funcionamiento de los procesos de segregación de la hormona que regula la concentración de la glucosa en sangre, la insulina. Por ello las personas que la padecen corren dos tipos de riesgo: la posibilidad de sufrir una hipoglucemia puntual (niveles bajos de glucosa), con riesgo de desmayo, convulsiones o coma si es aguda, o una hiperglucemia (niveles altos de glucosa), que es especialmente grave si es habitual e incluso crónica, ya que se considera precursora de gran cantidad de enfermedades muy importantes.

Pues bien, ¿qué ocurre con la insulina cuando comemos alimentos ricos en carbohidratos de elevada digestibilidad (como los fabricados con harinas y cereales)? ¿Cuál es el proceso normal que se observa en nuestro metabolismo? La respuesta es muy sencilla y bastante obvia. Después de una comida de este tipo aumenta significativamente la cantidad de glucosa en sangre, y paralelamente la de insulina, ya que es la hormona que se encarga de gestionar la glucosa. Cuanto más glucosa, más insulina es necesaria.

Pero, además de la cantidad, también ocurren respuestas metabólicas relacionadas con la velocidad a la que cambian las concentraciones de ambas. Como ya habrá deducido, el aumento de glucosa e insulina será más rápido si la digestión y absorción se producen de forma veloz. O será más lento y progresivo si nuestro metabolismo se encuentra con ciertas dificultades para procesar los alimentos.

Hoy en día es posible medir este efecto metabólico complejo relacionado con la cantidad y velocidad de la glucosa, que primero llega a la sangre y después se va, tras hacer una comida. Como he comentado, este control es especialmente importante en el colectivo de las personas con diabetes, ya que tienen importantes problemas para segregar la insulina necesaria que permita mantener a raya la glucosa. El indicador más conocido y utilizado por ellos es el índice glucémico (IG), que aporta un valor sobre el aumento de la glucosa en sangre tras la ingesta de un alimento concreto (considerando ambas perspectivas, cantidad y velocidad), comparado con el de la ingesta de un alimento de referencia, que suele ser glucosa pura o pan blanco. Dicha referencia suele cuantificarse con la cifra 100, por lo que los alimentos con mayor respuesta glucémica se acercan a este número o incluso lo superan y los de menor respuesta quedan bastante alejados del mismo.

Conviene aclarar que el IG es un indicador muy empírico, relativamente complejo de obtener y que puede ser bastante variable en función de cada persona, la composición global de la comida, el orden en el que se come y su cantidad, por lo que conviene utilizarlo en intervalos amplios y aproximados para cada alimento. Por ejemplo en forma de tramos, considerando 70 o más un valor *alto*, de 50 a 70 un valor *medio* y menos de 50 un valor *bajo*.

Por otro lado también existe la carga glucémica (CG), otro indicador relacionado derivado del IG, en el que se considera además la cantidad de carbohidratos ingerida. Es especialmente útil para alimentos que contienen poca cantidad de carbohidratos. Como también es bastante aproximado e impreciso, de nuevo los tramos son una buena idea al utilizarlo para hacer clasificaciones. Lo habitual es considerar un valor de 20 como *alto*, entre 10 y 20 *medio* y menos de 10 *bajo*.

Es importante aclarar que, de cualquier forma, tras dos o tres horas después de comer, según la insulina va gestionando adecuadamente la glucosa, la concentración de ambas se reduce hasta los niveles "base" previos. Y que este mecanismo se repite continuamente y con normalidad en las personas sanas, varias veces al día, cada vez que se ingieren alimentos ricos en carbohidratos.

Volvamos ahora a nuestros tres menús tipo. ¿Qué valores de respuesta glucémica tendrán? ¿Hay diferencias entre los alimentos frescos y los procesados?

En efecto, puede apreciarlas claramente en el siguiente gráfico, en el que he representado los valores medios de la carga glucémica para cada tipo:

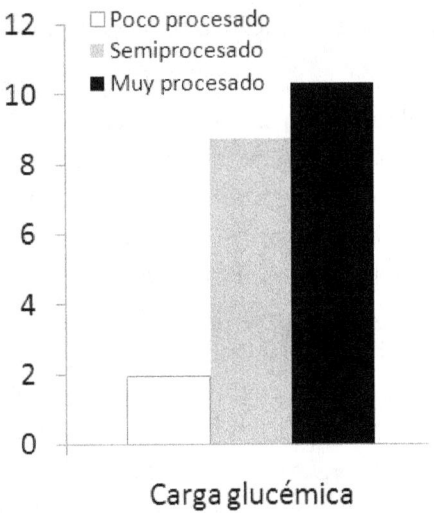

Carga glucémica

Insistiendo en que se trata de valores promediados muy aproximados, debido a las dificultades de cálculo ya comentadas, se observa claramente la relación entre el aumento del procesamiento de los alimentos y la elevación importantísima de su carga glucémica. Y el valor especialmente bajo de los alimentos del primer menú tipo y claramente más elevado en los del segundo y tercero.

¿Qué tienen los alimentos ultraprocesados para aportar una respuesta glucémica tan elevada comparada con la de los frescos?

Como he comentado al principio, este resultado es consecuencia de la gran cantidad de azúcares añadidos ricos en glucosa y la utilización masiva de ingredientes basados en almidón – sobre todo harinas, cereales y patata. Además, las industrias alimentarias someten a un intenso proceso de refinado a todas estas materias primas, eliminando gran cantidad de otros componentes que pueden dificultar o ralentizar el proceso de absorción, tales como los minerales y la fibra, aumentando espectacularmente el porcentaje de azúcares y almidones. El resultado son productos fácilmente consumibles, muy digestibles y con una gran cantidad de componentes precursores de grandes cantidades de glucosa.

Ya que he mencionado la fibra alimentaria o dietética (que se obtiene de los alimentos vegetales), vamos a dedicarle unos párrafos a este componente, ya que su presencia no solo influye en la respuesta glucémica.

Generalmente la fibra no es asimilable directamente por nuestro sistema digestivo, pero puede ser fermentada por las bacterias intestinales. Durante este proceso se sintetizan diversos compuestos, como ciertos ácidos grasos de cadena corta, que pueden tener un importante rol en diversos procesos metabólicos. Históricamente los diferentes tipos de fibra dietética se han clasificado y segmentado en función de su solubilidad y digestibilidad, siendo consideradas más interesantes las más digestibles. Pero tras conocer que las bacterias disponen de enzimas capaces de fermentar incluso algunas de las insolubles y que éstas últimas pueden estar involucradas en otros procesos de la microbiota, los expertos en la actualidad se inclinan por ser más específicos y estudiarlas utilizando clasificaciones más relacionadas con su naturaleza química, tales como *inulinas, ligninas, pectinas, betaglucanos, amilosa y amilopectina.* De hecho, el término "fibra" podría resultar poco riguroso o confuso, ya que algunos de estos compuestos ni siquiera pueden considerarse fibras. También durante los últimos años se han propuesto diversas subclasificaciones para algunos tipos de estos componentes. Por ejemplo la amilosa y amilopectina también se conocen como *almidón resistente* y la inulina y los galactotooligosacáridos se suelen calificar como *prebióticos*, refiriéndose a su capacidad de aumentar la cantidad de bacterias intestinales consideradas beneficiosas.

Como el tema es complejo y bastante técnico (y está influenciado por numerosos intereses comerciales y modas), no vamos a seguir profundizando en la tipología y caracterización de la fibra dietética, pero a la hora de resumir su relación con la salud podríamos afirmar con cierta seguridad que la ingesta habitual de una buena cantidad de sus variedades puede considerarse beneficiosa. Además de ser muy importante para mantener el adecuado funcionamiento de la actividad microbiana en el intestino, su presencia en los alimentos en cierta manera dificulta su procesamiento, ya que no es digestible, reduciendo su velocidad de absorción.

Veamos ahora cómo se distribuye la cantidad de fibra dietética en los tres menús tipo:

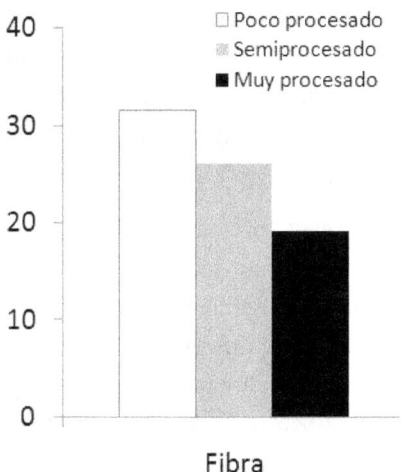

Como puede observar, las proporciones siguen la secuencia inversa a la de los gráficos anteriores. A pesar de que el menú de alimentos frescos es el que menos cantidad de carbohidratos contiene, es el que más fibra aporta, alcanzando los 30 gramos diarios. En el extremo opuesto está el menú de alimentos ultraprocesados, que aporta más cantidad de carbohidratos pero bastante menos cantidad de fibra.

Carbohidratos y metabolismo

Bien, tras conocer las diferencias respecto a características relacionadas con la tipología de los carbohidratos - cantidad de azúcares, almidones y fibra, así como respuesta glucémica - ahora es momento de analizar la posible influencia de estos factores en los desajustes y alteraciones de los sistemas que controlan la energía y el apetito.

En la explicación del metabolismo de la glucosa, decíamos que sus moléculas entraban en la célula y que allí se generaba la energía necesaria para el funcionamiento de las células. También comentábamos que cierta cantidad de glucosa se almacena en los músculos en forma de glucógeno. Pero ¿cómo sabe nuestro cuerpo cuándo tiene que hacer una cosa u otra? ¿Cómo se decide que la glucosa debe entrar en la célula o almacenarse en forma de glucógeno? ¿Y cómo se mantiene la concentración de glucosa adecuada en la sangre, suficiente para los requerimientos energéticos y en los rangos precisos, por encima de sufrir una hipoglucemia pero por debajo de un peligroso estado de hiperglicemia?

Para responder a todas estas preguntas hay que recordar que la unidad principal encargada de controlar la energía (y casi todo) es el cerebro. Para que este maravilloso órgano pueda realizar esta labor, necesita recopilar una gran cantidad de información sobre lo que está pasando en el cuerpo. En los músculos, en cada órgano, incluso en las células. Y después procesarla y analizarla. Toda esta información le llega en forma de señales bioquímicas, que forman las *palabras* y las *frases* de un intrincado lenguaje. Y que en la realidad se materializa en forma de una miríada de compuestos bioquímicos, creándose y viajando por nuestro interior, muchos de los cuales son hormonas.

Las hormonas son moléculas sintetizadas por ciertas células especializadas con estructura, origen y naturaleza bastante diversa, que se crean a partir de cadenas de aminoácidos o ciertos lípidos. Junto con los órganos que las segregan, forman parte de lo que se llama el *sistema endocrino*, el que podría considerarse la red de comunicación de los órganos y tejidos de nuestro cuerpo. Y como estamos hablando de los carbohidratos, en este caso en concreto la protagonista es sobre todo una de estas hormonas, que ya hemos mencionado al hablar del índice glucémico: la insulina (15).

Cuando comemos alimentos muy ricos en almidones y azúcares - como suelen ser los altamente procesados - nuestro sistema digestivo obtiene una gran cantidad de moléculas de glucosa de ellos, que rápidamente pasan al torrente sanguíneo. Podríamos decir que nos encontramos con un *bombardeo masivo* de glucosa, como correspondería a un alimento de elevado IG. En ese momento nuestro metabolismo detecta la elevada concentración y envía una orden al páncreas, para que sintetice la insulina necesaria para poder gestionarla. Por ejemplo, aumentando la síntesis de glucógeno, que es una vía de retirada de la glucosa de la sangre, algo que ocurre cuando hay una elevada concentración de insulina. O también activando ciertos receptores específicos y sensibles a la insulina, que las células tienen en su superficie y que dan lugar a una serie de reacciones y movimiento de compuestos bioquímicos, absolutamente fundamentales para la gestión de la energía; activando transportadores que introducen la glucosa a través de la membrana celular, para que pueda iniciarse su metabolismo (16). La insulina es una especie de "controlador" de los procesos implicados; más glucosa es igual a más insulina, que sirve para retirar el exceso de la misma. Como ya he dicho, este es un proceso metabólico habitual y normal.

Si nuestra alimentación se basa mayoritariamente en alimentos muy procesados, la cantidad de azúcares y almidones que comeremos será muy elevada y con gran frecuencia la cantidad de glucosa que llegará a la sangre será mucha y ocurrirá muy rápidamente. Y la síntesis de insulina correspondiente, también. Es decir, prácticamente después de cada comida y durante muchas horas al día, las concentraciones en sangre de insulina serán elevadas, para poder hacerse cargo completamente de la glucosa. Una y otra vez. Cada día, cada mes, cada año.

Que quede claro que estamos hablando de mucha insulina, de elevadas concentraciones constantemente, durante años, no como algo puntual. A este fenómeno los expertos lo denominan *hiperinsulinemia*. Y hay indicios para pensar que cuando se da esta situación, cuando las elevadas concentraciones de insulina se mantienen y alargan durante muchos años, hay cosas que no funcionan como deberían.

Una pista bastante relevante es que muchas personas con sobrepeso presentan niveles anormalmente elevados de glucosa e insulina e insensibilización o *resistencia* a esta hormona. Es decir, que además de necesitar con mucha frecuencia gran cantidad de insulina para gestionar la gran cantidad de glucosa que a menudo tienen en sangre, su páncreas tiene que sintetizar aún más cantidad de esta hormona porque las diversas células que la utilizan como reguladora y la detectan se han vuelto insensibles o resistentes a su presencia.

¿Y cuál es la relación entre la hiperinsulinemia y la resistencia a la insulina? ¿Acaso una de ellas es la causa y la otra el resultado?

La verdad es que no hay un claro consenso científico al respecto. Los indicios indican que estamos ante una interacción compleja y un nuevo *circulo vicioso,* actuando ambos factores como causa y efecto y realimentándose mutuamente (17). Es muy probable que seguir durante años y años una dieta muy rica en carbohidratos de rápida absorción genere concentraciones de insulina en sangre crónicamente altas, un exceso que podría provocar cierta insensibilización o resistencia en las células que la detectan, a modo de protección. De forma análoga a cuando en nuestra piel se segrega melatonina y ésta se pone oscura, ante un exceso de exposición solar. Y que esta resistencia a su vez obligue a una mayor síntesis de insulina para una adecuada gestión de toda la glucosa. Pero esto solo es una hipótesis muy resumida, todo ello podría verse también avivado por otros factores y otros círculos viciosos concurrentes, en el que se relacionen estas variables y otras. Por ejemplo, hay estudios que han encontrado una clara relación entre el hiperinsulinismo y el exceso de calorías con una mayor presencia de citoquinas, los compuestos que se utilizan como indicadores de inflamación.

Independientemente de cuál sea la relación causa-efecto precisa, la alteración de toda esta importante maquinaria relacionada con la insulina parece tener bastante trascendencia, incluso en otros procesos y zonas de nuestro organismo. Se han observado receptores de esta hormona en gran cantidad de células de todo tipo y se ha comprobado su influencia y función moduladora en numerosas áreas de nuestro cuerpo (18). También se han detectado receptores por otras áreas del cerebro, lo cual hace pensar que la hormona puede modular otros muchos aspectos metabólicos, como la función reproductiva, la temperatura corporal, el tejido adiposo, la producción hepática de glucosa o la respuesta a la hipoglucemia. Su presencia también influye en la actividad de neurotransmisores (se ha observado que la alteración de la acción de la insulina en el cerebro se asocia a un deterioro de la función y conexión neuronal), la síntesis de colesterol del cerebro y la función mitocondrial (donde se gestiona la energía celular). Aunque no se conocen con precisión los mecanismos por los que la insulina llega hasta el cerebro, se sabe que allí su concentración suele ser aproximadamente la cuarta parte de la del torrente sanguíneo y que llega con especial facilidad a algunas zonas como el hipotálamo, donde puede influir en la actividad de los dos tipos de neuronas reguladoras del apetito, las que activaban o desactivaban el "interruptor" hipotalámico.

Por otro lado, dejando el cerebro y volviendo al resto del cuerpo, hay expertos que creen que las concentraciones elevadas de la hormona podrían facilitar la entrada de ácidos grasos en las células y dificultar su utilización como combustible, convirtiendo nuestro cuerpo en una especie de "ahorrador de energía", algo que sería muy poco deseable cuando se está hablando de perder peso (19).

Considerando todas estas evidencias sobre las dificultades en el diálogo del cerebro con el resto de nuestro organismo, no parece ser demasiada buena idea ni algo muy saludable el consumo durante toda una vida de alimentos altamente procesados, muy ricos en azúcares y almidones, que nos pueden hacer llegar a una hiperinsulinemia crónica. Incluso podríamos pensar que hay bastantes evidencias de que este tipo de dieta puede ser responsable de algunos desajustes de los sistemas implicados en el control de la energía.

Pero resulta que la insulina no es la única hormona directamente relacionada con el sobrepeso y que toma parte activa en el metabolismo energético, ni mucho menos. Ni tampoco la única susceptible de verse implicada en los posibles desajustes. De hecho, hay otra que juega un papel igual o más importante cuando nos referimos a la obesidad. Me refiero a la leptina, un péptido que sobre todo es segregado por el propio tejido adiposo y que actúa como regulador de la saciedad. A mayor concentración en sangre de leptina, menos apetito sentimos, gracias a su capacidad para influir en las correspondientes neuronas hipotalámicas, activando los interruptores que conectan la saciedad y desactivando los que ponen en marcha la sensación de apetito.

Sin embargo, una vez más, las personas con sobrepeso suelen presentar insensibilización a esta hormona y, de forma paradójica, niveles en sangre elevados, sin que ello sirva para mitigar su apetito. De forma análoga a la de la insulina, a esta situación se le llama *resistencia a la leptina,* lo que podría considerarse otra clara alteración del sistema.

¿Ha relacionado la ciencia la resistencia a la leptina con los alimentos altamente procesados y con los factores que caracterizan la tipología de los carbohidratos?

Según algunas teorías, esta insensibilización podría deberse a una disminución de la permeabilidad de la barrera hematoencefálica, un tejido que separa el sistema circulatorio del cerebro que actúa a modo de filtro o de barrera de control y a través del cual tienen que pasar todos los componentes que interactúan en su interior. Resulta que cuando se ingiere una gran cantidad de alimentos ricos en carbohidratos de rápida absorción (los que están presentes en el menú rico en alimentosos ultraprocesados), se elevan considerablemente los triglicéridos en sangre, hasta el punto de poder ser capaces de reducir la permeabilidad de dicha barrera y dificultar el acceso de la leptina al cerebro (20).

Conviene puntualizar que existen otras hormonas que han generado bastante interés entre los científicos del ámbito de la nutrición y la obesidad, especialmente aquellas que sobre todo se sintetizan en el intestino y que están íntimamente relacionadas con el funcionamiento de la microbiota intestinal y con diversos niveles de influencia en la modulación de procesos bioquímicos más o menos relevantes. La ghrelina, el GLP1, péptido YY o colecistoquinina son algunas de ellas, aunque las investigaciones sobre el papel de cada una y su respuesta a hábitos alimentarios todavía se encuentra en fases muy tempranas. Y probablemente sean bastante menos relevantes que la leptina o la insulina.

Para terminar, todavía nos queda un último factor en el que también nuestros tres menús presentaban importantes diferencias, pero del que todavía no hemos hablado en relación con posibles alteraciones y desajustes. Me refiero a la fibra dietética. ¿Puede este nutriente influir en la hiperinsulinemia, la resistencia hormonal, la inflamación, la alteración de la microbiota u otras cuestiones?

Hay una buena cantidad de estudios que muestran que la falta de fibra se asocia a una más rápida absorción y a un peor control de la glucosa en sangre. E incluso se relaciona con una mayor incidencia de la diabetes, una enfermedad precisamente caracterizada por la falta de control de la glucosa. Así que su relación con la hiperinsulinemia está relativamente clara; de hecho, la ingesta de fibra se ha mostrado útil para reducir las concentraciones de esta molécula en la sangre, moderando el valor del índice glucémico de los alimentos (21).

Respecto a la respuesta hormonal y a la función del hipotálamo, aunque todavía no hay demasiados estudios que analicen sus efectos aislados sobre diversos tipos de hormonas, hay investigaciones que concluyen a favor de su influencia en el aumento de la saciedad, e incluso en mejorar otras alteraciones como la dislipemia o la inflamación (22). Los resultados no son demasiado concluyentes y no todos los tipos de fibra parecen ofrecer ventajas, por lo que es bastante evidente que queda bastante trabajo por hacer en este ámbito.

Alimentos procesados y circuito de recompensa

Como ha podido observar, el análisis de unas pocas características de los tres menús tipo – la cantidad total de carbohidratos, el porcentaje de azúcares y almidones, la respuesta glucémica y la cantidad de fibra – nos ha ayudado a ver que una dieta rica en alimentos altamente procesados y con elevados porcentajes de carbohidratos procedentes de materias primas muy refinadas, mantenida durante periodos de tiempo muy largos – normalmente años - y en un entorno de abundancia de energía, puede estar relacionada con algunas alteraciones bioquímicas y metabólicas que pueden afectar negativamente al sistema de control de la energía y al sistema neuroendocrino relacionado con las neuronas del hipotálamo. Probablemente la intensidad de la influencia de cada una de estas características dependerá de cada persona, de su predisposición genética y de otros hábitos de vida, por lo que será bastante variable. Pero es razonable pensar que la suma de todos estos pequeños efectos en diferentes grados, puede llegar a ser significativa. Y pueden formar parte de la parte más profunda de la secuencia de causas que están detrás de la obesidad, ya que están obstaculizando el funcionamiento adecuado de sistema de regulación de la energía.

Pero todo este recorrido por los alimentos más y menos procesados lo hemos realizado en el *campo de batalla* del hipotálamo, pensando en los dos tipos de neuronas que, a modo de interruptor, activan el apetito o la saciedad, en función de la miríada de señales que reciben de todo el cuerpo, sobre todo mediadas por las hormonas. Si recuerda todo lo que decíamos sobre cómo se relacionan las neuronas con el deseo de comer y cómo se crea la sensación de apetito, se habrá dado cuenta de que todavía no hemos mencionado el circuito de recompensa. Y quizás se esté preguntando respecto a su relación con los alimentos altamente procesados, así que vamos a ver lo que dice la ciencia al respecto.

Como hemos visto anteriormente, las neuronas de las áreas del circuito de recompensa se activan como consecuencia de la segregación de diversos neurotransmisores, como la dopamina o los opioides. Y sobre todo en dos momentos, por un lado debido a señales externas con algún tipo de relación con la comida (normalmente imágenes) y por otro durante el proceso de comerla. El primero crea la conocida e incontrolable sensación de deseo (*wanting*) y el segundo la agradable y tranquilizante sensación de satisfacción o placer (*liking*). Así que las dudas concretas girarían en torno a estos procesos neurológicos y a la posible alteración que los alimentos ultraprocesados podrían provocar en ellos.

¿Y cómo pueden los científicos analizar ese tipo de alteraciones? Además de mediante medidas y evaluaciones subjetivas en las que se hacen preguntas directamente a las personas, los científicos han comprobado mediante métodos más objetivos la actividad bioquímica. En concreto durante los últimos años se ha extendido notablemente el uso de la resonancia magnética funcional (fMRI) en el campo de la neurología, una técnica que, aprovechando ciertas propiedades electromagnéticas de fluidos internos, es capaz de monitorizar y cuantificar la actividad del cerebro. Utilizando esta tecnología, los expertos han observado que ante señales externas relacionadas con la comida las personas con sobrepeso presentan una respuesta exagerada y una actividad mayor de lo normal en algunos conjuntos neuronales. Que son especialmente acusadas en el caso de alimentos considerados poco saludables y sensorialmente muy atractivos (23). Y que, en efecto, coinciden con las características de una buena parte de los alimentos ultraprocesados.

En la práctica, esto significa que en el cerebro de estas personas se produce una gran segregación de un neurotransmisor, la dopamina, lo cual provoca una poderosa sensación de deseo, superior a la de personas con peso normal. Además, los investigadores también han encontrado en algunas ocasiones una segunda alteración, en este caso en sentido contrario, que podría explicarse como una especie de insensibilización; la actividad neuronal y el flujo de neurotransmisores correspondiente relacionados con la sensación placentera de comer - es decir, el *liking* - se ve a veces reducida, por lo que podrían necesitar comer en mayores cantidades para cubrir las expectativas generadas por el intenso deseo de comer que suelen tener (24). Estas dos situaciones se traducen en algo que muchas personas conocen perfectamente, especialmente entre aquellas con mayor grado de sobrepeso: intensos y continuos deseos de comer, difíciles de eliminar incluso ingiriendo bastante cantidad de alimentos. Y que dan lugar a un desagradable e incómodo sentimiento de ansiedad, que en los casos más extremos puede alcanzar niveles realmente desesperantes y volverse prácticamente crónico.

Pero ¿por qué ocurre esta modificación del circuito de recompensa? ¿Qué procesos biológicos están involucrados en estos desajustes?

No es difícil darse cuenta de que esta situación de deseo intenso y de insensibilización a los alimentos tiene puntos en común con la adicción a sustancias como el alcohol o el tabaco. O con desórdenes relacionados con la falta de control de algunos hábitos, que acaban convirtiéndose en compulsivos, como por ejemplo el juego (más conocido como ludopatía). Por ejemplo, en el caso del tabaco se empieza a fumar poco a poco, algún cigarrillo de vez en cuando, solo en ocasiones especiales. Después, estas ocasiones se convierten en todos los fines de semana y lentamente, según pasan los años, acaba llegando el consumo diario. En las fases más tempranas del consumo de tabaco no suele suponer esfuerzo no hacerlo a diario, ya que nuestro cerebro solo segregará neurotransmisores relacionados con ese deseo ante patrones y señales asociados a los "eventos especiales", así que ni nos acordaremos del tema. Pero bastará que en alguna ocasión nos saltemos esta regla para que se genere un nuevo patrón neuronal, que se irá consolidando tras sucesivas y crecientes segregaciones de dopamina como respuesta a señales, imágenes o situaciones relacionadas con ese hábito o momento. Finalmente, el cerebro acabará asociando el hecho de fumar a una enorme cantidad de actividades diarias (levantarse, desayunar, salir de casa, tomar un café, después de comer, al salir del garaje...), segregando poderosas oleadas de neurotransmisores cada vez que ocurra alguna de ellas, generando los conocidos e incontrolables deseos.

Si su relación con la comida es conflictiva, sin duda habrá vivido situaciones muy similares. Sin embargo, los paralelismos entre sustancias adictivas como la nicotina y algunos alimentos no son absolutos, ya que al contrario de lo que pasa con el tabaco, el comer es algo fisiológicamente necesario, de lo que no podemos prescindir. Los expertos han encontrado patrones comunes entre ambos conceptos, pero no en todos los casos. Por lo tanto, ¿realmente tiene sentido hablar de *adicción a comer*, siendo como es una actividad básica de todos los seres vivos?

El concepto de "adicción a los alimentos" no es nuevo y aunque lleva décadas de controversia entre los expertos, cada cierto tiempo vuelve a ponerse sobre la mesa. Y últimamente con más fuerza que nunca.

Por ejemplo, a finales del año 2014 se publicó en la revista oficial del Colegio Norteamericano de Nutrición el siguiente artículo comparando la adicción a los alimentos y la adicción a sustancias, que puede ayudarnos a centrar un poco más la reflexión (25):

"Parte de la controversia en torno a la adicción a los alimentos suele partir de la incertidumbre de si se trata de una adicción como la que ocurre con sustancias (alcohol, tabaco)... o de una adicción conductual (como la de los juegos de azar). Cuando la adicción a la comida procesada se compara con adicciones como el alcoholismo y el tabaquismo, emerge de forma clara y consistente el concepto de enfermedad. Las similitudes entre la adicción al alcohol y la adicción a los alimentos procesados incluyen la disfunción neuronal de los deseos incontrolados y la supresión de la función cognitiva, la genética, comportamientos impulsivos e irritabilidad, trastornos del estado de

ánimo, la conformidad con el criterio de diagnóstico de las adicciones, patrones familiares, edad de inicio, síndrome fetal, consecuencias graves, carreras y relaciones interrumpidas, y prácticas de mercado de la industria, en relación a la publicidad, el establecimiento de precios, el marketing infantil y la elevada disponibilidad. (...)

También se puede generar confusión al considerar la obesidad como resultado de un entorno obesogénico en lugar de como una epidemia de adicción inducida deliberadamente. Existen ejemplos históricos de epidemias de adicción inducidas: en 1800 la del opio, en Inglaterra y los Estados Unidos, debida a la libre venta del láudano a precios muy bajos; el alcoholismo en el siglo XVIII en el Reino Unido debido a la ginebra barata resultante de procesos de destilación más eficientes y exceso de producción de cereales; y en el siglo XX, la adicción al tabaco de bajo costo, gracias a la industrialización de la fabricación de cigarrillos. Hoy en día, el jarabe de maíz rico en fructosa es barato y abundante gracias a la eliminación de las cuotas en el maíz y a las nuevas técnicas de destilación.

La revisión de la historia de las epidemias de adicción muestra un marco útil, con cinco factores de adicción. Estos cinco factores serían la disponibilidad, el bajo precio, las propiedades adictivas del producto, la publicidad, y la edad de inicio.

La disponibilidad y el bajo precio son importantes porque la gente no puede convertirse en adicta a algo que no puede encontrar y comprar repetidamente. La adicción generalizada al tabaco y a la comida procesada dependerá de la producción barata, subvencionada y en masa de la planta del tabaco y del trigo, del maíz y del azúcar, respectivamente, así como de la disponibilidad en las tiendas correspondientes.

Las propiedades adictivas del tabaco se vieron reforzadas al ser la nicotina extraída, concentrada y reintroducida en los cigarrillos. En la adicción a los alimentos la investigación sugiere que la combinación de ingredientes adictivos activan una adicción más agresiva. Algunos ejemplos de combinación de ingredientes adictivos incluirían a las

144

hamburguesas y las patatas fritas, los tacos y burritos y la pizza, servidos junto con bebidas dulces y ricas en cafeína.

La publicidad también es importante. La exposición repetida a señales de alimentos procesados o drogas se ha visto que condiciona los deseos incontrolados y el circuito neurológico de recompensa. Una temprana edad de inicio del consumo parece promover el desarrollo de la adicción, incluso entre los bebés.

De los cinco factores que provocan una epidemia de adicción, la publicidad, la disponibilidad, la accesibilidad y el bajo precio han sido foco de las políticas públicas relacionadas con sustenacias, a través de la restricción de la publicidad (especialmente en niños), la limitación de los puntos de venta y el aumento de los impuestos. Estas políticas podrían también ser eficaces si se aplicaran a alimentos procesados adictivos. "

Este artículo fue escrito por un grupo de expertos norteamericanos defensores del enfoque de la adicción a los alimentos y aunque algunos de sus argumentos quizás no estén demasiado fundamentados mediante evidencias rigurosas, recopila con detalle los indicios que llevarían a pensar en la posibilidad de la existencia de este fenómeno. Y en principio únicamente con una tipología de alimentos, los englobados en el grupo de los ultraprocesados.

Debe quedar claro que los fabricantes de estos productos, sobre todo las grandes empresas alimentarias, son especialmente escrupulosas cumpliendo las normas de seguridad a la hora de desarrollarlos y manufacturarlos. Sin ninguna duda comemos alimentos más seguros que nunca y las intoxicaciones y problemas sanitarios inmediatos relacionados con la comida, afortunadamente, son casi anecdóticos (26). Sin embargo, la relación entre los alimentos y la salud va más allá que las perspectivas toxicológicas y de seguridad alimentaria. Los estudios epidemiológicos nos muestran que la dieta está íntimamente relacionada con la salud a largo plazo y también los fabricantes lo saben, por lo que han intentado adaptar sus productos a este conocimiento. Sin embargo, los criterios que han utilizado se han basado sobre todo en los principios que hemos tratado en el capítulo anterior: la reducción de la aportación calórica teórica y la minimización de las grasas. Y, lamentablemente, cada día estamos más seguros de que estos principios no son demasiado útiles para prevenir la obesidad ni las enfermedades crónicas.

Pero, además, hay un factor especialmente relevante que está por encima de todas estas cuestiones. El criterio fundamental de la industria alimentaria cuando desarrolla un nuevo producto es sobre todo uno: que le guste a sus clientes. Cuanto más, mejor. Porque así lo comprarán en más cantidad y con más frecuencia. Es en lo que piensan todas las empresas que tienen que vender productos, sean del tipo que sean.

Desafortunadamente, la ciencia nos dice que la mayoría de las sustancias que provocan experiencias muy intensas tienen un elevado potencial para generar patrones de consumo repetitivo, que pueden asociarse a comportamientos compulsivos en circunstancias concretas y periodos amplios. Vamos, que como se suele decir, *si está muy bueno es probable que sea malo.* Incluso en algunos casos se puede llegar a un uso abusivo o patológico. Por lo visto, el cerebro tiene tendencia a construir patrones, a generar hábitos en base a ciertos mecanismos programados en nuestros genes, por eso nuestro día a día está lleno de costumbres y repeticiones. Aunque no nos suele gustar reconocerlo, los seres humanos, al igual que el resto de los seres vivos, vivimos en una especie de *día de la marmota.* No, no exagero, lo cierto es que en el mejor de los casos, amplios periodos de nuestra vida podrían resumirse mediante unos pocos días modelo. Piénselo un poco: basta con que seleccione aleatoriamente tan solo media docena de días (por ejemplo un par de días laborables, otro par del fin de semana y un par de días de vacaciones) y piense en lo que hace en cada uno de ellos, con todo detalle. Probablemente estará describiendo el 90% de su vida. Pero eso no es algo malo, no hay razón para sentirse alienado o falto de libertad. Los seres humanos, debido a nuestra biología, la sociedad en la que vivimos y la necesidad de convivir que tenemos, estamos diseñados para sentirnos confortables pero a la vez libres entre gran cantidad de patrones. De hecho, cuando algunas personas se desvían notablemente de ese tipo de comportamientos repetitivos, se considera que tienen vida desordenada y pueden llegar incluso a sufrir problemas sociales y de convivencia.

La ciencia está descubriendo cómo se crean estos patrones y aunque todavía no se conocen con seguridad los mecanismos bioquímicos completos, ya hay hipótesis respecto a los procesos globales involucrados. Recopilando todas las ideas que ya hemos ido mencionando, podemos hacer una pequeña aproximación o resumen. Podría decirse que al repetir tareas y actividades, en el cerebro se van reforzando ciertas interconexiones, se van creando una especie de "cableado" específico que facilita que se activen ciertas áreas cerebrales ante señales o situaciones específicas, creando una motivación por empezar a hacer algo (*wanting*). La estabilidad y solidez de estas interconexiones depende de diversos factores, como la cantidad y frecuencia de las repeticiones o los valores y creencias personales. Pero influye de forma especialmente importante la asociación a una sensación de placer o satisfacción. Y el *cableado* se puede volver tan intenso y sólido que un patrón de repetición - formado por la motivación por realizar cierto hábito y su posterior sensación de placer o de emoción - puede superar en prioridad a casi cualquier otra cosa o actividad. Incluso hasta el punto en el que un hábito se convierta en una *compulsión*, algo que es muy difícil o imposible de controlar y que puede crearse en torno a cuestiones de naturaleza muy diversa: tabaco, alcohol, otras drogas, juego, sexo, alimentación e incluso ejercicio físico (27). Por todo ello es tan peligroso consumir ciertas sustancias, especialmente aquellas que más placer provocan inmediatamente tras su consumo, ya que se corre un elevado riesgo de "engancharse".

Además de los cambios neuronales que las sustancias adictivas pueden producir en el cerebro, se han identificado cambios en el metabolismo que podrían estar relacionados con estos desajustes, creando una vez más los temidos "círculos viciosos" autoalimentados y apareciendo claros solapamientos con la alimentación. Por lo visto, la alteración de la concentración de ciertas hormonas, como por ejemplo los elevados niveles de insulina que ocurren ante la presencia del hiperinsulinismo crónico o la escasez de la hormona ghrelina (una situación bastante habitual entre personas con sobrepeso), son capaces de reforzar el "cableado" de la adicción, amplificando la sensación de placer y dinamizando la segregación de neurotransmisores que provocan deseo (28).

¿Y cuáles serían los alimentos que podrían ser adictivos? ¿Existen estudios que realmente muestren que ciertos productos ultraprocesados pueden tener esta característica?

La verdad es que no hay demasiadas investigaciones centradas en identificar alimentos concretos - y menos sus componentes o características aisladas - ni enfocadas en encontrar síntomas similares a los que se ven en las adicciones, especialmente los relacionados con alguna de sus dos características principales: un consumo descontrolado y excesivo (equivalente al "*abuso*") y la necesidad intensa de consumirlo cada cierto tiempo (equivalente a la "*dependencia*"). Lo más parecido son algunos estudios aislados relacionados con el segundo aspecto, el deseo intenso o ansia que algunas personas suelen tener por comer ciertos alimentos (*craving* en inglés). Además, tal y como sería esperable, los resultados suelen ser bastante diversos en función de las preguntas que se hayan hecho, de la cultura gastronómica y del historial alimentario de cada persona, es decir, del "cableado" que se haya ido creando a lo largo de los años.

Los alimentos que los participantes clasifican como más deseados suelen ser los dulces, chocolates, bollos, galletas, helado y postres. Seguidos de cerca por otros con también intenso sabor y elevada digestibilidad aunque salados, tales como patatas chip, aperitivos de maíz y patata, galletitas, etc. También diversos platos de la llamada "comida preparada" (*convenience food*) suelen estar entre los primeros puestos (pizza, precocinados-rebozados, etc.), así como otros alimentos compuestos y diversos, en función de la tradición alimentaria, pero que tienen como componentes principales materias primas formadas por carbohidratos de rápida absorción, tales como la pasta, el pan y el arroz. En todas estas investigaciones encontramos alimentos que encajan con las características de una buena cantidad de alimentos ultraprocesados:

fabricados con materias primas refinadas, alta digestibilidad y elevado índice glucémico, sabores intensos, gran cantidad de azúcar, sal y/o grasas... ¿le suenan? (29).

Siendo rigurosos conviene aclarar que esta cuestión no está exenta de controversia, ni mucho menos. Aunque un enfoque relacionado con las adicciones resulta especialmente esclarecedor y atractivo, hay expertos que consideran que no existen pruebas sólidas para hablar de algo así con un mínimo de seguridad. Y enumeran con frecuencia importantes diferencias entre las sustancias normalmente consideradas como "drogas" y los alimentos supuestamente adictivos: la imposibilidad de intoxicarse, las dificultades de distinguir entre apetito normal y síndrome de abstinencia o los problemas para definir cómo sería la situación de dependencia son las más importantes.

Lo cierto es que es una hipótesis que todavía no está oficialmente aceptada por los expertos que tratan las adicciones, los psiquiatras. La última edición de su manual de diagnóstico de referencia, el *Diagnostic and Statistical Manual of Mental Disorders* (DSM-V) incluye algunos trastornos alimentarios como los atracones o la anorexia, pero en un apartado diferente al de las adicciones y con síntomas claramente diferenciados.

En lo que respecta a su posible prevalencia, los escasos estudios que hay sobre el tema (realizados con un cuestionario experimental pero muy popular diseñado por la Universidad de Yale, la llamada *Yale Food Addiction Scale-YFAS*) indican que sobre un 20% de las personas con sobrepeso podrían sufrir los síntomas relacionados con este tipo de situaciones (30). Pero no todos los consumidores de vino se vuelven alcohólicos ni todo el que juega en un casino se vuelve ludópata. La cantidad, las repeticiones y su mantenimiento en el tiempo, la predisposición genética (por ejemplo, las personas más impulsivas tienen más probabilidad de entrar en el abuso de sustancias o las más escrupulosas por el orden el control pueden tener más riesgo de desórdenes alimentarios como la anorexia) pueden tener gran impacto. Y la influencia de otros factores metabólicos o psicosociales (situaciones frecuentes de ansiedad, estrés, depresión…) en los que podría buscarse una compensación placentera, como la que ofrecen los alimentos muy palatables, podrían acelerar la creación de los temidos círculos viciosos que pueden agravar la situación de ciertas personas (31).

Con objeto de conocer las críticas más habituales de los menos entusiastas y la réplica con las que suelen responder los defensores, a continuación le incluyo otro fragmento del artículo citado en las páginas anteriores y publicado en la revista del Colegio de Nutricionistas, ya que también incluyó unos cuantos párrafos con afirmaciones y contestaciones de ambos "bandos"(25):

"La adicción a los alimentos no puede existir porque tenemos que comer": Es como argumentar que el alcoholismo no puede existir porque tenemos que beber. No tenemos que beber alcohol. Del mismo modo, no tenemos que comer alimentos procesados adictivos.

"No deberíamos utilizar el término de adicción, ya que aumenta la estigmatización de los obesos": La investigación muestra el efecto contrario, los sujetos que fueron educados en el modelo de adicción a la comida mostraron menor culpa, estigma y psicopatología hacia la obesidad.

"La adicción a las recompensas naturales no puede existir": Los alimentos altamente procesados no deben considerarse naturales ya que se fabrican utilizando métodos similares a los de las drogas adictivas, incluyendo procesos de destilación, cristalización, concentración y extracción.

"Debería llamarse "adicción a comer" más que "adicción a los alimentos": Esto sería como llamar al alcoholismo "adicción a la bebida" o al tabaquismo "adicción a fumar".

"La adicción a la comida realmente son atracones o alimentación compulsiva": Siguiendo la comparación con el alcoholismo, no todos los alcohólicos son bebedores compulsivos ni todos los adictos a la comida procesada son comedores compulsivos.

"El objetivo final de comer en exceso es la saciedad y no la intoxicación, que es lo que ocurre con las drogas y el consumo de alcohol": Los adictos a la comida reportan su búsqueda de euforia o insensibilización, como con otras drogas. De hecho, la saciedad les es difícil de alcanzar debido a las ansias constantes (...)

"No hay síndrome de abstinencia en la adicción a los alimentos": Al contrario, los adictos a los alimentos procesados reportan abstinencia, incluyendo temblores, dolores de cabeza, dolores de estómago, irritabilidad, depresión, ansiedad, somnolencia, deseos incontrolados, etc.

"La adicción a los alimentos no es tan grave o devastadora como la drogadicción". Lo cierto es que pueden verse comprometidas la salud, la capacidad mental, la familia, las actividades diarias , la educación y las relaciones (...)

"Las personas con sobrepeso comen en exceso en público, por lo que no es una adicción, las adicciones se sobrellevan en secreto": Este no es un criterio para evaluar la adicción. En el DSM, la marginación fue retirada de los criterios de diagnóstico porque por ejemplo está aceptado que la gente fume tabaco en público.

"La abstinencia no es un protocolo eficaz para tratar la posible adicción a la comida porque la gente come compulsivamente tras tomar un bocado de dulces o harinas después de un periodo de abstinencia": Esto es como decir que la abstinencia de alcohol en el tratamiento del alcoholismo no es eficaz porque los alcohólicos beben compulsivamente cuando toman su primer sorbo de alcohol tras ese periodo. Del mismo modo, ese primer bocado de alimento procesado podría ser una recaída, no un fracaso del concepto.

La divergencia de opiniones en publicaciones y estudios nos indican que el debate respecto a la adicción a la comida es intenso, pero al mismo tiempo interesante, con argumentos y perspectivas rigurosas y científicas (32). Así que es muy probable que en poco tiempo se puedan ir resolviendo la mayor parte de las dudas, de forma que los investigadores puedan avanzar hacia fases más prácticas y útiles para las personas afectadas por el sobrepeso.

Más sombras sobre alimentos altamente procesados

Tras este amplio recorrido por los carbohidratos y por algunas de sus características, parece que cada vez tenemos más datos para poder orientar adecuadamente nuestro punto de mira hacia los potenciales enemigos. Alimentos muy energéticos, con una elevada densidad de carbohidratos refinados, muy digestibles, muy sabrosos y palatables, ricos en componentes como harinas, azúcar, sal, grasa y otros ingredientes, que, en conjunto, son capaces de alterar algunos procesos de nuestro metabolismo y de desajustar actividad neuronal relacionada con la regulación del apetito. Es probable que los efectos positivos de las dietas bajas en carbohidratos que veíamos en páginas previas también se deban a la reducción radical de este tipo de productos y el aumento de alimentos frescos y sin procesar que se produce al seguirlas (33).

Pero la tipología de los carbohidratos no es el único factor relevante cuando se habla del grado de procesamiento y la salud.

Por ejemplo, hay otro pequeño grupo de alimentos cuyo consumo ha crecido de forma muy importante durante los últimos años y que también se ha creado bajo el auspicio de las directrices antigrasa, especialmente bajo la obsesión contra las grasas saturadas. Me refiero a los aceites vegetales, un producto cuya ingesta se ha multiplicado por cinco o seis en algunos países durante el último siglo, hasta llegar a convertirse en un tercio de las grasas añadidas de la dieta (34).

Aunque muchas guías dietéticas siguen recomendándolos como el tipo de grasa más saludable y la opción más razonable, lo cierto es que todavía hay una gran cantidad de preguntas sin resolver respecto a su relación con la salud a largo plazo. Según la mayoría de las directrices, la instrucción general es la de "*sustituir las grasas saturadas por grasas poliinsaturadas*" y se ha llegado a estas conclusiones en base a las correspondientes revisiones sistemáticas de ensayos de intervención. Casi siempre el aumento de las grasas poliinsaturadas se suele confiar en la práctica a los aceites vegetales, ya que es el alimento que en más proporción aporta este tipo de ácidos grasos. Pero aunque solemos pensar que los aceites vegetales más conocidos y utilizados son similares (algo normal, ya que las recomendaciones oficiales tampoco suelen ser demasiado explícitas al respecto), sus diferencias pueden ser grandes.

En la siguiente tabla podemos ver una relación de los más comunes, así como su composición aproximada, en forma de porcentaje de sus principales tipos de ácidos grasos (saturados, monoinsaturados, poliinsaturados, omega-3 y omega-6):

	Sat	Mono	Poli	O-3	O-6
Lino	9	22	66	53	13
Girasol	10	45	40	-	40
Soja	17	23	58	7	50
Maíz	13	28	55	-	55
Oliva	14	73	10	1	9
Colza	7	63	28	9	18
Palma	50	37	9	-	9
Coco	86	6	2	-	2

Como puede observar, las composiciones son bastante diversas. Y analizando los datos de la tabla, se podría deducir que una forma interesante de agruparlos podría ser en función del ácido graso mayoritario. Además, es un factor especialmente importante para conocer y predecir sus propiedades.

De acuerdo a ese criterio, podríamos clasificar los aceites vegetales en los siguientes grupos:

- Ricos en ácidos grasos poliinsaturados omega-6 (soja, maíz, girasol)

- Ricos en ácidos grasos poliinsaturados omega-3 (lino o linaza)

- Ricos en ácidos grasos monoinsaturados (oliva, colza o canola)

- Ricos en ácidos grasos saturados (coco, palma)

También podrían proponerse otras clasificaciones, ya que realmente no hay un consenso global sobre cuál es la forma más práctica y útil de clasificarlos desde una perspectiva dietética y relacionada con la salud.

De cualquier forma, conviene puntualizar que los resultados que muestran ventajas a la sustitución de las grasas saturadas por poliinsaturadas son bastante claros pero más bien modestos. Además, estos estudios analizan los ácidos grasos poliinsaturados de forma bastante general, sin diferenciar claramente los posibles efectos de los diversos tipos de poliinsaturados. Y, para colmo, también incluyen intervenciones con cambios dietéticos que van más allá de la sustitución de estos ácidos grasos por ejemplo, incorporando más vegetales, pescado, aves, etc. y reduciendo alimentos altamente procesados y con componentes poco deseables, lo cual es probable que también influyera en los resultados (35).

Esta falta de precisión y relevancia en la evidencia choca bastante con la insistencia de las directrices dietéticas a su favor y con el desproporcionado crecimiento en su consumo. Sobre todo considerando que la mayoría de los aceites vegetales son productos relativamente nuevos, que anteriormente nunca habían formado parte de la dieta humana. Y que ya existen antecedentes cometiendo importantes errores en este sentido, como vamos a recordar a continuación.

Cuando hace unas décadas comenzaron a extenderse entre algunos científicos las sospechas en contra de las grasas saturadas, la industria alimentaria estuvo especialmente rápida desarrollando un producto sustitutivo. Para ello se basaron en la transformación de los aceites vegetales, ya que es una materia prima relativamente barata. Para entender mejor el proceso, conviene saber que los ácidos grasos se suelen clasificar como saturados (no tienen enlaces dobles y todos sus átomos de carbono está llenos o "saturados" de hidrógeno) o como insaturados (tienen enlaces dobles y algunos átomos de carbono "sin saturar" de hidrógeno), como se puede apreciar en la siguiente imagen:

Enlace doble

Dentro del grupo de los insaturados, se consideran poliinsaturados los que tienen varios enlaces dobles y varios átomos de carbono "sin saturar" de hidrógeno (los poliinsaturados más conocidos son los omega-6 y los omega-3). Y monoinsaturados si solo tienen un enlace doble y un par un átomos de carbono sin "saturar" de hidrógeno.

Pues bien, ya que algunos de sus ácidos grasos están poliinsaturados (es decir, sus átomos de carbono están sin saturar de hidrógeno), se pueden someter a un proceso químico llamado *hidrogenación*, en el que se van incorporando átomos de hidrógeno hasta conseguir reducir parcialmente los enlaces dobles y lograr un producto con propiedades físicas interesantes para los fabricantes, ya que es sólido y más fácil de gestionar. De esta forma se fabrica una materia prima muy versátil (y sin grasas saturadas) para la industria alimentaria, que se utilizó de forma especialmente intensa en la década de los 60 y 70, para la elaboración del sustituto de la mantequilla. En efecto, hablamos de la margarina. Y que también se añadió a gran cantidad de productos ultraprocesados porque era muy barata y cómoda de utilizar como materia prima: bollería, galletas, aperitivos, precocinados, etc.

Paradójicamente, en este caso el remedio resultó ser peor que la enfermedad y las llamadas "grasas trans" que se obtienen en el proceso de hidrogenación parcial de aceites vegetales podrían considerarse un error alimentario histórico. Una gran cantidad de estudios han asociado su consumo con problemas para la salud, especialmente relacionados con enfermedades cardiovasculares (35b).

Las grasas trans han estado presentes y ocultas en multitud de alimentos altamente procesados durante décadas; afortunadamente, hoy en día prácticamente han desaparecido de la mayoría y, aunque en cierta medida siguen utilizándose, muchos países desarrollados ya han formalizado normativas para su identificación, minimización y eliminación progresiva (35c).

Pues bien, para que este tipo de situaciones no se vuelva a repetir, deberíamos ser capaces de responder a la siguiente pregunta: ¿Qué más características de los aceites vegetales están relacionadas con la salud? Para ello es importante conocer cómo pueden influir los procesos de transformación a los que se someten en sus características y composición. Hoy en día la mayor parte de los aceites vegetales se venden refinados, es decir, han pasado por procesos (mecánicos y químicos) en los que se han eliminado ciertos componentes. Esta operación aporta ventajas sobre todo a los fabricantes, ya que permiten homogeneizar el producto y sus propiedades, así como eliminar "impurezas". Pero también a los usuarios porque eleva considerablemente el *punto de humeo* (la temperatura a la que el aceite genera compuestos tóxicos), evitando que se queme con demasiada facilidad. Sin embargo, el refinado también presenta desventajas, ya que reduce la presencia de algunos componentes interesantes y favorables para la salud, como por ejemplo ciertos polifenoles. Que además de tener cualidades nutritivas, pueden ayudar a evitar la generación de compuestos indeseables como las aminas heterocíclicas, gracias a su capacidad para inhibir la oxidación (36).

De cualquier forma, la información y la investigación sobre el refinado respecto a la salud es escasa, tanto para el usuario como para el profesional sanitario. ¿Cuáles son las ventajas y desventajas concretas del refinado para cada tipo de aceite? ¿Cómo afecta exactamente a su perfil nutricional, a sus propiedades culinarias, a posibles efectos concretos sobre la salud? En el momento de escribir estas líneas no existen revisiones sistemáticas que analicen estas cuestiones.

Concretando en la influencia de la alta temperatura – una cuestión importante, considerando que hoy en día gran parte del uso del aceite vegetal está centrado en cocinar o freír alimentos - los estudios indican que sus efectos principales son la pérdida de nutrientes (como los compuestos fenólicos) y la generación de componentes tóxicos, que pueden asociarse a enfermedades como el cáncer. Por ejemplo, algunos trabajos han mostrado que tras 10 minutos friendo en aceite de oliva virgen, los compuestos fenólicos (antioxidantes) se reducen a la mitad. Y tras seis frituras, sólo queda el 10% de su cantidad inicial. La falta de estos antioxidantes provoca que se multipliquen los procesos de oxidación y la generación de compuestos tóxicos.

También se ha detectado un importante aumento de la concentración de ácidos grasos trans - los mismos que hemos citado antes para las antiguas margarinas y cuyos efectos negativos para la salud están sobradamente probados – al reutilizar los aceites vegetales y someterlos a procesos de recalentamiento. Incluso aquellos aceites en los que este ácido graso no está presente en cantidades apreciables en estado frío (como el aceite de oliva), presentan cantidades significativas tras varios usos prolongados (37)

Podría decirse que la degradación del aceite es creciente sobre todo en función del número de frituras y del contenido de ácidos grasos insaturados. Cuantos más ácidos grasos insaturados, más inestable, ya que el átomo de carbono libre de hidrógeno es mucho más susceptible de reaccionar con otros compuestos como el oxígeno. Y, evidentemente, cuantos más ácidos grasos saturados, más estable. Sí, ha leído bien. Aunque le suene contradictorio, las grasas saturadas son más estables a alta temperatura que las poliinsaturadas, ya que sus átomos de carbono están todos ocupados de hidrógeno y es más difícil reaccionen con otros compuestos para generar tóxicos (38).

Desafortunadamente, prácticamente no existen estudios comparativos sobre el efecto de la alta temperatura en aspectos relacionados con la salud a largo plazo, en los que se analicen claramente y de forma detallada los resultados con diferentes tipos de aceites en variables importantes (enfermedades, mortalidad, peso, etc.). El aceite que más se ha investigado es el de oliva (cuya composición es predominantemente de ácidos grasos monoinsaturados), tanto virgen como refinado. Y parece conseguir mejores resultados que otros aceites ricos en grasas poliinsaturadas. Es decir, es más estable, tiene más antioxidantes y genera menos tóxicos y grasas trans (39).

Pero volvamos a los ácidos grasos específicos que pueden encontrarse en cada uno de los aceites vegetales y su relación con la salud.

Según los últimos estudios, los aceites vegetales más consumidos son los ricos en ácidos grasos omega-6 (girasol, soja, maíz). Como consecuencia, cada vez tenemos más concentración de ácido linoleico (un tipo de ácido graso omega-6) en la grasa de nuestro cuerpo (40). Y aunque algún metaanálisis de estudios observacionales ha encontrado beneficios a la sustitución de grasas saturadas por grasas omega-6, los metaanálisis más recientes de ensayos de intervención sobre este tipo de aceite no encuentran evidencias claras de beneficios para la salud al aumentar su consumo (41).

Algunos expertos sugieren que un aspecto clave puede ser la proporción entre ácidos grasos omega-3 y omega-6 (*O-3/O-6 ratio*). Según sus hipótesis, dado que ambos ácidos grasos podrían competir en algunos procesos bioquímicos, se trataría de reducir la habitualmente superior proporción de los omega-6. Sin embargo, las investigaciones sobre el tema llegan a resultados diversos y heterogéneos. Algunas revisiones llegan a resultados coherentes con ese planteamiento, pero otras no (42).

En el otro extremo están los aceites vegetales menos recomendados y poco consumidos, como el aceite de coco y el de palma, los que son ricos en grasas saturadas. El hecho de que su ácido graso mayoritario sea éste penaliza su aceptación y aunque la teoría de este rechazo la conocemos todos, los ensayos no muestran pruebas tan claras en su contra. Para empezar, los estudios que se han hecho se basan en indicadores intermedios (como el colesterol), en lugar de en indicadores finales, como enfermedades concretas o mortalidad. Y además, obtienen resultados diversos y no demasiado concluyentes (43). Por otro lado, la proporción de diferentes ácidos grasos saturados en el aceite de coco y en el de palma es bastante divergente, presentando el primero bastante más cantidad y variedad de ácidos grasos saturados de cadena corta y media. Un factor relevante, ya que el efecto para la salud de diferentes ácidos grasos saturados puede ser significativamente desigual.

Afortunadamente, y al igual que ocurría en el tema de la alta temperatura, hay un caso en el que disponemos de una buena cantidad de publicaciones e investigaciones en relación con un tipo de ácido graso. Se trata de los ácidos grasos monoinsaturados presentes en el aceite de oliva. En los ensayos y revisiones sistemáticas realizadas se han obtenido resultados bastante positivos, lo cual sugiere que su uso puede ser recomendado con bastante seguridad. Cabe destacar que una parte importante de todo este trabajo es de origen español, dada su importante presencia en nuestra cocina y nuestra economía (44).

En definitiva, en lo que respecta a los aceites vegetales, un alimento considerado según su grado de procesamiento en el grupo dos (el de las materias primas), las preguntas sin respuesta sobre su relación con el metabolismo y con el sistema que regula la energía son numerosas. ¿Son todos los aceites vegetales igual de recomendables? ¿En qué cantidades? ¿En qué circunstancias? ¿Es mejor priorizar los ricos en algún ácido graso concreto para alguna situación concreta? ¿Es malo el exceso de omega-6? ¿Realmente importa la relación O-3/O-6? ¿O solo es relevante la falta de O-3? ¿Qué efectos podemos asociar a cada tipo de aceite, en relación a diferentes indicadores de salud? ¿Y cuál es el mejor para altas temperaturas? ¿Cada cuánto habría que renovarlo al freír? ¿Siempre es mejor utilizarlo refinado?

Demasiadas, considerando que suelen ser la fuente de grasa dietética más recomendada, ¿no cree?

Alimentos ultraprocesados y metabolismo

Tal y como hemos podido comprobar en este capítulo, los indicios son bastante claros: una elevada ingesta de alimentos altamente procesados parece ser el primer enemigo de nuestra particular guerra contra el sobrepeso. Muchos tienen características y propiedades que hacen pensar en que su aportación a nuestra salud no va a ser especialmente beneficiosa. Y otros todavía los conocemos bastante poco.

Es probable que su ingesta mantenida durante largos periodos de tiempo pueda llegar a modificar los sistemas que gestionan el equilibrio energético, formados por el cerebro, el sistema digestivo y las células, que interconectados mediante infinidad de hormonas y otras biomoléculas, funcionan con unas instrucciones programadas para un contexto bastante diferente. Sería la consecuencia de tener que enfrentarse a un "enemigo" que no conocen y para el que no están preparados.

Así que parece bastante evidente que si durante el combate contra el sobrepeso tenemos que planificar ataques selectivos, este tipo de alimentos deberían ser un objetivo prioritario. Además, no tenemos demasiado que perder, ya que la mayoría son nutricionalmente superfluos y totalmente prescindibles. Aunque bastante baratos, eso sí.

Sin embargo, hay que dejar claro que por el momento el consenso entre la comunidad científica ante esta posibilidad no es absoluto, por lo que es necesaria mucha más investigación, especialmente centrada en tipologías más concretas de alimentos procesados y sobre todo analizando sus características, sus propiedades y sus efectos metabólicos. Todo ello permitirá una mejor definición y clasificación, que completará y mejorará notablemente la propuesta inicial de los cuatro grupos (no procesados, materias primas, procesados y ultraprocesados) expuesta al principio del capítulo.

El conocimiento del consumidor y de una gran parte de la comunidad sanitaria sigue anclado en los principios del nutricionismo y en la perspectiva de la reducción de calorías y el control de algunos macronutrientes, como las grasas. Un enfoque que, como hemos podido comprobar, ha sido claramente insuficiente. Esta situación está afectando de forma especial a los más débiles, como por ejemplo los niños y jóvenes, a los que con más frecuencia se somete a intervenciones y ensayos para la pérdida de peso, sin obtener resultados significativos. Y la realidad es que ya ha llegado a ser el grupo de población que más porcentaje de alimentos ultraprocesados consume (45).

Desafortunadamente, esta lamentable situación tiene su explicación, como veremos en el siguiente capítulo.

Y le adelanto que no es una realidad nada edificante.

Referencias

(1)

Guidance for Industry: A Food Labeling Guide (10. Appendix B: Additional Requirements for Nutrient Content Claims) - FDA

(2)

Ultra-processed foods and added sugars in the US diet: evidence from a nationally representative cross-sectional study (2016)

Ultra-processed food purchases in Norway: a quantitative study on a representative sample of food retailers (2015)

Ultra-processed products are becoming dominant in the global food system (2013)

Increasing consumption of ultra-processed foods and likely impact on human health: evidence from Brazil (2011)

(3)

Consumption of ultra-processed foods decreases the quality of the overall diet of middle-aged Japanese adults (2019)

Sources of Dietary Sodium in Food and Beverages Consumed by Spanish Schoolchildren between 7 and 11 Years Old by the Degree of Processing and the Nutritional Profile (2019)

Consumption of vegetables and their relation with ultra-processed foods in Brazil. (2018)

Consumption of ultra-processed foods predicts diet quality in Canada (2017)

Ultra-processed foods have the worst nutrient profile, yet they are the most available packaged products in a sample of New Zealand supermarkets (2016)

Is the degree of food processing and convenience linked with the nutritional quality of foods purchased by US households? (2015)

Consumption of ultra-processed foods and likely impact on human health. Evidence from Canada (2013)

(4)

Ultra-processed foods: what they are and how to identify them (2019)

The UN Decade of Nutrition, the NOVA food classification and the trouble with ultra-processing (2018)

The Food System Food classification. Public health NOVA. The star shines bright (2016)

Food Classification Systems Based on Food Processing: Significance and Implications for Policies and Actions: A Systematic Literature Review and Assessment (2014)

The Food System. Ultra-processing: the big issue for nutrition, disease, health, well-being (2012)

A new classification of foods based on the extent and purpose of their processing (2010)

(5)

Ultra-processed diets cause excess calorie intake and weight gain: A one-month inpatient randomized controlled trial of ad libitum food intake (2019)

Consumption of Ultra-Processed Foods and Mortality: A National Prospective Cohort in Spain (2019)

Association Between Ultraprocessed Food Consumption and Risk of Mortality Among Middle-aged Adults in France (2019)

Ultra-processed food intake and mortality in the USA: results from the Third National Health and Nutrition Examination Survey (NHANES III, 1988–1994) (2019)

Ultra-processed food intake and risk of cardiovascular disease: prospective cohort study (NutriNet-Santé) (2019)

Association between consumption of ultra-processed foods and all cause mortality: SUN prospective cohort study (2019)

Consumption of ultra-processed food products and its effects on children's lipid profiles: a longitudinal study. (2015).

Relationship between ultra-processed foods and metabolic syndrome in adolescents from a Brazilian Family Doctor Program (2012)

Ultra-processed foods, incident overweight and obesity, and longitudinal changes in weight and waist circumference: the Brazilian Longitudinal Study of Adult Health (ELSA-Brasil) (2019)

Ultra-processed food consumption and excess weight among US adults (2018)

Consumption of ultra-processed foods and body fat during childhood and adolescence: a systematic review (2018)

Consumption of ultra-processed foods and obesity in Canada (2018)

Consumption of ultra-processed foods and cancer risk: results from NutriNet-Santé prospective cohort (2107)

Ultra-Processed Food Consumption and Chronic Non-Communicable Diseases-Related Dietary Nutrient Profile in the UK (2008–2014)" (2018)

(6)

EFSA Dietary Reference Values for nutrients Summary report (2017)

(7)

Low-carbohydrate diets for overweight and obesity: a systematic review of the systematic reviews (2018)

Effects of Popular Diets without Specific Calorie Targets on Weight Loss Outcomes: Systematic Review of Findings from Clinical Trials (2017)

Interventions for the Treatment of Overweight and Obesity in Adults (2016)

Effects of low-carbohydrate diets v. low-fat diets on body weight and cardiovascular risk factors: a meta-analysis of randomised controlled trials (2015)

Dietary Intervention for Overweight and Obese Adults: Comparison of Low-Carbohydrate and Low-Fat Diets. A Meta-Analysis (2015)

Effect of low-fat diet interventions versus other diet interventions on long-term weight change in adults: a systematic review and meta-analysis" (2015)

Long term weight maintenance after advice to consume low carbohydrate, higher protein diets--a systematic review and meta analysis. (2014).

Low Carbohydrate versus Isoenergetic Balanced Diets for Reducing Weight and Cardiovascular Risk: A Systematic Review and Meta-Analysis (2014).

Effects of Low-Carbohydrate Diets Versus Low-Fat Diets on Metabolic Risk Factors: A Meta-Analysis of Randomized Controlled Clinical Trials (2012)

Systematic review and meta-analysis of clinical trials of the effects of low carbohydrate diets on cardiovascular risk factors (2012)

Systematic review of randomized controlled trials of low-carbohydrate vs. low-fat/low-calorie diets in the management of obesity and its comorbidities (2009).

Effects of Low-Carbohydrate vs Low-Fat Diets on Weight Loss and Cardiovascular Risk Factors; A Meta-analysis of Randomized Controlled Trials (2006)

(8)

Nutrition Therapy for Adults With Diabetes or Prediabetes: A Consensus Report (2019)

2013 Report on the Management of Overweight and Obesity in Adults: Full Panel Report Supplement (2013)

(9)

Trends in carbohydrate, fat, and protein intakes and association with energy intake in normal-weight, overweight, and obese individuals: 1971–2006 (2011)

Trends in Intake of Energy and Macronutrients --- United States - 1971—2000 – CDC

Statistical review of US macronutrient consumption data, 1965–2011: Americans have been following dietary guidelines, coincident with the rise in obesity (2015)

(10)

FAOSTAT 2011

Dietary carbohydrate intake, presence of obesity and the incident risk of type 2 diabetes in Japanese men (2016)

(11)

Comparison of Nutritional Quality of the Vegan, Vegetarian, Semi-Vegetarian, Pesco-Vegetarian and Omnivorous Diet (2014)

(12)

Lower carbohydrate diets and all-cause and cause-specific mortality: a population-based cohort study and pooling of prospective studies (2019)

Dietary carbohydrate intake and mortality: a prospective cohort study and meta-analysis (2018)

Associations of fats and carbohydrate intake with cardiovascular disease and mortality in 18 countries from five continents (PURE): a prospective cohort study (2017)

Low-carbohydrate diets and all-cause mortality: a systematic review and meta-analysis of observational studies (2013)

(13)

Effects of a low carbohydrate diet on energy expenditure during weight loss maintenance: randomized trial (2018)

Obesity Energetics: Body Weight Regulation and the Effects of Diet Composition (2017)

Energy expenditure and body composition changes after an isocaloric ketogenic diet in overweight and obese men (2016)

Do ketogenic diets really suppress appetite? A systematic review and meta-analysis (2014)

Effects of Dietary Composition on Energy Expenditure During Weight-Loss Maintenance (2012)

(15)

Insulin Action in Brain Regulates Systemic Metabolism and Brain Function (2014)

(16)

Glucose Metabolism and Regulation: Beyond Insulin and Glucagon (2004)

(17)

A causal role for hyperinsulinemia in obesity (2017)

Hyperinsulinemia: a Cause of Obesity? (2017)

A Major Role of Insulin in Promoting Obesity-Associated Adipose Tissue Inflammation (2015)

Banting Lecture 2011; Hyperinsulinemia: Cause or Consequence? (2012)

Hyperinsulinemia: A unifying theory of chronic disease? (2015)

Insulin resistance is a cellular antioxidant defense mechanism (2009)

(18)

Impaired insulin action in the human brain: causes and metabolic consequences (2015)

Insulin Action in Brain Regulates Systemic Metabolism and Brain Function (2014)

Insulin regulates brain function, but how does it get there? (2014)

Insulin and the brain (2013)

Hippocampal insulin resistance and cognitive dysfunction (2013)

(19)

The impact of a low glycaemic index (GI) diet on simultaneous measurements of blood glucose and fat oxidation: A whole body calorimetric study (2016)

Effects of carbohydrate quantity and glycemic index on resting metabolic rate and body composition during weight loss (2015)

Effects of Dietary Composition on Energy Expenditure During Weight-Loss Maintenance (2012)

Insulin signalling mechanisms for triacylglycerol storage (2013)

The Subtle Balance between Lipolysis and Lipogenesis: A Critical Point in Metabolic Homeostasis (2015)

Dose-dependent effect of insulin on plasma free fatty acid turnover and oxidation in humans (1990)

(20)

Dietary Components in the Development of Leptin Resistance (2013)

Leptin resistance in obesity: An epigenetic landscape (2014)

New insights in leptin resistance mechanisms in mice (2015)

Dietary Components in the Development of Leptin Resistance (2013)

(21)

Carbohydrate quality and human health: a series of systematic reviews and meta-analyses (2019)

Position of the Academy of Nutrition and Dietetics: Health Implications of Dietary Fiber (2015)

Effect of Dietary Resistant Starch on Prevention and Treatment of Obesity-related Diseases and Its Possible Mechanisms (2015)

Role of resistant starch in improving gut health, adiposity, and insulin resistance (2015)

Fiber intake and glycemic control in patients with type 2 diabetes mellitus: a systematic review with meta-analysis of randomized controlled trials (2012)

Dietary fibre: influence on body weight, glycemic control and plasma cholesterol profile (2010)

(22)

Effects of dietary fibre on subjective appetite, energy intake and body weight: a systematic review of randomized controlled trials (2011)

The effect of fiber on satiety and food intake: a systematic review (2013)

Dietary fiber and satiety: the effects of oats on satiety (2016)

Use of viscous fibres in beverages for appetite control: a review of studies (2015)

Dietary fibres in the regulation of appetite and food intake. Importance of viscosity (2011)

Dietary fiber, gut peptides, and adipocytokines (2012)

Position of the Academy of Nutrition and Dietetics: Health Implications of Dietary Fiber (2015)

(23)

Obese individuals with more components of the metabolic syndrome and/or prediabetes demonstrate decreased activation of reward-related brain centers in response to food cues in both the fed and fasting states: a preliminary fMRI study (2017)

Developmental differences in the brain response to unhealthy food cues: an fMRI study of children and adults (2016)

Biased towards food: Electrophysiological evidence for biased attention to food stimuli (2016)

Gain in Body Fat Is Associated with Increased Striatal Response to Palatable Food Cues, whereas Body Fat Stability Is Associated with Decreased Striatal Response (2016)

Food and drug cues activate similar brain regions: a meta-analysis of functional MRI studies (Tang, 2012)

Further Developments in the Neurobiology of Food and Addiction: Update on the State of the Science (Avena, 2012)

Reward processing in obesity, substance addiction and non-substance addiction (García y otros, 2014)

Striatocortical pathway dysfunction in addiction and obesity: differences and similarities (Tomassi, 2013)

(24)

Efficacy of weight loss intervention can be predicted based on early alterations of fMRI food cue reactivity in the striatum (2019)

Weight gain is associated with changes in neural response to palatable food tastes varying in sugar and fat and palatable food images: a repeated-measures fMRI study (2019)

Higher resting-state activity in reward-related brain circuits in obese versus normal-weight females independent of food intake (2016)

Brain imaging demonstrates a reduced neural impact of eating in obesity (2016)

Food and Addiction among the Ageing Population (Murray, 2016)

Neural systems implicated in obesity as an addictive disorder: from biological to behavioral mechanisms (2016)

Responses of peripheral endocannabinoids and endocannabinoid-related compounds to hedonic eating in obesity (2016)

Food addiction as a new piece of the obesity framework (2016)

Obesity and addiction: neurobiological overlaps (Wolkow, 2012)

Neurobiology of food addiction (Blumenthal, 2010)

The neurobiology of appetite: hunger as addiction (Dagher, 2009)

(25)

Clearing the Confusion around Processed Food Addiction (2014)

(26)

Comer sin miedo – JM Mulet (2014)

(27)

The biology of desire: Why adiction is not a disease (2015)

(28)

The role of reward circuitry and food addiction in the obesity epidemic: An update (2018)

The neurobiological and behavioral overlaps of nicotine and food addiction (2016)

Insulin enhances striatal dopamine release by activating cholinergic interneurons and thereby signals reward (2015)

Ghrelin enhances cue-induced bar pressing for high fat food (2014)

(29)

Food Addiction, High-Glycemic-Index Carbohydrates, and Obesity (2918)

Sugar Addiction: From Evolution to Revolution (2018)

Food and beverage consumption and food addiction among women in the nurses health studies (2017)

Elevation of Fasting Ghrelin in Healthy Human Subjects Consuming a High-Salt Diet: A Novel Mechanism of Obesity? (2016)

A new insight into food addiction in childhood obesity (2015)

Which foods may be addictive? The roles of processing, fat content, and glycemic load (Schulte y otros, 2015)

Excessive Sugar Consumption May Be a Difficult Habit to Break: A View From the Brain and Body (2015)

Relative ability of fat and sugar tastes to activate reward, gustatory, and somatosensory regions (2013)

Evidence for sugar addiction: Behavioral and neurochemical effects of intermittent, excessive sugar intake (2008)

Food cravings, food intake, and weight status in a community-based simple (2014)

Rice and sushi cravings: A preliminary study of food craving among Japanese females (2008)

Food Liking and Craving: A Cross-cultural Approach (1999)

The experience of food craving: a prospective investigation in healthy women (1994)

Food Cravings in College Population (1991)

(30)

Food Addiction in Bariatric Surgery Candidates: Prevalence and Risk Factors (2016)

Food-addiction scale measurement in 2 cohorts of middle-aged and older women (Flynt, 2014)

The Prevalence of Food Addiction as Assessed by the Yale Food Addiction Scale: A Systematic Review (Pursey, 2014)

How Prevalent is "Food Addiction"? (Mele, 2011)

(31)

High perceived stress is associated with unfavorable eating behavior in overweight and obese Finns of working age (2016)

Stress as a common risk factor for obesity and addiction (Sinha y otros, 2013)

Stress augments food 'wanting' and energy intake in visceral overweight subjects in the absence of hunger (2011)

Stress, eating and the reward system (2007)

Chronic stress exposure may affect the brain's response to high calorie food cues and predispose to obesogenic eating habits (2013)

Eating behavior and stress: a pathway to obesity (2014)

Acute stress and food-related reward activation in the brain during food choice during eating in the absence of hunger (2010)

Metabolic disturbances connecting obesity and depression (2013)

(32)

What Is the Evidence for "Food Addiction? (2018)

Food addiction: a valid concept? (2018)

The Neurobiology of "Food Addiction" and Its Implications for Obesity Treatment and Policy (2016)

(33)

Low-Carbohydrate Diets and All-Cause and Cause-Specific Mortality (2010)

(34)

Whole Health Source (Stephan Guyenet, 2016)

(35)

Polyunsaturated fatty acids for the primary and secondary prevention of cardiovascular disease (2018)

Replacement of saturated and trans-fatty acids in the diet v. CVD risk in the light of the most recent studies (2017)

Reduction in saturated fat intake for cardiovascular disease (2015)

Effects on coronary heart disease of increasing polyunsaturated fat in place of saturated fat: a systematic review and meta-analysis of randomized controlled trials (2010)

(36)

Volatile components of several virgin and refined oils differing in their botanical origin (2011)

Influence of antioxidants in virgin olive oil on the formation of heterocyclic amines in fried beefburgers (2003).

(37)

Comparison of the Oxidative Stability and Antioxidant Activity of Extra-Virgin Olive Oil and Oils Extracted from Seeds of Colliguaya integerrima and Cynara cardunculus under Normal Conditions and After Thermal Treatment (2019)

Effect of heating/reheating of fats/oils, as used by Asian Indians, on trans fatty acid formation (2016)

Challenges of Utilizing Healthy Fats in Foods (2015)

Influence of antioxidants in virgin olive oil on the formation of heterocyclic amines in fried beefburgers (2003)

Changes in phenolic composition and antioxidant activity of virgin olive oil during frying (2003)

(38)

Oxidative stress and lipid per-oxidation with repeatedly heated mix vegetable oils in different doses in comparison with single time heated vegetable oils (2019)

Effects of Repeated Heating of Cooking Oils on Antioxidant Content and Endothelial Function (2015)

Chemistry of deep-fat frying oils (2007)

Heated vegetable oils and cardiovascular disease risk factors (2014)

Repeatedly Heated Vegetable Oils and Lipid Peroxidation (2012)

Oxidative stability and shelf-life evaluation of selected culinary oils (2009)

Effect of Saturated/Unsaturated Fatty Acid Ratioon Physicochemical Properties of Palm Olein–Olive Oil Blend (2010)

(39)

Monitoring of Quality and Stability Characteristics and Fatty Acid Compositions of Refined Olive and Seed Oils during Repeated Pan- and Deep-Frying Using GC, FT-NIRS, and Chemometrics (2014)

Relationship between virgin olive oil phenolic compounds and acrylamide formation in fried crisps (2008)

Olive oil stability under deep-frying conditions (2010)

Comparison of volatile aldehydes present in the cooking fumes of extra virgin olive, olive, and canola oils (2004)

Influence of antioxidants in virgin olive oil on the formation of heterocyclic amines in fried beefburgers (2003)

(40)

Increase in adipose tissue linoleic acid of US adults in the last half century (2015)

(41)

A systematic review of the effects of increasing arachidonic acid intake on PUFA status, metabolism and health-related outcomes in humans (2019)

Omega-6 fats for the primary and secondary prevention of cardiovascular disease (2018)

Dietary linoleic acid intake and blood inflammatory markers: a systematic review and meta-analysis of randomized controlled trials (2018)

Effect of linoleic acid on ischemic heart disease and its risk factors: a Mendelian randomization study (2017)

Re-evaluation of the traditional diet-heart hypothesis: analysis of recovered data from Minnesota Coronary Experiment (1968-73) (2016)

Dietary linoleic acid and risk of coronary heart disease: a systematic review and meta-analysis of prospective cohort studies (2014)

(42)

Omega 6 fatty acids for the primary prevention of cardiovascular disease (2016)

Health implications of high dietary omega-6 polyunsaturated Fatty acids (2012).

A high ratio of dietary n-6/n-3 polyunsaturated fatty acids is associated with increased risk of prostate cancer (2011),

Effect of dietary linoleic acid on markers of inflammation in healthy persons: a systematic review of randomized controlled trials (2012).

Relationship of dietary intake of omega-3 and omega-6 Fatty acids with risk of prostate cancer development: a meta-analysis of prospective studies and review of literature (2012).

(43)

Impact of coconut oil consumption on cardiovascular health: a systematic review and meta-analysis (2019)

Coconut oil intake and its effects on the cardiometabolic profile – A structured literature review (2019)

Health Effects of Coconut Oil-A Narrative Review of Current Evidence (2019)

They say coconut oil can aid weight loss, but can it really? (2017)

Coconut oil consumption and cardiovascular risk factors in humans (2016)

Effects of palm oil consumption on biomarkers of glucose metabolism: A systematic review (2019)

Systematic review of palm oil consumption and the risk of cardiovascular disease (2018)

Palm Oil Consumption Increases LDL Cholesterol Compared with Vegetable Oils Low in Saturated Fat in a Meta-Analysis of Clinical Trials (2015)

Palm oil and blood lipid-related markers of cardiovascular disease: a systematic review and meta-analysis of dietary intervention trials (2014)

(44)

Aceite de oliva y peso corporal. Revisión sistemática y Metaanálisis de ensayos controlados aleatorizados (2018)

Olive oil in the prevention and management of type 2 diabetes mellitus: a systematic review and meta-analysis of cohort studies and intervention trials (2017)

Monounsaturated Fatty Acid Intake and Stroke Risk: A Meta-analysis of Prospective Cohort Studies. (2016)

Effect of a high-fat Mediterranean diet on bodyweight and waist circumference: a prespecified secondary outcomes analysis of the PREDIMED randomised controlled trial (2016)

Effects of Olive Oil on Markers of Inflammation and Endothelial Function—A Systematic Review and Meta-Analysis (2015)

The role of olive oil in disease prevention: a focus on the recent epidemiological evidence from cohort studies and dietary intervention trials. (2015)

Monounsaturated fatty acids, olive oil and health status: a systematic review and meta-analysis of cohort studies (2014)

Olive oil consumption and risk of CHD and/or stroke: a meta-analysis of case-control, cohort and intervention studies (2014)

Olive oil intake is inversely related to cancer prevalence: a systematic review and a meta-analysis of 13,800 patients and 23,340 controls in 19 observational studies (2011)

(45)

Consumption of ultra-processed foods and its association with added sugar content in the diets of US children, NHANES 2009-2014 (2019)

Consumption of ultra-processed foods and associated sociodemographic factors in the USA between 2007 and 2012: evidence from a nationally representative cross-sectional study (2018)

4- LA BATALLA DE LA DESINFORMACIÓN

El trascendental papel de la actividad del circuito de recompensa mediada por neurotransmisores como la dopamina no se limita al ámbito de la regulación del apetito y la motivación por ingerir ciertos alimentos. Por ejemplo, los hábitos que hayamos ido creando a lo largo de nuestra vida y la respuesta en forma de segregación de dopamina ante señales externas son también protagonistas importantes en otros procesos de toma de decisiones. El toma una decisión, el hacer o no hacer algo, no es más que cierta actividad neuronal impulsada por neurotransmisores que llegan hasta los receptores celulares correspondientes. Un pulso entre diversas áreas cerebrales, que se salda con la balanza inclinándose hacia uno u otro lado.

Cuando se trata de decidir sobre si comer o no comer un alimento, podemos pensar en la posibilidad de combatir *la tentación* de las opciones más insanas con dosis de raciocinio o autocontrol. Pero como hemos visto, la evolución ha esculpido las estructuras de nuestro cerebro para ser especialmente susceptibles y sensibles ante ciertas señales, en las que gran parte del procesamiento neuronal es irracional e instintivo. En función de lo sólidos que sean los enlaces que nuestras rutinas hayan creado en las interconexiones neuronales responsables de que sintamos placer al comer, mayor será el flujo de dopamina y otros neurotransmisores. Y más irremediable será la decisión que nos impulse a llevarnos alimentos a la boca. Si no conseguimos *ser fuertes*, si la programación más instintiva se sale con la suya, podemos sentirnos de dos formas. La más habitual es quedarnos relativamente tranquilos, autoengañándonos y buscando argumentos que lo justifiquen para evitar el *cortocircuito lógico* que nos podría provocar un exceso de *disonancia cognitiva* (que es como los psicólogos llaman a al conflicto que nos genera un comportamiento que contradice nuestras creencias). Pero también es posible sentirnos muy culpables e impotentes. Sobre todo en los casos más extremos, en los que el comer se convierte en algo compulsivo y una obsesión.

Todo el sistema de control de la energía está diseñado para mantenerse en un delicado equilibrio, pero bajo una serie de condiciones concretas. Unas condiciones que en el pasado se mantuvieron durante cientos de miles de años, pero que cada vez están más alejadas de nuestro día a día. Y basta que algún factor externo adicional se apoye ligeramente sobre esta sensible balanza para provocar que se incline hacia el lado que menos nos conviene.

En este capítulo vamos a conocer al responsable de mantener esta balanza más inestable de lo que debería estar, que incluso no tiene reparos en empujarla ligeramente con su propio dedo hacia donde no queremos. Junto con la naturaleza de los alimentos altamente procesados, forma parte de la zona más baja de la secuencia de causas que provocan la obesidad, porque trabaja por reforzar los hábitos que consolidan las interconexiones neuronales que nos impulsan a comer.

El protagonista que mantiene todas estas circunstancias es la industria alimentaria. Pero no piense que le voy a plantear una teoría de la conspiración, con este tipo de empresas maquinando complots para apoderarse de la humanidad. La industria alimentaria se mueve por las mismas motivaciones y estrategias que cualquier otro tipo de empresas: El beneficio. Que consiguen aumentando las ventas. Que a su vez logran con la satisfacción de sus clientes. El problema es que, en este caso, la satisfacción total de sus clientes, es decir, nuestro disfrute y placer, puede resultarnos contraproducente, como hemos visto al conocer el funcionamiento del circuito de recompensa y la creación de adicciones. Pero además de conseguir esta satisfacción, las empresas deben dar a conocer y vender sus productos, algo que se hace mediante sofisticadas estrategias de comunicación y marketing, diseminando tanto información como desinformación.

El desarrollo de este capítulo va a diferir bastante de los del resto del libro. En este caso tendremos muchas menos hipótesis, explicaciones y planteamientos basados en estudios científicos. Vamos a ir conociendo una *crónica de noticias de guerra*, basada en sucesos y acontecimientos informativos que ocurrieron durante un periodo aproximado de un año, en los que seremos testigos de destacadas situaciones que se dieron en países de todo el mundo (aunque por razones personales obvias me centraré más en España). Y en todas ellas el hilo conductor fue el mismo: la desinformación generada por la industria alimentaria.

Voy a comenzar a finales del año 2014, contándole una noticia del ámbito alimentario que alcanzó una inesperada repercusión, apareciendo en primera línea de una gran cantidad de medios informativos muy importantes. Los titulares que se utilizaron fueron inusualmente uniformes y homogéneos, con pequeñas variaciones pero con un claro mensaje principal.

Estos son unos pocos ejemplos literalmente copiados de las fuentes originales (1):

- *"El sedentarismo es más culpable de la obesidad de los españoles que la dieta".*

- *"Comemos 800 calorías menos que hace cuatro años".*

- *"El sedentarismo es más culpable de la obesidad que la dieta".*

- *"El sedentarismo es la clave del sobrepeso y no el exceso de energía".*

- *"Los españoles ingieren menos calorías que en los años 60 pero tienen más sobrepeso".*

Todos los titulares se refieren al mismo hecho y algunos aparecieron redactados exactamente igual en varios diarios muy conocidos. Se referían a una investigación española bautizada con el nombre de ANIBES (acrónimo de *Antropometría, Ingesta y Balance Energético en España*) que parecía haber llegado a una importante conclusión sobre el sobrepeso novedosa y reveladora, dada la importancia que se le estaba dando. Concluir que la clave de la obesidad era una y solo una–en concreto la falta de actividad física – podía tener su relevancia, considerando que es un enorme problema en todo el mundo. Y el hecho de que hubiera sido una investigación española la que había llegado a tal descubrimiento, también podía encender el orgullo más patrio de todos estos diarios. Pero lo cierto es que para los que solemos seguir las investigaciones sobre alimentación y nutrición la repercusión resultó sorprendente. Por tres razones muy claras y sencillas.

En primer lugar la influencia de la ingesta de energía y la de la actividad física en el sobrepeso lleva décadas analizándose y existen cientos de estudios publicados sobre el tema, realizados por miles de expertos de todo el mundo. Así que novedad, poca. En segundo lugar, aunque todos los medios hablaban del estudio, ninguno incluía una referencia precisa del mismo, ni acceso a su contenido. Lo único que se podía encontrar en aquel momento era la ficha técnica publicada por la FEN (Federación Española de Nutrición), responsable del trabajo, con sus características técnicas. Bastaba leerla para comprobar que se trataba de un estudio de tipo observacional, es decir, el considerado de menor peso como evidencia científica. Que se había realizado con una muestra bastante limitada de personas y con un diseño y metodología muy discutible (por ejemplo, en lo que respecta a la validación de los métodos digitales de recogida de datos de los pacientes), que cualquier experto hubiese puesto seriamente en duda. Y en tercer lugar, algunos resultados eran simplemente imposibles. La ingesta energética que se obtenía estaba por debajo del límite recomendado, incluso en muchos casos cercana al gasto energético en reposo. Algo absolutamente incompatible con el hecho (demostrado) de que la obesidad en España no para de crecer.

Así que la pregunta que usted puede estar haciéndose ante tantas inconsistencias probablemente coincide con la que yo mismo me hice: ¿Era lógico difundir de forma tan notoria un supuesto descubrimiento crucial a nivel mundial basándose en un estudio tan limitado al que nadie tenía acceso? No, no lo era en absoluto. Pero entonces, ¿por qué todos los medios le habían dado tanta relevancia?

Bastaba bucear un poco entre toda la información para descubrir que el estudio había sido financiado por Coca-Cola. Hasta aquí, nada especialmente extraño ni sorprendente, dado que la mayor parte de las investigaciones sobre alimentos suelen promoverse desde la industria que los fabrica. Pero, como veremos a continuación, éste es un factor que sin duda tuvo mucho que ver con la desproporcionada repercusión del estudio.

Titulares sin fundamento

No sé si lo habrá hecho alguna vez por iniciativa propia, pero me gustaría que probara a buscar contenidos por internet combinando la palabra "salud" con cualquier alimento fabricado por algún tipo de industria alimentaria. Puede intentarlo con "salud cerveza", "salud vino", "salud galletas", "salud cereales" o "salud pan". También puede probar a hacer ligeras variaciones de este enfoque, buscando términos relacionados–desde una perspectiva beneficiosa–junto con diversos alimentos, como por ejemplo "hidratación refrescos", "rendimiento café", "salud ósea lácteos" o "cáncer aceite". Y le ruego que dedique unos segundos a leer los enlaces que aparecen situados en las primeras posiciones. Si no lo ha hecho nunca, se sorprenderá de la gran cantidad de resultados que aparecen asociando todos estos alimentos con propiedades beneficiosas para la salud. Y la mayoría estarán alojados en webs relativamente fiables, diarios generalistas, revistas de salud o agencias de noticias con un amplio historial, alcance respetable y prestigio labrado durante una importante cantidad de tiempo.

La verdad es que no hace falta estar demasiado al día para darse cuenta de que en las secciones de "salud", "vida" o "ciencia" de este tipo de medios continuamente se publican noticias que describen pormenorizadamente las ventajas de tomar todos estos alimentos, casi siempre mediante afirmaciones respaldadas por recientes estudios científicos. Los periodistas saben que todos estos contenidos tienen una gran aceptación y por ello, en un contexto de comunicación en el que priman la exclusividad, la rapidez y el número de clicks, agradecen la posibilidad de poder ofrecer novedades que siempre son bienvenidas por un público cada día más concienciado respecto a su salud y la de los suyos. Los lectores interesados en estos temas agradecemos que los medios fiables, esos a los que somos fieles y en los que confiamos porque damos por hecho que contrastan sus fuentes y revisan sus contenidos, nos aporten consejos y recomendaciones que pueden mejorar nuestra vida. Y el resultado de todas estas lecturas desemboca necesariamente en la asociación en mayor o menor grado de esos alimentos con supuestos efectos beneficiosos para la salud. ¿Quién puede mantenerse insensible a todas estas informaciones? ¿Cómo no hacer caso, en mayor o menor medida, a recomendaciones que pueden mejorar nuestro bienestar?

Si somos algo escépticos, algo siempre recomendable, para comprobar de forma objetiva la fiabilidad de toda esta información podemos recopilar durante una temporada las noticias y titulares confirmar su veracidad, lo que últimamente se suele denominar "fact checking". No se trataba de hacer una vigilancia exhaustiva ni sistemática, simplemente se pueden anotar los titulares con afirmaciones claras o novedosas relacionando alimentos, salud y ciencia que nos llegan en nuestras lecturas normales y habituales de diarios y revistas generalistas (normalmente en formato digital), con objeto de hacer un pequeño contraste de cada uno de ellos, acudiendo a las fuentes originales de la información. Yo hice este experimento y voy a detallarle lo que ocurrió.

Para empezar bastó en poco más de un mes para tropezarme con una buena muestra de varias de estas noticias supuestamente novedosas y llamativas basadas en estudios científicos, cuyos titulares enumero a continuación (2):

1. *"El consumo moderado de cerveza puede ser positivo para algún tipo de diabetes, según un estudio".*

2. *"Expertos recuerdan que la leche es una fuente indiscutible de nutrientes esenciales, tanto en adultos como en niños".*

3. *"La restricción de alimentos no es una buena estrategia a largo plazo para reducir la obesidad".*

4. *"Más de 300 expertos analizan los beneficios de los prebióticos para combatir la obesidad".*

5. *"Una experta en nutrición desmonta el mito de que el azúcar causa sobrepeso".*

6. *"El consumo diario de 200 gramos de brócoli reduce el riesgo de cáncer".*

7. *"La inactividad física, culpable de las actuales cifras de obesidad".*

Es probable que le sean familiares, porque este tipo de titulares suelen tener estilos y patrones recurrentes. E incluso puede que conozca desde hace tiempo alguna de estas afirmaciones y la tenga en cuenta a la hora de establecer sus hábitos y rutinas, con el ánimo de preservar e incluso mejorar salud.

¿Y qué ocurrió al investigar un poco cada una de ellas? Veámoslo, una por una.

La primera, la que relaciona la cerveza con la reducción del riesgo de diabetes, se basaba en un estudio teórico y bibliográfico financiado por la asociación de fabricantes de cerveza, del que se extrajeron ideas cuidadosamente seleccionadas y que, debidamente adaptadas, se convirtieron en el citado titular, que da a entender que tomar cerveza podría curar la diabetes. Sin embargo los autores del estudio en ningún momento hacían esa afirmación en su trabajo (3). Poco después, dicho documento se volvió ilocalizable por internet, incluso desapareciendo del lugar original en el que se alojaba, la página web *"Cerveza y Salud"*.

La segunda, en la se posicionaba la leche como una *"fuente indiscutible de nutrientes esenciales"*, no se basaba en ningún dato objetivo ni en ningún conjunto de estudios revelador. Provenía de la Federación Española de Industrias Lácteas (FeNIL), que había tomado prestada la frase a un científico del CSIC que habitualmente colabora con ellos para mejorar la percepción sobre sus productos lácteos. Era simplemente una exageración sin datos que la soportaran.

La tercera y la séptima, ambas centradas en difundir el mensaje de que no existen alimentos especialmente culpables de la obesidad, sino que es responsabilidad de la falta de actividad física, tenían un origen común. En primer lugar, el estudio científico que se mencionaba como justificación en ningún momento hacía afirmaciones ni siquiera parecidas a la del titular. Y, en segundo lugar, el científico citado y que argumentaba la cuestión no era otro que James O. Hill, que formaba parte de la iniciativa *"Global Energy Balance Network"*, de la que recibía generosos honorarios (4). Una iniciativa promovida y financiada por Coca-Cola y mediante la que, como veremos con más detalle en próximas páginas, se pagaban millonarias facturas a científicos para publicar estudios sobre el balance energético. Estudios en los que casi siempre se exculpaba del sobrepeso a alimentos concretos y se acababa recomendando el aumento de ejercicio para compensar los posibles excesos.

La cuarta noticia, la relacionada con los supuestos beneficios de los prebióticos, provenía de La *Sociedad Española de Probióticos y Prebióticos*, que había organizado un evento para vender sus productos a los sanitarios, enviando titulares llamativos a los medios, relacionando la microbiota con la obesidad, el cáncer y el autismo, que son valores seguros para llamar la atención utilizando el marketing del miedo. Pero sin aportar pruebas que demostraran tan importantes y contundentes afirmaciones.

Respecto a la quinta, el titular en el que se afirmaba que "*una experta desmonta el mito de que el azúcar provoca sobrepeso*", curiosamente vio la luz justo un poco antes de que la OMS publicara sus nuevas recomendaciones diciendo exactamente lo contrario y aconsejando reducir aún más el consumo de este alimento. Y la doctora que firmaba los textos simplemente se limitó a realizar un par de afirmaciones favorables sobre los glúcidos y los carbohidratos, exagerando su papel y la importancia en nuestro metabolismo, sin aportar ninguna prueba que confirmara el titular. Cabe destacar que esta doctora ha sido durante años una habitual colaboradora de la industria productora de azúcar y ha dedicado buena parte de su tiempo profesional fuera del hospital en el que trabaja a hablar favorablemente de este producto en entrevistas y a publicar documentos muy discutibles sobre el tema.

Para terminar, aunque soy un firme defensor del brócoli, el sexto titular recopilado sobre este alimento no le hacía justicia. Lo convertía en una especie de píldora mágica para prevenir el cáncer, con un texto que no era más que palabrería basada en un supuesto estudio que fui incapaz de encontrar y que probablemente nunca se publicó. Un mensaje engañoso que además provenía de la entidad denominada *"+Brócoli"*, creada por los comerciantes de este alimento, cuya misión y razón de ser es aumentar sus ventas.

Como podrá suponer, tras este experimento no pude quedarme demasiado satisfecho con aquellos descorazonadores resultados. Ni uno solo de los siete titulares respondía a información fiable, más bien al contrario. Todos aportaban información engañosa y exagerada, en el mejor de los casos, o directamente falsa. Claramente se trataba de publicidad "disfrazada" de ciencia.

Así que decidí repetir la experiencia y de nuevo, durante unos pocos meses, volví a recopilar los titulares relativamente llamativos de este tipo que me llegaron. De nuevo sin hacer ninguna búsqueda proactiva, simplemente anotando aquellos que iban apareciendo en mis lecturas habituales en medios no especializados.

Al ser el periodo mayor que el anterior, en este caso la cantidad de ellos identificada también fue superior, así que para no extenderme demasiado solamente voy a enumerar una parte representativa de los que recogí, agrupados por temáticas. Y añadiré los resultados de mis pequeñas investigaciones a continuación. Es probable que si los busca en internet, pueda encontrar una buena cantidad de ellos sin problemas.

Comienzo con un trío de titulares sobre bebidas alcohólicas (5):

- *"Una copa de vino equivale a una hora de ejercicio".*

- *"La sidra ayuda a controlar el colesterol y la glucosa en diabéticos, según un estudio".*

- *"Un estudio revela los beneficios de la cerveza para el sistema cardiovascular".*

El colectivo de los fabricantes y vendedores de ciertas bebidas alcohólicas a veces es especialmente activo e irresponsable con este tipo de titulares, ya que con mucha frecuencia suelen difundir comunicados que tergiversan brutalmente los supuestos resultados de estudios científicos. Algo especialmente grave en unos productos que contienen alcohol, un componente a relacionado con numerosas enfermedades y que puede provocar adicción.

Tras leer detenidamente las investigaciones que se citan en cada uno de los tres titulares anteriores, le aseguro que los científicos que las lideraron no concluyeron, ni mucho menos, nada de lo que se afirma en cada uno de ellos, así que podría decirse que quienes redactaron esos textos mintieron deliberadamente o simplemente se los inventaron, sin ni siquiera leerse los documentos originales (6). En esos trabajos (además financiados por los fabricantes) no se encontraban pruebas fiables de ningún beneficio cardiovascular ni metabólico concreto para la ingesta de estas bebidas alcohólicas. Y el primero de ellos, el que igualaba una copa de vino a la práctica de una hora de ejercicio, hacía referencia a un estudio que no era sobre el vino, sino sobre uno de sus componentes, el resveratrol. Concluyó que este componente parecía mejorar el rendimiento en cierto tipo de actividad física... de ratas de laboratorio. Para colmo, un estudio posterior publicado en la misma revista (pero en este caso con seres humanos), llegó precisamente al resultado opuesto: el consumo de resveratrol empeoró los posibles beneficios del rendimiento (7). Pero claro, esto no fue difundido por ningún medio.

El siguiente bloque temático de noticias de aquel periodo de vigilancia es un buen ejemplo de otra práctica habitual en este tipo de situaciones, el llamado *"cherry picking"* o la selección de estudios aislados que respaldan un enfoque concreto, mientras que se obvia el resto de estudios que no lo hacen. Que normalmente suele ser una cantidad mucho mayor.

Estos fueron los titulares (8):

- *"Las 7 virtudes del pan"*

- *"El pan, un alimento saludable para la cena"*

- *"Los hidratos de carbono deben aportar entre el 50 y 60% del total de la ingesta calórica diaria"*

- *"Saltarse el desayuno engorda"*

- *"5 razones por las que sí debes tomar leche."*

- *"Diez beneficios del chocolate para la salud"*

- *"Un estudio une el consumo de pistachos con la reducción del riesgo de padecer cáncer".*

En todos estos casos se citaban estudios concretos para justificar cada una de las prometedoras afirmaciones. Tras leer cada uno de ellos quizás podía deducirse (aunque de forma mucho menos categórica) parte de alguno de los titulares; pero me bastó hacer una sencilla búsqueda para encontrar otros, mucho más numerosos, que concluían precisamente lo contrario. Y como era esperable, la mayoría de los que concluían cosas positivas para estos alimentos habían sido financiados por empresas o asociaciones fabricantes o comercializadoras de los mismos. En este caso la estrategia de los redactores de las "noticias" había sido la de contar solo la parte de "la verdad" que a ellos les interesaba y "olvidarse" de mencionar el resto, que era la mayor parte y que no les beneficiaba.

En el próximo grupo de noticias veremos cómo se utiliza un recurso muy habitual en marketing, el miedo, que los expertos en ventas menos escrupulosos dominan perfectamente. En el ámbito de la alimentación esta estrategia suele utilizarse tratando de convencer a los potenciales compradores de que si no adquieren ciertos productos, podrían sufrir algún problema de salud.

Estos fueron los titulares (9):

- *"Hasta un 30% de la población podría presentar una ingesta inadecuada de calcio".*

- *"Los microbios del intestino causan autismo y otras enfermedades mentales".*

Las afirmaciones que se hacían en los artículos no eran más que exageraciones infundadas acompañadas de verborrea más que discutible. Habían sido redactadas y difundidas por representantes de fabricantes de productos lácteos, seleccionando datos de forma interesada y convirtiendo sin ningún rigor asociaciones estadísticas en factores de causalidad. Pero sin duda los "peligros" de los que hablaban quedaron grabados en el subconsciente de unas cuantas personas.

También durante ese segundo periodo me encontré de nuevo con unos cuantos titulares relacionados con el balance energético y la importancia del ejercicio para prevenir la obesidad (10):

- *"Conseguir un equilibrio entre la alimentación y el ejercicio físico, clave para evitar la obesidad infantil"*

- *"El balance energético puede mejorar los hábitos alimentarios y la promoción de ejercicio"*

- *"Experto recuerda que es mucho más sencillo prevenir la aparición de sobrepeso y obesidad que luchar contra ellos"*

- *"Protege tu corazón y cerebro comiendo sano y practicando ejercicio"*

En este caso, aunque se citaba a la ciencia en los artículos, no se hacía referencia directa a estudios y las pruebas brillaban por su ausencia. La estrategia utilizada fue otra, también muy habitual en estos casos: el uso del llamado "principio de autoridad", citando como referentes y valedores de sus afirmaciones a expertos y diversas asociaciones sanitarias: la Asociación Española de Pediatría (AEP), la Sociedad española de Nutrición Comunitaria (SENC) y la Fundación Iberoamericana de la Nutrición (FINUT). Así que, aunque no hubiese estudios de por medio, ¿quién se atrevería a poner en duda consejos tan razonables y tan respaldados por entidades de este prestigio y naturaleza? Más adelante veremos que, además de hacer afirmaciones poco rigurosas, la garantía que ofrecían estas entidades era cercana a cero.

Bien, yo diría que esta segunda cosecha de *pseudonoticias pseudocientíficas* (las califico así porque ni eran noticias ni estaban realmente respaldadas por la ciencia) tampoco estuvo nada mal ¿verdad? Pero si en menos de un año y sin ninguna vigilancia intensiva me tropecé entre los diarios españoles con todas éstas, ¿qué podía haber estado ocurriendo durante los últimos años en todo el mundo?

Si mi muestra era un reflejo de la situación habitual – y en principio no hay ninguna razón para pensar que no lo era – la dimensión del desastre informativo global podría ser formidable. Y el alcance de su posible impacto negativo, también. ¿No pueden todo este ruido y todos estos publirreportajes disfrazados de ciencia estar confundiendo enormemente a la población y empujando a las personas a tomar decisiones equivocadas respecto a la alimentación?

Personalmente, me atrevería a afirmar que las pruebas son aplastantes en este sentido.

Si la alimentación en los países desarrollados cada vez incluye más alimentos altamente ultraprocesados, a pesar de que las personas saben perfectamente que deben comer más vegetales y frutas, es porque el marketing es muy eficaz. Y si las grandes empresas dedican tantos millones al año a formular y desplegar todas estas estrategias, es porque los réditos que así obtienen compensan con creces el gasto realizado.

Sin ninguna duda, el marketing alimentario funciona.

De hecho, tengo que confesarle que esta experiencia radicalizó bastante mi normalmente moderada posición respecto a los excesos publicitarios de la industria alimentaria. Mientras recopilé todos estos titulares y noticias, dado lo lamentable que me estaba pareciendo la situación decidí publicar un par de artículos sobre el tema, enumerando todos ellos y enlazando conveniente las fuentes y documentos que desmontaban todas estas interesadas afirmaciones. Para mi satisfacción, tuvieron bastante repercusión y fueron difundidos convenientemente, sobre todo por las redes sociales. Sin embargo no me imaginaba que mi pequeña aportación a este escándalo no sería más que una diminuta gota en el tsunami que estaba por llegar.

Cómo funciona la "información" alimentaria

Para conocer con más profundidad todos estos *mecanismos de desinformación*, conviene tener algunos conocimientos básicos sobre cómo funcionan actualmente los medios de comunicación, así que vamos a dedicar unos párrafos a conocer breve y esquemáticamente el uso (y mal uso) que dan algunos al marketing y a la publicidad.

La realidad es que el periodista riguroso, curioso y sistemático que hemos podido conocer en libros y películas es una especie en vías de extinción. Todavía se pueden encontrar artículos u otros contenidos documentados, contrastados y expuestos con estilo y objetividad, pero lamentablemente son excepción. Con el objetivo de abaratar costes y optimizar al máximo cada palabra publicada, muchos medios se nutren en gran parte de los textos que les envían agencias. A cambio de una cuota periódica, pueden transcribirlos directa y literalmente en sus propias páginas. Esta práctica se ha ido extendiendo y lo que antes tenía cierto sentido en secciones y temáticas costosas, complejas y difíciles de mantener, ha llegado también a apartados generalistas y en los que la rabiosa actualidad no es tan relevante, tales como los de sociedad, salud o cultura. Lamentablemente, en la mayoría de las ocasiones estos textos redactados y enviados por las agencias se copian sin ni siquiera revisarlos, razón por la que gran parte de los medios publican algunas noticias prácticamente clonadas.

Por su parte, estos generadores de noticias, las agencias, se nutren de diversas fuentes. Por ejemplo, disponen de algunos periodistas, que ejercen su labor lo mejor que pueden. Y también subcontratan a profesionales autónomos, ya que les resulta más económico y flexible; hoy en día casi cualquiera dispone de la tecnología mínima y los medios para poder escribir y enviar puntualmente los textos. Como puede imaginar, esta tendencia ha precarizado enormemente la profesión.

Las agencias también se han abierto gustosamente a recibir textos y contenidos de otras fuentes, siempre y cuando sea material que les llegue muy preparado y al que no necesiten dedicar tiempo. Es decir, "trabajo regalado". Me refiero al enviado por empresas privadas de todo tipo, artículos escrupulosamente escritos por avezados responsables de comunicación y marketing, que saben utilizar todos los recursos necesarios para generar interés y expectación entre los lectores.

Evidentemente, nadie hace nada a cambio de nada. Realmente estos trabajos tienen siempre algún tipo de interés comercial: dar a conocer una marca, poner de moda alguna cosa, despertar el interés por algo o alguien, posicionar cierto tipo de producto o servicio... Pero el hecho de que el objetivo principal sea la venta no suele ser un problema. Los departamentos de marketing y comunicación de las empresas (o las empresas subcontratadas para hacer esta labor) saben que deben mantener relaciones fluidas con las agencias y hacer *lo que haya que hacer* (le dejo que utilice su imaginación) para que la mayoría de sus "comunicados y noticias" sean convenientemente consideradas y difundidas.

Así que tendríamos esta secuencia de eventos: Las empresas envían sus "noticias" a las agencias, las agencias las reenvían a gran cantidad de medios y estos las publican tal cual.

Por otro lado, durante los últimos años los medios de comunicación masivos, sobre todo los periódicos, revistas, programas de radio y TV, están sufriendo de forma intensísima la poderosa competencia de internet. Llevamos mucho tiempo oyendo hablar de "*la crisis de los medios*", que realmente se refiere a la crisis de los medios de comunicación tradicionales, a los que les está costando sobremanera adaptarse a los nuevos tiempos. Y para sobrevivir ante la brutal caída de ingresos por el descenso de la venta sus productos y publicidad directa, están teniendo que buscar estrategias alternativas para conseguir recursos económicos que les permitan dar respuesta a las necesidades de sus accionistas y trabajadores.

Una de las prácticas más habituales en este sentido son las *noticias patrocinadas*. Se suele llamar así (o con calificativos similares más o menos sofisticados) a una modalidad de colaboración en la que una empresa paga por algún servicio (por ejemplo, por algún patrocinio o por la inclusión de algún anuncio o campaña) pero también consigue que en el medio se incluyan una o varias supuestas noticias o artículos relacionados con sus productos o servicios, redactados con un tono favorable y que ayudan a promocionar o reforzar la imagen de los mismos. Artículos que incluso a veces los redactan las propias empresas. Por ejemplo, si la empresa vende bebidas deportivas, siempre será bienvenido un artículo sobre la importancia de hidratarse adecuadamente al hacer ejercicio. O si vende cereales, otro sobre lo relevante que es que los niños desayunen bien antes de ir al colegio. Y, una vez más, cada vez está más de moda el justificar las afirmaciones de ese tipo de *contenidos patrocinados* mediante estudios científicos y argumentos basados en la ciencia.

Insisto en que todo lo que le cuento no son exageraciones ni conspiraciones, es *la normalidad*, una forma de trabajar muy extendida y aceptada en prácticamente cualquier medio de comunicación. No es ningún secreto y se lo podrá confirmar cualquier profesional del sector. Incluso puede comprobarlo de forma sencilla usted mismo. A mí me resultó muy fácil encontrar los mismos textos de los ejemplos de "noticias" que he enumerado en las páginas anteriores en diversas webs de empresas alimentarias o de las asociaciones sectoriales que las representan y les ayudan en las labores de marketing.

Pero ¿son solo las empresas individuales las que se aprovechan de la precariedad o falta de profesionalidad de algunos medios? En absoluto, la cuestión es bastante más compleja y sofisticada. En el periodo en el que recopilé los titulares anteriores en España había una buena cantidad de entidades con una intensa actividad especializada en la difusión de información de productos alimenticios. Todas ellas enviaban multitud de *pseudonoticias* sobre sus productos y, dependiendo de su capacidad de influencia, eran acogidas de buen grado por los medios de comunicación y las agencias.

Por ejemplo, una de las más relevantes y activas era la iniciativa "*Pan Cada Día*". Fue creada por los empresarios del pan, el trigo y la harina y fue responsable de varios de los titulares que ha podido leer en la recopilación anterior, que podían encontrarse prácticamente iguales en el contenido de su web. Su constancia llegaba a ser admirable y conseguían que cada poco tiempo se publicaran titulares a favor del consumo de pan.

Por otro lado estaba el autodenominado "*Centro de Información Cerveza y Salud*", una iniciativa creada por los empresarios de la cerveza que utilizaba también insistentemente una y otra vez unos pocos estudios, poco concluyentes y financiados por ellos mismos, para interpretarlos con mucha libertad e imaginación. Y eran capaces de llenar cada temporada veraniega los diarios con exageraciones respecto a las supuestas excepcionales cualidades hidratantes y hasta casi curativas de su producto.

También las asociaciones y las federaciones que agrupan diversos sectores alimentarios suelen dedicar parte de su tiempo a difundir las excelencias de los productos de sus miembros, acompañadas de argumentos supuestamente científicos. En este caso sus webs suelen ser más generalistas, así que la información que ofrecen es más limitada y suelen preferir el envío de notas de prensa a sus agencias preferidas. Dependiendo de su capacidad de influencia (que normalmente está relacionada con su gasto en publicidad), pueden ser capaces de resultados espectaculares; por ejemplo, el titular que hemos visto al principio de este capítulo, "*El sedentarismo es más culpable de la obesidad de los españoles que la dieta*", consiguió posicionarse en la página principal de las webs de todos los diarios españoles más importantes, sin excepción. A pesar de que, como ya hemos visto, se basada en el estudio observacional, con diseño y resultados bastante limitados y dudosos y en el que los investigadores en ningún momento realizaron esa afirmación, ni mucho menos. Los autores de la nota de prensa habían interpretado libremente los resultados del estudio y redactaron la misma de forma que los productos poco saludables quedaban en segundo plano respecto a las responsabilidades de la obesidad. A pesar de que según el mismo estudio el alimento que más calorías aportaba a los españoles era el pan.

El mayor problema de todo esto es que la mayor parte de los usuarios y consumidores no son conscientes de lo estrechas que son las relaciones entre los medios de comunicación y las empresas que ayudan a su financiación. Ni de la magnitud de los recursos y esfuerzos que dedican las empresas a estas cuestiones. Para el ciudadano de a pie el científico es alguien con muchos conocimientos y que transmite confianza. Y la ciencia es teóricamente un mecanismo fiable en el que apoyarse a la hora de tomar las decisiones más razonables. Los expertos en ventas y publicidad lo saben y por eso utilizan creciente y sistemáticamente el poder de persuasión que tienen los estudios científicos, que se interpretan como el mecanismo con el que los expertos llegan a sus conclusiones. Por eso planifican y ejecutan cuidadosamente la utilización de las investigaciones en sus campañas.

Para comprender mejor la situación, vamos a ver un ejemplo práctico.

Al final del periodo en el que hice el seguimiento de titulares, el *brazo especializado* en cáncer de la Organización Mundial de la Salud-OMS, llamado IARC (*International Agency for Reserach On Cancer*), emitió un comunicado en el que se afirmaba que su grupo de expertos había finalizado una gran revisión sobre la relación entre la carne y el cáncer. Había concluido que la evidencia que asocia el consumo de carne procesada y el cáncer colorrectal era suficientemente sólida como para considerar este alimento en el *grupo 1* de su sistema de clasificación, es decir, *"carcinógeno"*. Se especificaba que el riesgo era pequeño, pero contrastado. Por otro lado, respecto a la carne roja el grupo de expertos consideró la evidencia menos convincente (*"evidencia limitada"*) y la incluyeron en el *"grupo 2A"* (*"probablemente carcinógeno"*).

El impacto informativo del informe fue brutal y los diarios de todo el mundo difundieron una y otra vez durante varios días titulares con una impactante idea: *"comer carne provoca cáncer"*.

Independientemente de la enorme cantidad de exageraciones que pudieron leerse en todos esos titulares, lo cierto es que la industria cárnica no necesitó ni un segundo para ponerse a movilizar a expertos que contrarrestaran todas estas noticias. Tal y como pudo conocerse en un informe publicado en prensa meses después, el sector cárnico subcontrató a una consultoría especializada para la labor, que en su apartado de *"quiénes somos"* incluye la siguiente descripción de sus actividades (11):

"(...) profesionales especializados en transformar la información científica en soluciones de negocio con valor estratégico añadido".

En el documento que se filtró, titulado de forma muy descriptiva *"Gestión de crisis IARC-OMS"*, se enumeraban pormenorizadamente las actuaciones realizadas para canalizar adecuadamente la avalancha de información que se había generado en torno (y en contra) de la carne. La consultora en primer lugar escribió y envío un comunicado de prensa a todos los medios a nivel nacional. También elaboró un documento con los argumentos científicos en defensa del sector y lo envió a una larga lista de asociaciones y expertos sanitarios de todo tipo: oncología, nutrición, pediatría, medicina de familia y comunitaria, considerados líderes de opinión. Además, se gestionaron las solicitudes y consultas de los periodistas, poniéndoles en contacto con expertos en salud y nutrición específicamente elegidos, para su intervención en los medios. Entre estos expertos seleccionados (cinco en total) podíamos encontrar algunos habituales colaboradores de la industria alimentaria y otros históricamente simpatizantes del consumo de este alimento. Y, según reconocieron posteriormente algunos, recibieron una compensación económica por su dedicación. El balance de esta operación arrojó datos que supongo que fueron bastante satisfactorios para la industria cárnica: 150 llamadas de medios atendidas, 100 gestiones realizadas, 50 intervenciones en los medios por parte de los expertos y más de 1600 noticias publicadas.

El trabajo de la consultora no se quedó ahí e incluyó una segunda fase con *"una propuesta de trabajo a medio-largo plazo para actuar frente al informe de la OMS"*. En esta parte dejaba más clara la estrategia que se utilizaría para apoyarse en la ciencia para sus intereses particulares. La consultora proponía buscar estudios científicos sobre la carne, con la idea de resaltar los favorables, creando posteriormente un documento y unos vídeos que se difundirían convenientemente. Esto es lo que decían al respecto en su propio informe:

"(...) incluyendo los resultados de la identificación y análisis llevada a cabo en el que se estructure la información relevante y más actual para disponer de argumentos de respaldo en el ámbito del consumo de carne (...) Este documento se hará llegar a la Federación de Asociaciones de Dietética y Nutrición y el resto de Asociaciones o sociedades científicas de interés con el fin de reforzar los mensajes positivos".

Finalmente, en una tercera fase, la consultora ofrecía diversas propuestas para ir disipando los mensajes negativos que hubieran podido quedar: un evento (*workshop*) con expertos hablando de las bondades de la carne y varios meses de actividad en internet, controlando y gestionando los contenidos clave, procurando direccionar a los más curiosos a las web que contenían los mensajes preparados para tal ocasión.

Como puede observar, el trabajo de estos expertos en marketing y ciencia fue sistemático y eficaz. Aunque su objetivo final no era la búsqueda de la verdad, sino la defensa de sus clientes ante una decisión que podía afectarles comercialmente.

Y este caso no es algo aislado, ni mucho menos. Existen estudios que han confirmado todas estas prácticas, que no son exclusivas del ámbito de la nutrición, sino que empañan casi toda la información relacionada con la salud. Por ejemplo, en uno de ellos, tras analizar casi quinientas notas de prensa y resúmenes de novedades relacionadas con la salud y la medicina, se comprobó que el 40% de los casos contenían exageraciones y afirmaciones poco rigurosas (12).

Un entramado bien cocinado

Durante aquellos meses de vigilancia de titulares alguien más estuvo trabajando sobre el mismo tema. La asociación *"VSF-Justicia Alimentaria Global"* publicó un informe en el que se detallaba pormenorizadamente la influencia de la industria alimentaria española en todo lo relacionado con la alimentación. Su título fue bastante explícito: *"Confiad en mí; Puertas giratorias, conflictos de intereses y amistades peligrosas entre la industria alimentaria y los organismos de salud"* y es fácilmente localizable por internet.

En su medio centenar de páginas los autores describieron con pelos y señales y con nombre y apellidos el entramado alimentario existente en nuestro país, cuyo objetivo claro es que la industria esté presente a todos los niveles en las actividades más relevantes y en la generación de opiniones dominantes. Incluyeron la mención a los argumentos engañosos habituales (*"no hay alimentos ni buenos ni malos"*) y explicaron las trabajadas relaciones con la administración de empresas y asociaciones. Además, destaparon las entidades y fundaciones tras las que se camuflan diferentes empresas, señalaron a los científicos y entidades científicas que llevan años siendo generosamente compensados y las estrategias y movimientos tácticos para conseguir regulaciones y normativa lo suficientemente confusa para que el consumidor tenga serios problemas a la hora de identificar objetivamente los alimentos más o menos recomendables.

El informe era demoledor y, a diferencia de otros de la misma entidad, no se le podía acusar de alarmista porque los datos aportados y los ejemplos que incluía eran fácilmente contrastables. Asociaciones y sociedades sanitarias (pediatras, médicos) cediendo sus logotipos a cambio de dinero para que aparezcan visibles en productos alimentarios de dudosa utilidad e incluso claramente insanos y dirigidos a los niños.

Documentos publicitarios o de congresos y ponencias dirigidas a profesionales de la salud con contenidos descaradamente orientados a crear opiniones favorables hacia ciertos productos. Creación de cátedras de dudosa utilidad pública y escaso contenido científico. Creación de campañas conjuntas con las administraciones u otros agentes relevantes, para facilitar a la industria recomendar sus productos directamente a ciudadanos, tanto adultos como niños. Colocación de gente afín en puestos claves (administraciones, medios de comunicación, universidades, centros de investigación o sociedades médicas). En definitiva, un verdadero escándalo.

Sin embargo, tras su publicación, fui testigo de cómo bastantes profesionales sanitarios reconocieron que conocían desde hacía mucho tiempo este tipo de prácticas. Y que, aunque las consideraban poco éticas, pensaban que poco podían hacer al respecto, porque estaban muy arraigadas y alcanzaban a casi cualquier nivel de influencia. *"Es lo que hay"*, dijeron. Lamentablemente, esta falta de entusiasmo fue la tónica general y la repercusión del informe fue prácticamente anecdótica, a pesar de todo lo que decía. Casi ningún diario reportó su existencia y ni siquiera en las redes sociales alcanzó una presencia digna. Y pocos días después, nadie se acordaba de él.

Pero ¿para qué tanta trama? ¿Realmente la industria alimentaria tiene un plan cuidadosamente trazado para manejarnos, engañarnos y convertirnos en seres sin voluntad? ¿Hay una casta oculta manejando los hilos y conspirando contra nosotros, "cosificando" a los seres humanos, de forma análoga a la que las máquinas utilizaban a los seres humanos como simples baterías en el film "The Matrix"?

Pues lo cierto es que no. Aunque las conspiraciones y las tramas resultan atractivas e interesantes, la realidad de la estrategia empresarial es bastante menos fascinante y más prosaica de lo que podría parecer.

Como ya he dicho, las empresas (sean del sector que sean) lo que quieren es vender sus productos. Aquellas que son medianamente competitivas suelen tener identificados los factores y grupos de interés que pueden poner en riesgo estas ventas. Según una empresa va creciendo, sus recursos de gestión también lo hacen y el detalle con el que conocen esos factores de riesgo también, al igual que su capacidad e iniciativa para influir en los mismos. Y lo hacen de forma sistemática, estructurada y planificada.

Normalmente respetan las barreras legales, que para eso están, pero con frecuencia se mueven al borde de las barreras éticas y en ocasiones incluso se las saltan a la torera. Y esto en empresas que producen artículos que pueden afectar a la salud (como los alimentos) resulta especialmente grave.

Grandes empresas, grandes influencias

Si la primera mitad del año 2015 mostraba tintes de haber sido un buen punto de partida para airear de forma especialmente significativa las malas prácticas de la industria alimentaria, su recta final resulto mucho más movida y espectacular en este sentido. Tan solo unos días después de conocer el informe de VSF *"Confiad en mí"*, el bombazo informativo implicó directamente a uno de los más grandes, Coca-Cola.

El escenario fue de primera categoría y el mazazo directo y sin piedad: la web del diario New York Times publicó el artículo *"Coca-Cola financia a científicos para no asociar una mala dieta como culpable de la obesidad"* (13), en el que se explicaba una de las ultimas iniciativas de la compañía de refrescos: la financiación (y posiblemente creación, ya que el dominio y la web eran propiedad de la empresa) de una organización llamada *"Global Energy Balance Network"* (*Red Global del Equilibrio Energético*), cuya misión parecía ser la difusión del argumento citado en varias ocasiones en nuestros titulares bochornosos, que lo importante para combatir el sobrepeso es el equilibrio energético y hacer el suficiente ejercicio para quemar el exceso de calorías (14).

Sí, eran los mismos argumentos que los asociados al citado estudio español ANIBES, culpando a la falta de ejercicio de la creciente obesidad de los españoles. Un estudio que también había sido financiado por Coca-Cola y que había llegado a unas conclusiones sorprendentemente parecidas a las de estudios similares publicados en otros países ese mismo año, todos ellos con el mismo financiador (15).

Cuando otros periodistas se pusieron en contacto con la empresa, ésta reconoció que estaba dedicando unos 1,5 millones de dólares al año al *Global Energy Balance Network*. Y también se pudo saber que desde el año 2008 había aportado hasta 4 millones de dólares a algunos de sus miembros fundadores para que se involucraran en diversos proyectos (16).

Esos datos, unidos a la campaña publicitaria de promocionar y hacer hincapié en la importancia del ejercicio físico en prácticamente todos los anuncios de esa temporada, así como a otras importantes sumas anteriores dedicadas a promover el ejercicio físico como solución de casi todos los males (17), dejaban bastante claro que todo era parte de una estrategia cuidadosamente planificada. Y sirvieron para entender por qué en los estudios financiados por las empresas de refrescos la probabilidad de relacionar el consumo de azúcar con el sobrepeso suele ser mucho menor (18).

La divulgación de estas prácticas por parte de una de las compañías más poderosas del mundo despertó un interés público sobre el tema y en poco tiempo aparecieron evidencias de que el *Global Energy Balance Network* no era más que la punta del iceberg. Supongo que viendo que existía un enorme riesgo de destrozar irremediablemente su imagen, los directivos de Coca-Cola decidieron adelantarse a los acontecimientos y dar a conocer los números concretos sobre su participación en estudios relacionados con la salud, publicando en sus webs información detallada al respecto. Los datos mostraron una situación en la que se veían salpicadas todo tipo de comunidades científicas, asociaciones médicas y sanitarias norteamericanas, que habían recibido casi 120 millones de dólares durante los últimos cinco años. Uno de los directivos de la empresa llegó a justificar y explicar esta "inversión" con el siguiente párrafo (19):

"Nuestro compromiso y el apoyo financiero a estos respetados expertos, instituciones y organizaciones, se hicieron con la mejor de las

intenciones - para informar a nuestro negocio, apoyar a nuestras comunidades locales y solucionar y dar soporte a los problemas de salud pública a los que se enfrentan las personas en los Estados Unidos y en todo el mundo".

Durante unos meses el revuelo fue bastante importante y despertó todo tipo de críticas por parte de colectivos muy influyentes en el mundo científico. Por ejemplo, los primeros espadas de la Escuela de Salud Pública de Harvard mostraron en una carta al New York Times su preocupación. También vieron la luz varios editoriales en prestigiosas revistas científicas como British Medical Journal y The Lancet (20).

Esta cascada de consecuencias alcanzó su apogeo antes de finalizar el año. Los responsables de *Global Energy Balance Network* comunicaron oficialmente su disolución y en pocos días incluso los contenidos de su web desaparecieron. Y como no solo se vio afectada la imagen del gigante norteamericano, sino también la de varios de sus socios protegidos, algunos de ellos, como la *American Academy of Pediatrics* y la *Academy of Nutrition and Dietetics*, decidieron poner fecha límite a sus relaciones.

Poco después, otro trabajo de investigación mostró que el *Global Energy Balance Network* no era más que uno de los casos y que debajo de las alfombras todavía quedaba mucho por ver. Sus autores quisieron conocer hasta dónde llegaban los tentáculos de los dos grandes de la industria norteamericana de bebidas, Coca–Cola y PepsiCo, así que recopilaron y analizaron datos al respecto del periodo 2011–2015. Y concluyeron que 96 entidades relacionadas con la salud (de las cuales 63 eran públicas) habían recibido financiación de alguna de estas dos empresas. Con la sorprendente presencia en la lista de entidades como la *American Diabetes Association* y la *Juvenile Diabetes Research Foundation*, considerando la relación entre el consumo de refrescos y el aumento de riesgo de sufrir diabetes. Además, también descubrieron que, directamente o mediante grupos de presión asociados, ambas compañías habían actuado en 28 ocasiones contra la implementación de legislación que afectaba a sus productos, cuyo objetivo era mejorar la salud de los ciudadanos. Y tan solo en una ocasión se habían mostrado favorables, aunque poniendo una gran cantidad de objeciones y obstáculos. No hace falta profundizar demasiado para deducir que todas estas iniciativas podían afectar negativamente a sus ventas (21).

Pero le recuerdo que todo esto sucedió en Estados Unidos y que Coca-Cola es una compañía con presencia en todo el mundo. Así que, como era esperable, posteriormente hemos ido conociendo datos proporcionados por la propia empresa (normalmente desde las webs que tiene en cada uno de sus países) que confirman que estas prácticas eran algo habitual.

Por ejemplo, en Australia se dedicaron 1,7 millones de dólares a estos menesteres durante los últimos cinco años (22). Y en España 4,5 millones de euros durante el mismo periodo, que se repartieron entre varias universidades y entidades relacionadas con la salud (23). La asociación independiente "Dietética Sin Patrocinadores" hizo un pequeño análisis de la información facilitada por Coca-Cola España y señaló a los mayores beneficiarios de estos fondos, entre los que estaban las entidades habituales relacionadas con la nutrición. Entre ellas se podía identificar a varias que también habían sido citadas en el informe "*Confiad en mí*" y algunas de las que suelen mencionarse con frecuencia en los textos de *publicidad disfrazada de noticias*: Federación Española de la Nutrición (FEN), Federación Iberoamericana de la Nutrición (FINUT), Sociedad Española de Nutrición Comunitaria (SENC), Fundación para la Investigación Nutricional (FIN), Federación Española de Sociedades de Nutrición, Alimentación y Dietética (FESNAD), entre otras. El análisis del destino dado a las ayudas dejaba claro que la mayor parte del dinero se dedicaba a congresos, simposios y conferencias, seguido por los estudios científicos. Unos datos coherentes con la tipología de la actividad "científica" que se suele ver en España en el ámbito de la nutrición: muchas charlas y encuentros y poca investigación.

Bien, considerando que estos datos y sucesos vieron la luz en un periodo de tiempo relativamente corto, aproximadamente un año, es complejo imaginar lo que ha estado pasando durante las últimas décadas en todos los países del mundo, en torno a la mayor parte de la investigación sobre nutrición financiada por la industria alimentaria.

¿Usted se fiaría de ella?

Antes de responder, le invito a una reflexión. Póngase en el lugar de los directivos de Coca-Cola, y responda a la siguiente pregunta: ¿Usted financiaría estudios que tengan elevadas probabilidades de llegar a resultados negativos sobre sus productos y que posteriormente serán publicados en numerosas revistas y medios de comunicación? Y ahora póngase en el lugar de los investigadores generosamente financiados una y otra vez por Coca-Cola, y responda a esta otra: ¿Usted escribiría libremente y publicaría de forma abierta y sin ninguna preocupación resultados negativos sobre los productos fabricados por quien le aporta buena parte de sus ingresos?

Alimentos aún más saludables... o no

Es momento de desviar ligeramente el foco de nuestra crónica y pararnos durante un rato en otro tema. Otro tema muy relacionado con lo comentado en el capítulo anterior sobre los nuevos alimentos, ya que precisamente se refiere a una tipología de productos relativamente nuevos, que teóricamente ofrecen más y mejor, más nutrientes y mejor salud. Vamos a hablar de los alimentos funcionales o fortificados, un segmento que ha mostrado un espectacular desarrollo durante los últimos años. Pero he decidido incluirlos en este apartado porque, como podrán comprobar, su éxito se sustenta en una gran cantidad de información confusa y poco fiable. De hecho, son otro buen ejemplo de cómo la ciencia y la salud es un tándem que, bien utilizado, puede convertirse en una de las herramientas más poderosas para vender.

Si usted suele acudir al supermercado, se habrá encontrado con ellos fácilmente; los cereales y los lácteos enriquecidos suelen dominar las estanterías dedicadas a estos productos, aunque hoy en día podemos comprobar cómo casi cualquier alimento procesado tiene su versión "funcional": Zumos, galletas, batidos, margarinas, café, chocolate, refrescos, embutidos, panes.... Todos ellos suelen mostrar orgullosos algún tipo de afirmación o declaración relacionada con esas supuestas ventajas para la salud (*health claims* en inglés), acompañadas de un precio bastante elevado. Y es de suponer que aportan a sus fabricantes un beneficio lógicamente proporcional.

Pero ¿qué son exactamente estos alimentos? Si usted consulta la Wikipedia, se encontrará con la siguiente definición:

"Los alimentos funcionales son aquellos alimentos que son elaborados no solo por sus características nutricionales sino también para cumplir una función específica como puede ser el mejorar la salud y reducir el riesgo de contraer enfermedades. Para ello se les agregan componentes biológicamente activos, como minerales, vitaminas, ácidos grasos, fibra alimenticia o antioxidantes, etc."

Es decir, son alimentos a los que se les ha añadido algo extra que podría aportar beneficios para la salud. No hay que confundirlos con los suplementos o las pastillas.

Sin embargo, aunque la siempre solícita Wikipedia los describe bastante bien, la realidad es que entre los expertos no existe una definición oficial, rigurosa y aceptada de lo que son los alimentos funcionales. Aunque el término se utiliza profusamente, lo cierto es que las autoridades de mayor rango no han consensuado una definición precisa. Y aunque, como veremos más adelante, en la actualidad existe normativa reguladora específica sobre el tema, durante muchos años los fabricantes de alimentos han tenido casi *barra libre* para desarrollar y poner en el mercado alimentos de este tipo y etiquetarlos casi como les diese la gana, luciendo las afirmaciones de supuestos beneficios para la salud que se le ocurriese al responsable de marketing de turno.

Y no es porque no existiesen leyes; en España estuvieron en vigor el Real Decreto 1907/1996 - sobre publicidad y promoción comercial de productos, actividades o servicios con pretendida finalidad sanitaria - y el Real decreto 1334/1999, sobre la norma general de etiquetado, presentación y publicidad de los productos alimenticios. Pero eran claramente insuficientes, porque las etiquetas de entonces eran casi un escándalo. Leyendo las afirmaciones que incluían algunas de ellas parecía que en lugar de alimentos estábamos comprando medicamentos, cuando los únicos protocolos sanitarios que habían pasado eran exactamente los mismos que los alimentos normales, asociados a su posible toxicidad e higiene.

Afortunadamente, en el año 2007 el Parlamento Europeo aprobó el Reglamento 1924/2006 relativo a las declaraciones nutricionales y de propiedades saludables en los alimentos, otorgando a la Autoridad Europea de Seguridad Alimentaria (*European Food Safety Authority – EFSA*) la potestad de control y regulación de todos estos productos y para comprobar que el beneficio específico para la salud esté científicamente demostrado. Desde entonces su labor ha sido la de garantizar la protección al consumidor introduciendo la evaluación científica como requisito previo para poder realizar una declaración o *health claim*.

Como principios generales, el reglamento establece que se deben cumplir las siguientes condiciones para una declaración o afirmación:

- *No deberá ser falsa, ambigua o engañosa*

- *No deberá dar lugar a dudas sobre la seguridad y/o la adecuación nutricional de otros alimentos*

- *No deberá alentar el consumo excesivo de un alimento*

- *No deberá afirmar, sugerir o dar entender que una dieta variada y equilibrada es insuficiente para aportar las cantidades adecuadas de nutrientes*

- *No deberá referirse a cambios en las funciones corporales que puedan generar alarma o miedo en el consumidor*

- *No debe ser incoherente con los principios de nutrición y salud generalmente aceptados, fomentar el consumo excesivo de cualquier alimento o desacreditar las buenas prácticas dietéticas*

Y tras a evaluación por parte de los expertos de la EFSA, solo se autorizará la declaración si se cumplen las siguientes condiciones:

- *Se ha demostrado científicamente un efecto beneficioso derivado de la presencia, ausencia o contenido reducido de la sustancia sobre la que se hace la declaración.*

- *La sustancia objeto de declaración está presente en una cantidad significativa para producir el efecto beneficioso.*

- *La sustancia objeto de la declaración está ausente o se ha reducido en una cantidad suficiente para justificar el efecto beneficioso.*

- *La sustancia objeto de declaración se encuentra en una cantidad asimilable por el organismo*

- *La cantidad de producto que razonablemente pueda consumirse aporta la cantidad necesaria (del componente objeto de la declaración) para producir el efecto beneficioso.*

- *El consumidor medio puede entender la declaración*

- *La declaración hace referencia a los alimentos listos para su consumo.*

Para concretar aún más de qué estamos hablando, en el reglamento se identifican los siguientes tres tipos de posibles declaraciones:

- *Nutricionales: Declaración que afirme, sugiera o dé a entender que un alimento posee propiedades nutricionales benéficas específicas con motivo de su aporte energético y los nutrientes que contiene, que contiene en proporciones reducidas o incrementadas.*

- *De propiedades saludables: Declaración que afirme, sugiera o dé a entender que existe una relación entre una categoría de alimentos, un alimento o uno de sus constituyentes y la salud.*

- *De reducción de riesgo de enfermedad y relativas al desarrollo y la salud de los niños: Declaración que afirme, sugiera o dé a entender que el consumo de una categoría de alimentos, un alimento o uno de sus constituyentes reduce significativamente un factor de riesgo de aparición de una enfermedad humana.*

Como a veces la mejor forma de entender algo es con ejemplos, estas son algunas declaraciones aprobadas y que podemos haber visto en algunos alimentos:

- *"Ayuda a prevenir enfermedades cardiovasculares".*
- *"Contribuye al funcionamiento del cerebro".*
- *"Mantiene la salud de tus huesos".*
- *"Cuida tu flora intestinal".*
- *"Refuerza tu sistema inmunitario".*
- *"Reduce el colesterol".*

Bien, supongo que ya se habrá situado y sabrá de qué estamos hablando. Incluso es muy probable que los haya comprado con frecuencia y que piense que no son una mala opción. Quizás sean algo caros, pero utilizados en su medida y debidamente controlados por la mencionada normativa, que no tiene mala pinta, podrían ayudar a mejorar la ingesta de ciertos nutrientes y, por consiguiente, la salud de la población.

Pero lamento decirle que si ha pensado eso, está bastante equivocado.

De lo que no hay ninguna duda es que los alimentos funcionales aportan jugosos dividendos a sus fabricantes, ya que sus ventas se cifran anualmente en al menos cien mil millones de dólares, permitiéndoles diversificar, diferenciarse de la competencia y llegar a todos los nichos de mercado (24). Pero ¿son útiles? Si cumplen la normativa rigurosamente y se aprueban, ¿no deberían aportar los beneficios que prometen? ¿Acaso no es eso lo que la EFSA comprueba?

La cosa no es tan sencilla de responder. Lo cierto es que el primer obstáculo para que este tipo de alimentos pudieran ser realmente útiles, llegó paradójicamente, y probablemente de forma involuntaria, de la propia administración. Resulta que tras el reglamento de 2006 y mucho trabajo por parte de la EFSA (44.000 solicitudes, de las cuales solo una pequeña parte consiguió una resolución favorable), tras analizar todo lo ocurrido y las tendencias e intereses de la industria, en el año 2012 se aprobó una nueva normativa para complementar y apoyar la de 2006. Se trataba del *"Reglamento 432/2012 por el que se establece una lista de declaraciones autorizadas de propiedades saludables de los alimentos distintas de las relativas a la reducción del riesgo de enfermedad y al desarrollo y la salud de los niños"*. ¿Y qué era? Pues un documento que pretendía poner un poco de orden en el maremágnum de declaraciones con las que se habían encontrado los expertos de la EFSA. Se trataba de una lista de más de doscientas de ellas, las que podrían ser más interesantes para los fabricantes y consumidores y sobre las que existía cierto consenso científico. En el documento además se describía la posible utilización de dichas declaraciones, es decir, la forma en la que se permitía asociar una declaración a un componente o nutriente específico. De esta forma, cualquier alimento que lo contuviera en las cantidades y condiciones especificadas, podría hacer uso de la misma.

Como quizás todo esto le haya parecido un poco confuso, le pondré un ejemplo.

El ácido docosahexaenoico (DHA) es un ácido graso esencial poliinsaturado de la familia de los omega-3. Pues bien, el reglamento de 2012 autoriza la declaración siguiente:

"El ácido docosahexaenoico contribuye a mantener el funcionamiento normal del cerebro".

Pero con la condición de que se cumpla lo siguiente:

"Esta declaración solo puede utilizarse respecto a alimentos que contienen un mínimo de 40 mg de ácido docosahexaenoico por 100 g y por 100 Kcal. Para que un producto pueda llevar esta declaración, se informará al consumidor de que el efecto beneficioso se obtiene con una ingesta diaria de 250 mg de ácido docosahexaenoico".

Ahora le queda más claro, ¿verdad? Pues sepa que el documento de la EFSA estaba formado por unos dos centenares de características

208

similares que implicaban a varias decenas de nutrientes (hay bastante menos cantidad de nutrientes que declaraciones porque algunos nutrientes, como por ejemplo el calcio o el magnesio, tienen diversas declaraciones asociadas).

¿Y qué problema hay con este nuevo reglamento? ¿Acaso no ayuda a dejar claro a las empresas qué está más o menos demostrado? Supongo que eso era lo que pretendía, pero el efecto ha sido otro, muy diferente. Podría decirse que a la industria alimentaria le han dado la mano y ella se ha llevado hasta el codo.

Para explicárselo, le pondré otro ejemplo, en este caso ficticio. Siguiendo el caso anterior, el del DHA, se podría crear el siguiente producto: Un bebible, al que se le añade gran cantidad de azúcar, colorantes, saborizantes y 40 mg de ácido docosahexaenoico (DHA). Seleccionaríamos un buen nombre comercial (por ejemplo "SIEMPREACTIVO PLUS") y en la etiqueta, además del nombre, pondríamos un fondo en el que se vea a un joven estudiando sonriente o un anciano haciendo crucigramas. Junto con el dibujo de un cerebro parpadeante. Y en una esquina, en pequeñito, añadiríamos el texto *"El ácido docosahexaenoico contribuye a mantener el funcionamiento normal del cerebro"*.

¿Qué pensará el 99% de las personas que vean el producto? Pues que esa bebida es muy saludable y que mantiene o mejora el rendimiento cognitivo. Pero si vuelve a leer la declaración, verá que es mucho menos emocionante: *"contribuye a mantener el funcionamiento normal del cerebro"*. Normal no es extraordinario. Ni siquiera se especifica en qué situación o contexto. Realmente es una declaración clínicamente muy discutible. Pero el potencial comprador se quedará con las imágenes del envase, con los mensajes subliminales y con las insinuaciones. Y con seguridad no se dará cuenta del resto de aditivos que tiene ese producto, ni del exceso de azúcar. Y, lo que es más importante, nadie le informará de que hay alternativas mucho más baratas y razonables. Si come pescado, obtendrá DHA, con una ventaja añadida: no tener que ingerir "de regalo" componentes innecesarios como el azúcar y ciertos aditivos, que en su conjunto hasta podrían ser contraproducentes. O mejor dicho, dos ventajas: el pescado también aporta una buena cantidad de otros nutrientes realmente interesantes.

En definitiva, este nuevo reglamento no exige al fabricante demostrar la eficacia del producto en su conjunto, como es lógico pensar que se deba hacer (no se come un componente aislado, sino todo el alimento, con muchos componentes de efectos muy diversos). Le permite añadir una cantidad establecida de un componente aislado seleccionado y directamente incluir la declaración correspondiente, independientemente del resto de ingredientes, aunque sean tan desaconsejables como una gran cantidad de azúcar añadido. Y le ofrece infinitas oportunidades para adornar y enfocar hacia la salud sus campañas de marketing, con insinuaciones poco honestas sobre el rendimiento del cerebro y con imágenes del estudiante o el abuelo feliz y superactivo.

Pero esto no es lo peor, claro. No solo se trata de confundir al consumidor con maravillas que podrían deducirse de las declaraciones exageradamente utilizadas ni de los desproporcionados precios que se suelen pagar respecto al valor añadido aportado. Cuando las personas empiezan a tomar suplementos o componentes añadidos que supuestamente mejoran la salud, de forma inconsciente interiorizan que su ámbito de influencia es mucho mayor, casi parecido a un medicamento. Y que sus propiedades van más allá de las que se le podrían atribuir por el componente activo. Esta sobrevaloración finalmente desemboca en una falsa sensación de protección, también llamada "efecto halo", que hace que se genere un exceso de confianza y se descuide el resto de hábitos, incluido el resto de la dieta (25).

Pero no quisiera confundirle; éste es un libro sobre el sobrepeso y exponiéndole esta realidad no quiero decir que los alimentos funcionales sean los principales responsables de la obesidad, ni mucho menos. Pero son parte del enorme entramado de intereses, confusión y de medias verdades creado en torno a la alimentación, que empuja a la gente a comprar y comer productos atractivos, caros e innecesarios y a desviar su atención de lo que realmente es importante y demostradamente saludable en una dieta. La utilización de alegaciones de salud o "health claims" se ha convertido en una estrategia de venta tan eficaz que los fabricantes de alimentos procesados y ultraprocesados cada día la utilizan en más tipos de productos, haciendo pensar a la gente que pueden ser beneficiosos para la salud, aunque no haya pruebas sólidas de ello (26). Gran parte de los niños toman cada día raciones importantes de cereales de desayuno fortificados con vitaminas... y llenos de azúcar. Y también bebibles lácteos y zumos ingeniosamente suplementados para que parezcan que pueden sustituir e incluso superar a la leche fresca o la fruta completa...y generosamente azucarados. Y galletas con minerales y miel, que les aportarán micronutrientes y esa energía... que les sobra, junto con gran cantidad de almidón y azúcares añadidos. Mientras, se mantienen alejados de las cinco raciones de frutas y hortalizas diarias recomendadas.

Los más mayores, ante los achaques normales de la edad, también se inclinan con frecuencia por derivados lácteos que prometen cuidar su salud ósea o reducir su colesterol.... Y a la hora de elegir galletas, se inclinan por comer pocas pero "buenas", con minerales, fibra y cualquier otra cosa que suene a saludable. Pero probablemente todo ese dinero gastado sea en balde, ya que lo único demostrado de todo ese tipo de productos es que afectan bastante negativamente a la ya normalmente maltrecha economía de las personas con edad avanzada.

La situación y la normativa pueden llevar a situaciones realmente extrañas y hasta paradójicas, como ocurre con la fructosa. Como probablemente ya sabrá, la fructosa es un azúcar que se encuentra naturalmente en todas las frutas, pero también es uno de los azúcares añadidos más utilizados, ya que se utiliza como el principal ingrediente después del agua en los refrescos azucarados (en forma de jarabe de maíz). Vamos, que su ingesta se ha disparado durante las últimas décadas y muchos expertos opinan que puede tener un gran protagonismo en la epidemia de obesidad. Pues bien, dado que nuestro metabolismo no gestiona igual la fructosa que la glucosa (sigue una ruta metabólica diferente) y como no eleva de forma brusca la concentración de glucosa en sangre, en base al reglamento de 2006 la EFSA aprobó que los alimentos en los que se sustituyera la glucosa por fructosa podrían incluir una declaración relacionada con reducir la respuesta glucémica (27). Algo que, visto al pie de la letra, es cierto, pero que sugiere que la ingesta de este tipo de azúcar puede ser beneficiosa comparada con la de otros azúcares. Sin embargo, todas las evidencias, recomendaciones y expertos (incluso la EFSA en su texto original) afirman que la fructosa en exceso puede ser dañina y que es mejor pensar en reducirla.

Así que ¿realmente es conveniente autorizar declaraciones positivas para la fructosa cuando hasta la OMS está recomendando que la mayor parte de la población debería reducir su ingesta?

La dificultad de comprar comida

La gestión de las influencias y la difusión de información engañosa disfrazada de ciencia es probablemente la cara más deplorable de los recursos que utiliza cierta industria alimentaria en esta guerra despiadada, para confundir nuestro criterio sobre la salud y los alimentos y conseguir su objetivo principal: seguir vendiendo productos. Pero sus estrategias de persuasión no se limitan a este ámbito, ya que todavía no hemos hablado la parte más poderosa de su artillería, el marketing más tradicional.

Si le pregunto sobre la tarea de hacer la compra de alimentos, usted quizás me responda que le gusta más o menos, que probablemente sea algo que le ocupa bastante tiempo (sobre todo si su familia es numerosa) o que consume una parte importante de su presupuesto. Pero es poco probable que lo califique como algo difícil o complejo. Los supermercados de hoy en día han sido cuidadosamente diseñados para ofrecer todo tipo de opciones, comodidades y complementos que convierten el proceso de compra en algo que podría calificarse como casi intuitivo e inconsciente. Después de todo, se trata de pasear por luminosos pasillos e ir introduciendo en la cesta o el carrito los productos con los que nos vayamos topando. Poco más, ¿no cree?

Pero veamos los matices, porque en los matices está la clave.

Cuando compramos productos frescos realizamos una respetable actividad de inspección visual de los alimentos: color, forma, textura y aspecto de frutas, hortalizas, carne y pescado. Nuestro conocimiento, experiencia y preferencias nos permitirán hacerlo con relativa facilidad, intuitivamente, a pesar de la gran diversidad y variedad de presentación y acabado de productos frescos de la que disfrutamos normalmente en los países desarrollados.

No creo que casi nadie tenga dificultad en identificar un tomate en mal estado echándole un vistazo y palpándolo ligeramente. O una carne demasiado pasada, observando su aspecto externo y, quizás, apoyándose un poco en el olfato. Son cuestiones de seguridad alimentaria que normalmente no ocurren en los supermercados actuales, pero nuestro cerebro sigue valorándolos así - por eso los vendedores prefieren exponer los tomates cada vez son más brillantes y tersos y las carnes más rojas y regulares-. Y no hay más cuestiones que analizar, porque la complejidad de los productos frescos queda ahí.

¿Qué alimentos frescos son preferibles para una buena salud? Como veremos con más detalles en próximos capítulos, también las ideas son bastante simples y claras: los estudios más recientes asocian prácticamente todos los alimentos frescos a más longevidad y beneficios, con pequeños matices respecto a carnes y pescados que se resuelven fácilmente priorizando la carne blanca y el pescado sobre la roja (28). Y poco más.

Ahora pasemos a los alimentos altamente procesados. De nuevo la inspección visual sigue siendo el recurso fundamental para el que estamos genéticamente preparados, así que serán las coloridas etiquetas, logotipos y envases los que, de forma bastante inconsciente también, guiarán nuestros pasos y decisiones. Los expertos lo saben perfectamente y por eso dedican tanto esmero y recursos a diseñarlos.

Pero imaginemos que usted quiere no dejarse influir por tanta fachada y decide seleccionar aquellos alimentos que, según sus conocimientos sobre alimentación, probablemente puedan considerarse como más saludables. ¿Cree que lo tendrá fácil? Pues le adelanto que le espera una ardua labor, sobre todo y paradójicamente, si sabe algo sobre nutrición, como supongo que será el caso del lector de este libro.

Para que vea que no exagero, le voy a enumerar algunas de las cuestiones que tendrá que resolver para saber si un alimento es más sano que otro, normalmente estudiando las diminutas tablas nutricionales y los inaccesibles listados de ingredientes:

- Cereales de desayuno: ¿Cuál tiene menos azúcar? ¿Y más fibra? ¿Están fortificados? ¿Con qué vitaminas y en qué dosis? ¿Cuántas calorías aporta cada uno?

- Galletas: ¿Cuáles son las que más harina integral han utilizado como materia prima? ¿Y las que menos azúcar tienen? ¿Cuál es la que más fibra aporta? ¿Y la que menos calorías? ¿Tienen aditivos superfluos?

- Salsas: ¿Qué cantidad de vegetales tiene? ¿Y de aceite? ¿Qué tipo de aceite utilizan? ¿Cuánto azúcar se ha añadido? ¿Contiene grasas no deseables? ¿Y aditivos o colorantes innecesarios?

- Derivados lácteos: ¿Cuál es el que mejor perfil de grasas aporta? ¿Está fortificado? ¿Tiene azúcares añadidos? ¿Qué otros ingredientes contiene, además de la leche?

Son tan solo unos pocos ejemplos de grupos de alimentos, la realidad es que en cada visita al supermercado tendrá que lidiar con muchos más. Y para cada grupo, las opciones serán numerosísimas, con gran cantidad de marcas y acabados, cuyas diferencias, nutricionalmente hablando, se ocultarán bajo estrategias de marketing y publicidad sofisticada.

De cualquier forma, si usted es de los que se siente capaz de llevar a cabo esta labor de detective de forma exitosa, le aseguro que la tarea es bastante más complicada de lo que parece. Mientras escribía el libro, yo mismo hice un experimento en este sentido, que creo que ilustra bastante bien la situación.

Mi objetivo era seleccionar un alimento concreto, salsa de tomate - en concreto la denominada "tomate frito" - en su versión más saludable, teniendo en cuenta sus ingredientes y su composición. Para simplificar el trabajo hice una preselección previa: decidí limitarme a una sola marca y a sus tres tipos de tomate frito. Podía haber buceado entre media docena de marcas, pero ya que era un experimento previo, preferí centrarme en una pequeña muestra. Y, como podrá comprobar, tampoco hizo falta más para llegar a unas conclusiones bastante claras.

Para empezar, en el frontal de las tres etiquetas estaba la denominación de cada tomate; "Estilo Casero", "Receta Artesana" y "Básico". Las primeras dudas surgieron entre los dos primeros. Con lo de "casero" tenía bastante claro lo que se pretendía transmitir: que se había fabricado de forma similar a como se hace en casa. Lo de "artesano" ya era menos obvio, aunque considerando que algo se suele considerar artesano cuando está hecho a mano o por una persona, se podría pensar que guardaba cierta relación con el calificativo "casero". Supongo que los expertos en imagen y marketing habían hecho los correspondientes estudios y eligieron estos nombres por razones concretas, para dirigirse a nichos específicos de clientes, pero lo cierto es que personalmente ambos me sugirieron prácticamente lo mismo.

Pero sigamos con las pesquisas.

Al girar los frascos, estas eran las listas de ingredientes de cada uno:

Estilo casero: Tomate y tomate concentrado (140 gr para producir 100 gr de tomate), cebolla (8%), aceite de oliva (8%), azúcar, almidón modificado de maíz, sal y acidulante (ácido cítrico)

Receta artesana: Tomate (75,6%), aceite de oliva (14,8%), azúcar, sal, ajo y acidulante (ácido cítrico)

Básico: Tomate, aceite de girasol (3%), almidón modificado de maíz, verduras (cebolla y ajo), azúcar, sal y acidulante (ácido cítrico)

Como puede observar, el casero y el artesano presentaban ingredientes similares, aunque a favor del último se observaban varios puntos: no contenía tomate concentrado, añadía más aceite de oliva, no se le había añadido almidón e incluía el siempre interesante ajo. Y el último, el tomate frito básico, sobre todo se diferenciaba en el aceite, que tenía menos cantidad y era de girasol.

¿Cuál le parece más saludable? ¿Se anima a elegir alguno? Le ruego que lo intente. Si no lo ve claro, seguimos recabando más información.

Esta era la composición nutricional de cada uno de ellos (en gramos por cada 100 gr):

	Casero	Artesano	Básico
Kcal	112	215	73
Grasas	8,3	15,2	3,5
G.saturadas	1,1	2,5	0,4
Carbohidratos	7,8	16,3	8,9
Azúcares	4,4	14,7	6,5
Proteínas	1,2	2	1,2
Sal	1	1,5	0,9

Como puede observar, el básico era el que menos calorías aportaba. Pero también el único que utilizaba un aceite considerado inferior. El artesano era el que tenía más aceite de oliva, pero claro, más aceite es igual a más calorías y a más grasas saturadas (porque el aceite de oliva también tiene grasas saturadas, algo poco conocido por la mayoría). Además, el artesano era el que más azúcar y más sal presentaba, con una significativa diferencia.

¿Ahora tiene claro cuál es el más saludable?

Añadamos una variable más a esta compleja ecuación, el precio por kilo: 3,28€ el casero, 3,83€ el artesano y 1,03€ el básico.

Teniendo en cuenta todo ello, ¿cuál compraría usted? No se sienta culpable si no lo tiene nada claro. Yo tampoco.

Con todos estos datos, seguramente piense que en este caso es probable que finalmente, compremos por precio o por sabor (u otras propiedades organolépticas). Pero los expertos en marketing saben muy bien que realmente, en gran parte de los casos, la decisión de compra se realizará por intuición; por lo que nos sugiere su nombre y el aspecto de su etiqueta. Si no le da importancia al tomate y su economía es ajustada, se inclinará por el básico. Si puede permitirse algún capricho o está pensando en utilizarlo en un plato especial, es probable que prefiera el artesano o el casero, en función de cuál de los dos le inspire ideas más sugerentes,

Este caso tan sencillo ilustra muy bien lo que pasa en con muchos más alimentos. Si con el tomate frito la situación le parece compleja (le adelanto que con otras salsas ocurre parecido), la situación con otros productos altamente procesados es incluso peor. No vamos a realizar un análisis detallado de todos ellos, pero le puedo asegurar que si dedica un tiempo a recopilar unos cuantos listados de ingredientes y tablas de composición nutricional, su confusión aumentará exponencialmente. Y si no es un experto, se sentirá incapaz de elaborar un criterio para decidir cuáles son los más saludables. Los fabricantes segmentan y focalizan cada uno de sus productos a nichos de clientes específicos mediante palabras, mensajes y dibujos perfectamente estudiados, que acaparan la mayor parte de la atención del comprador.

Por ejemplo, entre los cereales de desayuno para adultos, podrá identificar claramente los dirigidos a diferentes colectivos: personas estreñidas, que quieren adelgazar, que desean comer sano o que desean un "capricho", en plan golosina. Además de los indiferentes, claro. Las figuras, imágenes, colores y palabras de las cajas están diseñadas para que los potenciales compradores decidan rápido: Letras sinuosas y sugerentes, fibra, frutas, letras con vitaminas, colores, chocolate... Pero si después compara la composición nutricional y los ingredientes, verá que las diferencias son más bien escasas entre unos y otros. Y, por supuesto, ninguno de ellos ha demostrado científicamente su utilidad ni beneficios para ninguna de esas situaciones. Pero legalmente no lo necesitan, porque no afirman nada concreto, solo lo sugieren.

Con las galletas para adultos ocurre algo parecido. Además de las consideradas "normales" y dirigidas a una minoría indiferente, encontramos las que insinúan beneficios para la salud (digestión, colesterol, fibra...), las que podrían ser más permisibles estando a dieta (sin azúcares, bajas en grasas...) y las reservadas para capricho o excesos. Pero, una vez más, los ingredientes son similares, las composiciones nutricionales muy parecidas y los supuestos beneficios solo teóricos, nunca probados de forma específica y rigurosa.

Como ya he comentado, esta situación cada vez se repite entre más grupos de alimentos ultraprocesados, que se segmentan y orientan a clientes con preocupaciones específicas: derivados lácteos (yogures, leches, bebibles...), carnes procesadas (fiambres, salchichas, embutidos...), panes, refrescos, zumos... Esta especialización precipita la toma de decisiones en los compradores, convirtiéndola en algo casi automático y generando una percepción global de que se están comiendo cosas especialmente saludables y recomendables. Lácteos con pocas calorías. Carnes bajas en grasas. Panes con fibra.

Pero realmente está ocurriendo exactamente lo contrario.

¿Acaso los fabricantes nos engañan? Podría decirse que no. Al menos, no demasiado. La verdad es que pueden aducir a su favor el hecho de que cada vez incluyen más información nutricional y sobre los ingredientes. Pero esto es una verdad a medias. Cualquier especialista en publicidad sabe que la utilidad práctica y real de las etiquetas es muy escasa. Los estudios han mostrado que la compra de alimentos se decide con el corazón más que con el cerebro. O, mejor dicho, con el cerebro inconsciente más que con el cerebro consciente, ya que cegado por oleadas de dopamina, elige incluso antes que seamos conscientes de ello. Los expertos en marketing saben perfectamente lo que persuade cuando se habla de nutrientes: llamar la atención con mensajes destacados y llamativos, positivamente sobre de la presencia los considerados saludables *("Con hierro", "con fibra", "alto en proteínas")* y resaltando la inexistencia de los considerados insanos o negativos para la salud (*"bajo en grasas", "sin azúcares añadidos", "bajo en calorías", "sin grasas trans", "sin gluten"*), aunque la evidencia de efectos positivos o negativos de estos alimentos deje mucho que desear. De hecho, los estudios indican que estos mensajes pueden ser incluso contraproducentes, dando lugar a un mayor consumo de productos poco recomendables y a una mayor ingesta de energía (29).

Este poderoso marketing basado en la salud incluso puede llegar a tales extremos, que roza la caricatura. Por ejemplo, Kellogs, una de las mayores empresas alimentarias del mundo, creó la marca *"MorningStar Farms"* para vender productos basados en vegetales y supuestamente saludables. En su imagen corporativa incluía muchos colores verdes y tostados y bucólicas fotografías de pastos frescos y campos naturales. Pues bien, uno de los productos ofrecidos por esta marca eran las *cintas de beicon vegetales*. Como lo oye, beicon vegetal. Supongo que dirigido al colectivo vegetariano, que parece que podría añorar esta sabrosa parte del cerdo. Y bastaba leer las diminutas etiquetas que había en la parte de detrás del envase para comprobar que realmente se trataba de una especie de imitación, un producto ultraprocesado fabricado a partir de los siguientes ingredientes (copiados literalmente):

"Clara de huevo, aceite de soja con terbutil hidroquinona, concentrado de proteína de soja, almidón de maíz modificado, gluten de trigo, proteína vegetal hidrolizada, glicerina, sal, aislado de proteína de soja, citrato de sodio, fosfato de sodio, azúcar, saborizantes naturales y artificiales, levadura de torula, caramelo, fosfato monocálcico, tripolifosfato de sodio, saborizante de humo, ácido málico, goma guar, extracto de levadura, goma de algarroba, sulfito de sodio, colorantes red #3 y yellow #6,carragenina, inosinato disódico, guanilato disódico, niacinamida, sulfato ferroso, leche en polvo desnatada, vitaminas B1, B2 y B6, ácido cítrico y cianocobalamina."

Lo reconozco, yo mismo nunca había oído hablar de unos cuantos.

Imagino que, llegados a este punto, habré conseguido transmitirle la confusión que realmente existe en nuestra mente respecto a qué es una comida saludable, cómo procesamos los mensajes publicitarios y qué criterios utilizamos para hacer elecciones saludables. Pero si toda esta situación es preocupante entre los adultos, entre los niños ha llegado a un punto especialmente alarmante, como veremos a continuación.

No hay piedad para los niños

Hoy en día, afortunadamente, la sensibilidad en tono a la limitación de la publicidad dirigida a los niños es elevada. Social y normativamente se ha avanzado mucho para respetar a la infancia cuando se trata de vender. Por ejemplo, todos los años se denuncian y retiran casi de inmediato anuncios de juguetes engañosos o poco realistas. O respecto al sexismo, cualquier tipo de publicidad infantil está bajo estrecha vigilancia y cada día es menos habitual. En la televisión, el mecanismo de comunicación más utilizado hasta ahora por niños y adolescentes - aunque en breve será superada por internet, las redes sociales y los dispositivos móviles - la publicidad en horario infantil suele estar bastante controlada, tanto en calidad como en cantidad.

Por otro lado, todos los productos dirigidos específicamente a los más pequeños (juguetes, ropa, artículos de ocio) deben cumplir estrictas normas de seguridad (tamaño, toxicidad, manipulación...) que se controlan con rigor y eficiencia, habiendo permitido reducir de forma muy importante los riesgos y los accidentes, que siempre son especialmente dramáticos cuando se trata de niños.

Pero ¿y la publicidad sobre alimentación? ¿Cómo se regulan los anuncios y el marketing dirigido a los niños sobre los alimentos que comen?

Sorprendentemente, en el momento de escribir estas líneas las únicas directrices existentes sobre la publicidad alimentaria infantil podrían resumirse en una par de estrategias o mecanismos.

El primero de ellos es la prohibición general de publicidad en los centros educativos. Podríamos pensar que, a diferencia de lo que ocurre en otros países y gracias a la universalización de la educación pública, en general en España los colegios suelen estar libres de publicidad.

Aunque no es extraño encontrar algunas excepciones, como por ejemplo las habituales *esponsorizaciones* de algunas actividades extraescolares o deportivas (mediante donación de uniformes o premios).

Pero esta falta de publicidad quizás no sea tan clara como en un primer momento pudiera parecer. ¿Y si alguien es capaz de, una vez más, de disfrazarla, enmascararla y ofrecerla como algo diferente? ¿Realmente la industria alimentaria respeta a los niños y los colegios y no intentan vender allí sus productos, crear una cultura y costumbres alimentarias concretas, que sobre todo son beneficiosas para el fabricante-comercializador?

Si volvemos al periodo de nuestra crónica de noticias e investigamos un poco al respecto, resulta que en aquella época había varias iniciativas en los colegios españoles relacionadas con la alimentación.

A mediados del año 2014 un importante diario local de Cantabria publicó el lanzamiento de la campaña *"Un bocata en la mochila"*, que incluía los siguientes textos:

"Ni palmeras de chocolate ni pastelitos envueltos en plástico; el objetivo es que los niños de Cantabria merienden cada día un bocadillo de pan crujiente, algo de fruta y leche o sus derivados. (...) Por ello se irá directamente a los colegios, donde se repartirán más de mil bocadillos. (...) la campaña fue presentada ayer por el Concejal de Familia y Servicios Sociales, la doctora y el coordinador de la campaña (...)".

Estas líneas son solo un extracto de la noticia que ocupó casi media página. Venía acompañada de una (supuestamente) divertida fotografía, con los protagonistas del lanzamiento del evento mordiendo sendos bocadillos, entre los que estaba incluso un concejal del partido político de turno.

En principio quizás a usted no le parezca una iniciativa especialmente mala, ya que afirmaba pretender inculcar buenas costumbres alimentarias en los colegios. Pero cuando se profundizaba un poco, la verdad salía a la luz. Detrás estaba una conocida cadena de supermercados, una empresa de embutidos y una empresa de panadería. Eran los promotores reales de la campaña y habían conseguido que el despistado (o quizás no) concejal acudiera a la presentación, para dar un tinte institucional a la misma.

Pero ¿no es el bocadillo una opción sana? Como decían los organizadores, ¿no es mejor que la bollería industrial? Puede ser, pero conviene recordar que el bocadillo suele hacerse con pan blanco y fiambre, es decir, carbohidratos refinados y carne procesada, justo dos alimentos que la mayoría de las recomendaciones dietéticas oficiales sugieren minimizar.

Por otro lado, para dar credibilidad a la iniciativa, de nuevo se había recurrido a la variable de la ciencia, en este caso incorporando a una doctora que se calificaba como "asesora sanitaria". En su web personal esta profesional se autocalificaba como nutricionista sin serlo, se trataba de una licenciada en medicina y no una dietista-nutricionista. Además, entre las especialidades que ofrecía en su consulta privada estaban algunas bastante alejadas de la nutrición… y de la ciencia: naturopatía, acupuntura, iridiología y auriculopuntura. Terapias alternativas sin ningún tipo de soporte científico y que no están aceptadas por la medicina. Para rematar la faena, esta doctora afirmaba en la web de "Un bocata en la mochila" cosas como que el chorizo era bueno (como el que vendía su patrocinador, supongo) pero el paté no tanto, con argumentos que harían tirarse de los pelos a cualquier experto en nutrición.

En definitiva, esta iniciativa *"para promover una alimentación saludable"* no era más que una campaña publicitaria organizada por vendedores de alimentos poco saludables, que se apoyaron en una doctora privada y afín a terapias de eficacia no demostrada, con el apoyo de las autoridades pertinentes. Y, lamentablemente, consiguieron entrar a dar charlas a todos los colegios que quisieron, recomendando y regalando sus productos entre los niños.

Pero este no fue un caso aislado, ni mucho menos. Hubo otros que consiguieron estos mismos objetivos pero de forma bastante más sibilina.

En el año 2007 se creó la Fundación Thao, que seguía perfectamente activa varios años después, en el periodo de nuestra crónica. Según sus creadores, esta era su misión, incluida en el folleto oficial:

"promover hábitos de vida saludables en los niños y las niñas de entre 3 y 12 años, y desde el 2010 en bebés de 0 a 3 años, con materiales específicos, y más concretamente para prevenir el sobrepeso y la obesidad, a través de actividad física más regular y alimentación variada y placentera".

Y en una entrevista concedida al doctor citado como director científico de la fundación, se describía pormenorizadamente el *modus operandi* de la misma (30):

"El protocolo siempre es el mismo: nosotros lo presentamos al alcalde del municipio y, si se adhiere al programa Thao, nombrará como responsable a un técnico interno del ayuntamiento, el cual recibe toda la formación y el apoyo por nuestra parte. Esto incluye el lanzamiento inicial del programa, los materiales y acciones de temporada, y los materiales transversales para desarrollarlo. La totalidad de los contenidos son elaborados por la Coordinación Nacional de la Fundación Thao y revisados por un equipo de dietistas y pedagogos. El compromiso del ayuntamiento debe ser por cuatro años mínimo y hay una pequeña aportación económica en función del número de habitantes. El programa quiere llegar a toda la comunidad, y esto quiere decir a las escuelas, a las familias y a las instituciones que conforman el municipio. Nuestra intención es movilizar e ilusionar a todos los ciudadanos hacia un estilo de vida saludable, pero implementado y liderado desde el municipio y con la implicación de todos los agentes locales: escuelas, profesionales de la salud, empresas y asociaciones, centros deportivos y de ocio, comerciantes, medios de comunicación y guarderías."

Ahora, permítame traducirle lo que significaba en la práctica esta iniciativa: Sin necesidad de entrar directamente en los colegios, lograban el compromiso del ayuntamiento (tras hacerle una aportación económica) y convertían al técnico del ayuntamiento en su representante comercial, transmitiéndole sus ideas, folletos y materiales didácticos, con la condición de que éste lo transmitiera a su vez a los niños en los colegios.

La actividad de la fundación Thao llegó a una importante cantidad de ayuntamientos y centro educativos y para el año 2015 su objetivo era el de llegar a la mitad de la población infantil del país.

¿Y dónde estaba "el truco"? ¿Quizás en este caso se trataba de una iniciativa loable y desinteresada?

Resulta que el fundador y patrocinador principal de la Fundación Thao era la empresa alimentaria Nestlé. Y en las recomendaciones dietéticas que se daba a los niños, los alimentos de esta empresa no salían mal parados, claro. Una buena cantidad de las propuestas (sobre todo en los desayunos) los incluían como la opción más saludable, en base a argumentos bastante discutibles.

Pero espere, que aún hay más. También durante aquella época todavía estaba activa otra iniciativa similar, que llevaba actuando bastante tiempo, desde el año 2010. Fue bautizada doblemente como "*Despega con energía*" y "*Desayunos cardiosaludables*" y llegó a una buena cantidad de colegios (más de un centenar) del norte de España, principalmente promovida por la asociación de enfermos del corazón "Corazón Vivo". De nuevo leyendo la información general sobre la misma, nuestro primer pensamiento podía ser favorable. Si no fuera porque, una vez más, al profundizar un poco, el rigor brillaba por su ausencia y las influencias espurias eran evidentes.

Por ejemplo, en una de sus revistas se incluían las siguientes afirmaciones sin ningún tipo de soporte científico, utilizando el *marketing del miedo* (31):

"(...) Algunas de las consecuencias de saltarse el desayuno son decaimiento, falta de concentración y de rendimiento y mal humor, debido al déficit de glucosa, nuestro principal combustible energético."

Bastaba buscar por internet alguna de las crónicas sobre estos "desayunos cardiosaludables" en los colegios para darse de frente con la realidad: uno de los principales patrocinadores era la Federación Vasca de Panadería y a los escolares se les ofrecía para desayunar pan (fabricado con carbohidratos refinados), pechuga de pavo (carne procesada), fruta y lácteos.

Los titulares de algunos periódicos relacionados con el programa también daban bastantes pistas sobre lo que realmente estaba ocurriendo (32):

"Despega con energía, lema para que los alumnos desayunen de forma cardiosaludable. Dedicar diez minutos y consumir pan y leche o lácteos, lo más básico".

En definitiva, en torno al año 2015 había tres iniciativas distintas lideradas por varias empresas alimentarias que se repartían la presencia en gran parte de los colegios de España. Y los responsables de éstos centros les abrían sus puertas para que pudieran hacer publicidad de sus productos entre los más pequeños. Así que parece que el primer mecanismo legal, el de prohibir la publicidad en los colegios, tiene importantes agujeros.

Veamos ahora el segundo (y último) mecanismo para el control de la publicidad alimentaria infantil. Su desarrollo partió de la Ley 17/2011 de Seguridad Alimentaria y Nutrición, que incluyó el siguiente texto::

"se promoverán acuerdos de corregulación con los operadores económicos y los prestadores del servicio de comunicación comercial audiovisual, para el establecimiento de códigos de conducta, que regulen las comunicaciones comerciales de alimentos y bebidas, dirigidas a la población menor de quince años, con el fin de contribuir a prevenir la obesidad y promover hábitos saludables".

No sé cómo le suena a usted este párrafo, pero yo lo resumiría diciendo que simplemente se *anima* a los diversos agentes implicados a llegar a acuerdos para *portarse bien*.

¿Animar? Mal empezamos.

Lo cierto es que la industria, como siempre, tomó nota. Y, como casi siempre, hizo los deberes. Pero a su manera, claro.

El resultado de esta propuesta fue el desarrollo de un código de buena conducta llamado *código PAOS*. Así lo describían en un texto de la Asociación para la Autorregulación de la Comunicación Comercial – Autocontrol:

"En el año 2005, la Federación de Industrias de la Alimentación y Bebidas (FIAB) elaboró el Código de Autorregulación de la Publicidad de Alimentos dirigida a menores, prevención de la obesidad y salud (Código PAOS), en el marco de la Estrategia para la Nutrición, Actividad Física y Prevención de la Obesidad (...) En dicho Código, (...), se establecieron un conjunto de reglas que rigen el desarrollo, ejecución y difusión de los mensajes publicitarios dirigidos a menores de hasta 12 años de las compañías adheridas".

Posteriormente, el código PAOS se revisó y en enero de 2013 entró en vigor su última versión, en la que se incluyeron de forma pormenorizada las directrices y reglas que los anunciantes de productos alimenticios deberían seguir a la hora de diseñar y difundir su publicidad alimentaria entre los niños.

Tengo que reconocer que, aunque su redacción fue liderada por la industria, el código PAOS es muy completo e incluye todos los aspectos y elementos importantes. Tiene más de una treintena de directrices, organizadas por diversos apartados. Es bastante árido, por lo que no voy a transcribirlo completo para no aburrirle, pero sí quiero enumerar algunas de estas directrices, que creo que son especialmente relevantes y que están más relacionadas con la información nutricional y la salud.

Aquí las tiene:

1-. Como regla general, los mensajes publicitarios de alimentos o bebidas no deberán promover o presentar hábitos de alimentación o modos de vida poco saludables tales como comer o beber de forma inmoderada, excesiva o compulsiva, ni deberán fomentar, aprobar o presentar de forma condescendiente hábitos de vida sedentarios.

2-. (...) nunca deberá minusvalorar la importancia de hábitos de vida saludables, tales como el mantenimiento de una alimentación variada, equilibrada y moderada o la realización de actividad física.

3.- (...) ningún producto puede presentarse como sustitutivo de ninguna de las tres comidas principales (desayuno, comida y cena).

5-. (...) no deberá inducir a error (...), sobre los beneficios derivados del uso del producto. Entre ellos podrían señalarse, aunque la lista no sea exhaustiva: la adquisición de fortaleza, estatus, popularidad, crecimiento, habilidad e inteligencia.

6-. (...) no deberá inducir a error sugiriendo que el producto alimenticio promocionado posee características particulares, cuando todos los productos similares posean tales características.

7.- (...) La fantasía, incluyendo las animaciones y los dibujos animados, es idónea tanto para los niños más pequeños como para mayores. Sin embargo, debe evitarse que la utilización publicitaria de tales elementos cree expectativas inalcanzables o explote la ingenuidad de los niños más pequeños a la hora de distinguir entre fantasía y realidad.

10-. (...) no debe hacer un llamamiento directo a la compra del producto anunciado explotando su inexperiencia o su credulidad, ni incitarles a que pidan o persuadan a sus padres o a otras personas para que compren los productos anunciados. Estos anuncios tampoco deben sugerir que un padre o un adulto que compra un producto alimenticio o una bebida a un niño es un padre o un adulto mejor, más inteligente o más generoso que el que no lo hace.

11.- (...) no debe apremiarles a la obtención del producto anunciado, ni crear un sentimiento de inmediatez o de exclusividad, ni recurrir a términos susceptibles de generar tal sentimiento de inmediatez o exclusividad.

12-. (...) los beneficios atribuidos al alimento o bebida deben ser inherentes a su uso. La publicidad no debe dar la impresión de que adquirir o consumir un alimento o bebida dará una mayor aceptación del niño entre sus amigos. Y al contrario, tampoco debe implicar que no adquirir o consumir un producto provocará el rechazo del niño entre sus compañeros. Los anuncios no deben sugerir que la compra y el uso del producto aportarán al usuario el prestigio, las habilidades y otras cualidades especiales de los personajes que aparecen en el anuncio.

14-. (...) en ningún caso explotará la especial confianza de estos niños, en sus padres, en profesores, o en otras personas, tales como profesionales de programas infantiles, o personajes (reales o ficticios) de películas o series de ficción-. Se trata con ello de evitar que la presencia o el testimonio de determinadas personas o personajes conocidos y admirados por dichos menores en anuncios dirigidos a éstos, ejerza una influencia indebida sobre ellos de tal forma que éstos puedan verse impulsados a solicitar la compra del producto alimenticio anunciado no tanto por las propias características del producto, sino por el simple hecho del testimonio o respaldo (en su caso) del personaje que aparece en el anuncio.

(...)

La publicidad de los productos alimenticios licenciados se regirá por estas mismas normas. A estos efectos, se entiende por productos alimenticios licenciados aquéllos que incorporan en su denominación comercial el nombre de personajes reales o de ficción que aparezcan en películas, series o espacios infantiles, o el nombre de personajes famosos que gocen de un alto grado de popularidad o predicamento entre los menores.

(...) no participarán ni aparecerán personajes especialmente próximos a este público, tales como, por ejemplo, presentadores de programas

infantiles, personajes –reales o ficticios– de películas o series de ficción, u otros.

(...) no podrá mostrar personajes conocidos o famosos entre el público en general que gocen de un alto grado de popularidad entre el público infantil.

(...)

15-. No se llevarán a cabo telepromociones de productos alimenticios o bebidas con ocasión de programas dirigidos a menores de hasta 12 años. Se trata de evitar que a través de este tipo de mensajes publicitarios se explote la especial confianza de los niños en los presentadores o personajes de ficción que participan en tales programas, así como que los niños puedan confundir o no distinguir con claridad los contenidos publicitarios y los editoriales o de programación.

(...)

16-. Los anuncios de publicidad de alimentos y bebidas (...) deben separarse claramente de los programas.

17-. Las presentaciones publicitarias comparativas deben ser presentadas de manera que los menores de 15 años las entiendan con claridad.

18. El mensaje publicitario que incluya una promoción deberá diseñarse de tal forma que, además de transmitir el mensaje relativo al incentivo promocional, muestre claramente el producto anunciado.

Insisto en que esta lista es solo un extracto, pero estos ejemplos sirven para ilustrar que su espíritu es positivo y que las propuestas, exceptuando alguna cosa puntual un poco sospechosa (en las que se deja a las empresas alimentarias la puerta abierta para patrocinar campañas de salud), son bastante razonables y acertadas. Siempre y cuando se cumplan, claro, ya que le recuerdo que es un código voluntario.

¿Y se cumplen?

Como sería esperable, en opinión de la industria alimentaria el código PAOS funciona. En el año 2010 la Federación de Industrias de Alimentos y Bebidas (FIAB) encargó un informe a un doctor en periodismo sobre el tema (33), que tras su análisis concluyó lo siguiente:

"La investigación realizada demuestra que las empresas anunciantes del sector de la alimentación cumplen con el compromiso de controlar y ajustar su publicidad conforme al código PAOS y de promover prácticas y hábitos de alimentación saludables."

Sin embargo, otro estudio independiente realizado por tres expertos en salud pública casi simultáneamente llegó a conclusiones bien diferentes, ya que observó que en más de la mitad de los casos se producían claros incumplimientos (34). Estas fueron las conclusiones de los autores:

"El incumplimiento del Código PAOS es muy alto y similar para las empresas que se adhirieron o no al mismo, poniendo en duda su eficacia y el sistema de supervisión. Parece que ha llegado el momento de comprometerse con normas legales que reduzcan el impacto negativo de la publicidad en la dieta infantil, tal y como exigen expertos en salud pública y asociaciones de consumidores."

Posteriormente, otro estudio realizado por los mismos especialistas y publicado en 2016 analizó los anuncios alimentarios dirigidos a la población infantil y concluyó lo siguiente:

"Más de la mitad de los productos alimentarios anunciados para niños por televisión en España presentaban alegaciones nutricionales o de salud. La mayoría de esos productos eran menos saludables, pudiendo inducir a confusión a los consumidores españoles."

Tan solo un año después, el mismo equipo publicó otro estudio basado en los mismos datos, en el que confirmaban un incumplimiento del 88% y una evolución a peor respecto a investigaciones anteriores (35).

Vamos, que realmente el código PAOS no funciona.

Esta situación no es exclusiva de España y se reproduce de forma parecida en el resto del mundo. Por ejemplo, en un estudio realizado sobre la publicidad alimentaria en la televisión austriaca, utilizando como criterio de evaluación la normativa europea (*EU Pledge Nutrition Criteria*), los investigadores fueron muy claros en sus conclusiones (36):

"...la mayoría de los alimentos que se anuncian para los niños no se ajustan a los criterios establecidos en el EU Pledge Nutrition Criteria, por lo que deberían prohibirse"

Lo cierto es que basta ver un rato algo de televisión infantil, darse una vuelta por vídeos publicitarios por internet o repasar unos cuantos envases de productos alimenticios infantiles del supermercado para identificar con relativa facilidad casos que incumplen alguna de las recomendaciones de PAOS (37). Y como son de aplicación voluntaria, los mecanismos de corrección y persuasión son excesivamente lentos y débiles.

Es indiscutible que los más pequeños no tienen capacidad para decidir si un alimento es saludable o no; en primer lugar porque el concepto de salud a largo plazo es algo que todavía no entienden. Y en segundo lugar porque su indefensión ante el marketing es absoluta. Hay numerosos estudios que muestran la indiscutible influencia de la publicidad y el marketing alimentario en las decisiones sobre la comida en los niños, e incluso en las decisiones de los padres, con frecuencia hacia opciones muy poco saludables (38). En todas las guerras los más indefensos son siempre son niños y ésta no es excepción.

Entonces, ¿a qué estamos esperando?

Campañas gubernamentales, pocas y malas.

Todo este bombardeo enemigo, realizado con su artillería más eficaz - el marketing más sofisticado - podría ser contrarrestado con algún ataque defensivo por parte de las autoridades sanitarias. Por ejemplo, con campañas para promover una alimentación saludable.

¿Acaso los gobiernos no lo hacen? ¿No son capaces de utilizar también eficazmente el marketing para inculcar buenos hábitos entre sus ciudadanos?

Pues parece que no. Ni en cantidad, ni en calidad.

Para empezar, es realmente difícil encontrar iniciativas públicas de este tipo. Se suele decir que el gasto de un día de publicidad de la industria alimentaria equivale al de un año las autoridades sanitarias. David contra Goliat. Y además sin la honda que le pueda dar cierta ventaja, porque la pericia de los gobiernos utilizando el marketing brilla por su ausencia. A continuación pueden ver algunos ejemplos de imágenes de campañas gubernamentales que han tenido cierto impacto mediático.

La primera de ellas, cuya imagen más conocida puede ver debajo de estas líneas, fue ideada por las entidades médicas norteamericanas *American Academy of Pediatrics* y *American Academy of Orthopaedic Surgeons*, empezó en 2012 y ha estado activa varios años en EE.UU.

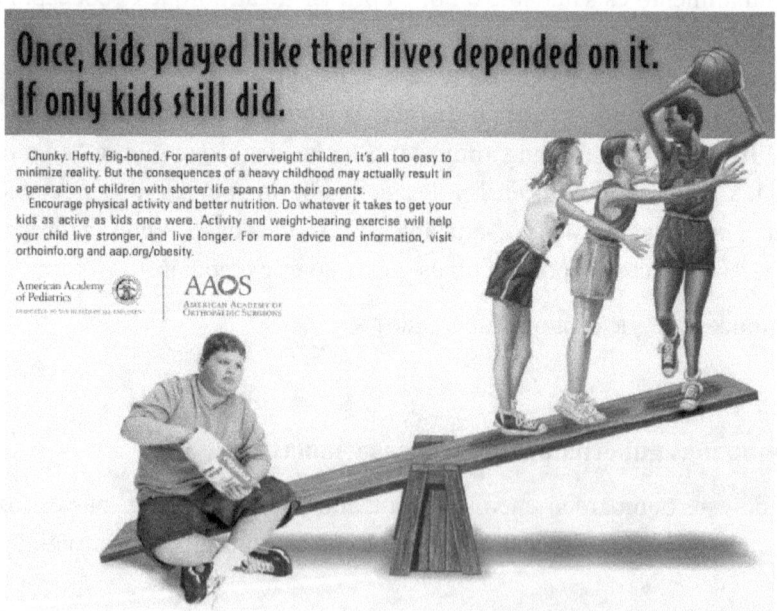

Otra campaña norteamericana, de nuevo dirigida al colectivo infantil y pilotada por *Children's Healthcare of Atlanta*, el mayor proveedor de atención médica pediátrica de Georgia, también tuvo bastante repercusión. Puede ver una de sus imágenes debajo, en la que se muestra a niños con sobrepeso acompañados de un aviso de peligro y varias frases atemorizantes: *"Los niños gorditos puede que no sobrevivan a sus padres", "Los niños gordos se convierten en adultos gordos", "Los huesos grandes no me han llevado a estar así, han sido las comidas grandes", "Tiene los ojos de su padre, su sonrisa y quizás incluso su diabetes".*

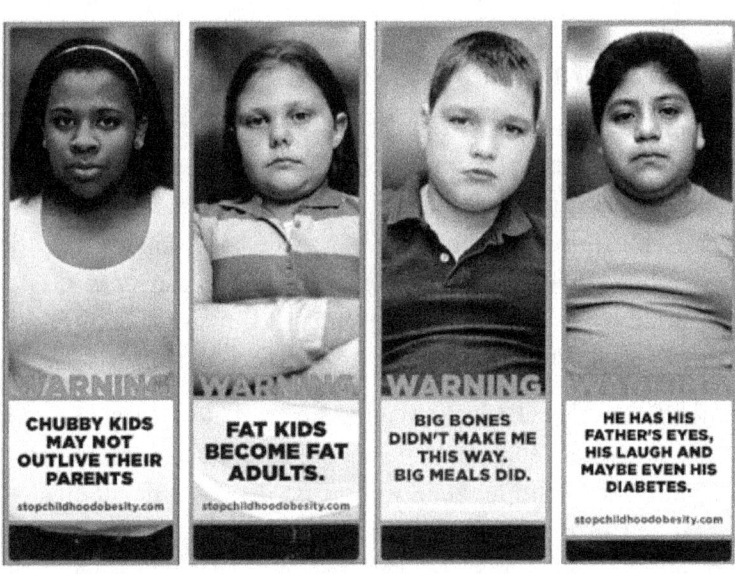

Por otro lado, también desde Georgia, en el marco de la iniciativa *Strong4life*, se difundió un impactante vídeo publicitario antiobesidad que se hizo muy popular, especialmente en internet y en las redes sociales (donde sigue recibiendo multitud de visitas). Se titulaba *"Rewind the future"* y comenzaba con una persona obesa entrando muy grave a una sala de urgencias. Y mientras era atendida, ocurría un *flashback*, en el que íbamos presenciando diversas imágenes de retrocedían cada vez más en su pasado. En todas ellas el protagonista mostraba malos hábitos, comiendo y bebiendo en exceso, sentado y viendo la TV o jugando a videojuegos, en el coche, incluso comiendo a escondidas. El *flashback* llega hasta al momento en el que es un bebé y se ve a su madre dándole patatas fritas para intentar que deje de llorar.

El vídeo finaliza con dos frases: *"El futuro de tu hijo no tiene por qué ser este"* y *"Todavía hay tiempo para revertir los hábitos poco saludables que nuestros hijos llevarán a su madurez"*

No hace falta ser experto en obesidad para darse cuenta que todos estos ejemplos recurren al marketing más burdo y torpe y llevan asociada una importante carga de estigma contra las personas con sobrepeso. Como era esperable, las tres campañas fueron bastante criticadas desde diferentes colectivos, tanto sociales como sanitarios (39).

No ha sido la primera ni la última vez que se utilizan estas estrategias sensacionalistas para alertar del peligro de la obesidad. Todas ellas normalmente transmiten crudamente las posibles consecuencias y se advierte de forma bastante agresiva de la importancia de la responsabilidad personal y de comer menos y moverse más. Pero ¿logran su objetivo primordial? ¿Informan realmente y contrarrestan la publicidad engañosa?

La única forma de saberlo es analizando los datos existentes sobre el tema, pero sorprendentemente no se hacen evaluaciones de este tipo. Nadie nunca ha hecho ninguna valoración detallada de su efectividad, es decir, de su capacidad para prevenir la obesidad. Lo más parecido son estudios en los que se han evaluado campañas publicitarias específicas para promocionar ciertos hábitos (como el deporte), pero sin entrar a valorar diferentes estrategias y estilos. Y los resultados son modestos e inconsistentes (40).

Lo que si existen son investigaciones que han analizado cómo influyen este tipo de mensajes impactantes y sensacionalistas relacionados con el sobrepeso en las opiniones de las personas. Y no son nada esperanzadores. Por lo visto, este tipo de enfoques con frecuencia consiguen crear una sensación de culpabilidad, pero no logran generar una motivación para el cambio de hábitos. E incluso podrían ser hasta contraproducentes (41).

Puestos a intentar aprender de algún modo, podemos inclinarnos por intentar buscar similitudes con campañas sobre otros temas, que hayan podido conseguir resultados. Por ejemplo, las de seguridad vial y prevención de los accidentes de tráfico también suelen ser impactantes y bastante conocidas. Desde hace mucho tiempo se sabe que deben hacerse espaciadas en el tiempo, siguiendo ciertos ciclos de mensaje-negativo, mensaje-positivo, ya que las personas solemos insensibilizarnos a los anuncios duros y repetitivos. Pero, incluso de esa forma, la realidad es que son muy poco efectivas y por eso cada vez se utilizan menos y en casos muy puntuales. Siendo prácticos, lo que realmente ha funcionado en todos los países para reducir las muertes y los accidentes de tráfico de forma significativa han sido otras estrategias: el aumento del rigor de las leyes y asegurar su cumplimiento (sobre todo la utilización masiva de radares, endurecimiento de las multas y el carnet por puntos). Junto con la mejora de la seguridad pasiva y activa en vehículos y el despliegue de carreteras de carriles separados (autopistas).

Lo cierto es que todo esto está muy lejos de los mensajes *"come menos y muévete más"*. Además, hay un aspecto clave en este tipo de campañas de tráfico que las hace diferentes a las de la obesidad. En ese caso, el hábito que se quiere cambiar es simple y muy concreto y requiere de una acción muy sencilla por parte del receptor: "*No corras*" (o "*levanta el pie del acelerador*") o "*Ponte el cinturón*". Poca complejidad y esfuerzo, ideas muy directas, muy claras. Que son más susceptibles de relacionarse con el impacto emocional negativo y puntual que pueda generar un anuncio, repetido una y otra vez. Pero incluso en este caso los mensajes tienen una eficacia muy limitada.

Si buscamos algún otro ejemplo, podríamos pensar en campañas más cercanas al mundo sanitario y con más aspectos en común con la obesidad, como por ejemplo las utilizadas para prevenir el consumo de drogas. En primer lugar, podemos analizar si son efectivas, consultando algunas revisiones y estudios relevantes. Y los resultados son bastante heterogéneos y poco concluyentes (42), parece que este tipo de acciones masivas no valen para mucho. Podrían tener cierta utilidad para aquellas personas que no consumen sustancias adictivas, pero no para los que ya son consumidores (excepto algunos casos puntuales, como el tabaco). Y con muchos "*dependes*", porque para algunas sustancias en concreto se ven resultados, pero para otras no. De cualquier forma, se está actuando bastante a ciegas, porque lo habitual es que no se realicen evaluaciones rigurosas de la eficacia de muchas de estas campañas. Vamos, que se sigue gastando dinero público, sin saber si realmente son útiles (43).

La realidad es que en los países en los que se ha reducido drásticamente el consumo de ciertas drogas las claves han sido otras. Por ejemplo en España, lo hemos podido comprobar con el tabaco; las imágenes de enfermedades impactantes en las cajetillas consiguieron más bien poco a largo plazo. Se ha logrado más con el aumento del precio, la prohibición de su consumo en lugares de acceso público y en el trabajo y la educación constructiva (vida sana, deporte, etc.) (44).

Por otro lado, como se explica en la literatura más actualizada sobre las adicciones, en los tratamientos de desintoxicación más avanzados y basados en la evidencia científica las charlas educativas con este tipo de información atemorizante y culpabilizadora tan utilizada en el pasado no es un método que hoy en día se considere relevante ni útil. Son más eficaces técnicas psicológicas constructivas y de auto-conocimiento, como la terapia cognitivo-conductual. Y si en los tratamientos individuales no funciona, ¿por qué debería funcionar en las difusiones masivas? Además, los expertos en procesos de desintoxicación saben que a menudo el consumo de drogas está asociado a una gran cantidad de circunstancias psicosociales que si no se resuelven impiden la recuperación. Y eso no se consigue ni se facilita con ningún anuncio de este tipo, al contrario, ya que incluso hace sentirse al afectado aún más culpable y puede generar un gran rechazo.

Pero también en el caso de las drogas las diferencias con la obesidad son importantes en lo que respecta a la complejidad de las ideas a transmitir. En el caso del mensaje dirigido al colectivo que no consume, es uno, claro y concreta: "*No empieces a consumir droga*". Se hace referencia a un hábito preciso, algo que puede ocurrir en un momento puntual. Y para el caso del mensaje dirigido a quien consume habitualmente, también: "*deja de fumar*". De nuevo, al igual que con el tráfico, son ideas básicas sobre las que se puede intentar persuadir a base de insistencia. Con resultados escasos, todo sea dicho.

Pero ¿cuál sería en el caso de la prevención de la obesidad? El sobrepeso no es resultado de algo que sucede en un momento dado, que se puede prevenir evitando un comportamiento concreto y único. Aunque a algunos no les guste, no se trata de comer menos y moverse más, es consecuencia de diversos factores complejos y acumulados a lo largo de años. ¡Y para el que ni siquiera los mayores expertos mundiales, con programas específicos, son capaces de establecer un protocolo fiable que lo prevenga o solucione y mantenga a largo plazo!

En definitiva, yo creo que no debería despilfarrarse el dinero del contribuyente con este tipo de acciones publicitarias sensacionalistas y atemorizantes dirigidas a prevenir la obesidad, porque no hay evidencia de su utilidad. Incluso los indicios impulsan a pensar en sentido contrario. Estas iniciativas deberían inspirarse en experiencias muy diferentes, constructivas, abordando causas múltiples, ofreciendo esperanza, no regañinas. No se trata de llamar la atención ni de impactar, se trata de influir, de convencer. Pero claro, estos enfoques son los más complejos, porque deben ir acompañados de propuestas y soluciones. Concretas y reales.

Podrían ser análogas, por ejemplo, a aquellas dirigidas promover la escolarización infantil o los estudios universitarios entre los jóvenes. A nadie se le ocurriría intentar convencer a los padres que no escolarizan a sus hijos mediante anuncios en los que se les vea robando en un supermercado. Tampoco nunca he visto anuncios dirigidos a los jóvenes estudiantes que incluyan imágenes que se les vea trabajando a destajo en una obra a pleno sol por no haber hecho una carrera. No hace falta reinventar la rueda, basta con ver cómo utilizan las grandes empresas, las más exitosas, los medios de comunicación en estos temas. Por ejemplo, ¿ustedes creen que Coca-Cola vendería más refrescos asustándonos en sus anuncios? O, por acercarnos más a los hábitos que queremos promover, ¿creen que las multinacionales de artículos deportivos conseguirían promocionar más el deporte y venderían más productos utilizando anuncios en los que salen personas sufriendo un ataque cardíaco por no hacer ejercicio?

Los expertos del marketing llevan décadas utilizando las mejores estrategias de persuasión para conseguir convencer a la gente de que haga muchas cosas. Utilicemos este conocimiento por un lado y el obtenido mediante la evidencia científica por otro, para pensar en nuevas propuestas. Sin buscar atajos, porque no los hay. Y sin vídeos virales, que no hacen ningún favor a nadie, más bien al contrario.

Referencias

(1)

Diario La Razón (17/12/2014)

Diario El Correo (18/12/2014)

Diario El Periódico (18/12/2014)

Revista Mujer Hoy (18/12/2014)

Diario El País (17/12/2014)

(2)

Europa Press, 29/01/2015

El Economista 4/2/2015

La Información 4/2/2015

Infosalus 6/2/2015

La Razón 20/2/2015

La Información 3/3/2015

Diario Sur 10/3/2015

(3)

Efecto preventivo y protector del consumo moderado de cerveza en la Diabetes Mellitus

(4)

Obesity, Abdominal Obesity, Physical Activity, and Caloric Intake in US Adults: 1988 to 2010 (2014)

"Para reducir la obesidad, la restricción de alimentos no es una buena estrategia a largo plazo" Web Coca-Cola, Prof. James O. Hill

(5)

Negocios 13/3/2015

La Nueva España 17/7/2015

La Información 28/3/2015

(6)

Effects of alcohol and polyphenols from beer on atherosclerotic biomarkers in high cardiovascular risk men: A randomized feeding trial (2015)

Improvements in skeletal muscle strength and cardiac function induced by resveratrol during exercise training contribute to enhanced exercise performance in rats (2012)

Ponencia "sidra de asturias dop: actividad biológica y propiedades funcionales (2015)

(7)

"Resveratrol blunts the positive effects of exercise training on cardiovascular health in aged men" (2013)

(8)

ABC 7/4/2015

Infosalud 11/8/2015

El Economista, 26/4/2015

La Razón 30/3/2015

ABC 31/8/2015

ABC 28/2/2015

La Vanguardia 6/4/2015

(9)

La Información 23/6/2015

La Información 16/3/2015

(10)

Infosalus 11/6/2015

Infosalus 20/7/2015

La Información 15/7/2015

Infosalus 19/7/2015

(11)

"Así maniobró la industria cárnica en España para contrarrestar el informe sobre el cáncer de la OMS" - ElDiario.es, 02/03/2016

Gestión de crisis IARC – OMS – SPRIM 25/01/2016

(12)

The association between exaggeration in health related science news and academic press releases: retrospective observational study (2014)

(13)

Coca-Cola Funds Scientists Who Shift Blame for Obesity Away From Bad Diets - Well-New York Times -9/5/2015

(14)

Energy balance: a crucial issue for exercise and sports medicine (British Journal of Sports Medicine, 2015)

(15)

Relationship Between Lifestyle Behaviors and Obesity in Children Ages 9-11: Results from a 12-Country Study (2015)

(16)

Here Are The People Coca-Cola Has Paid To Manufacture Health Claims - Observer, 15/8/2015

(17)

Coca-Cola Foundation for Wellness Grant; Exercise Is Medicine Program

(18)

Financial Conflicts of Interest and Reporting Bias Regarding the Association between Sugar-Sweetened Beverages and Weight Gain: A Systematic Review of Systematic Reviews (2013)

(19)

Coke Discloses Millions in Grants for Health Research and Community Programs (Well - New York Times, 2015)

(20)

"Coca-Cola's funding of health research and partnerships", The Lancet 2015

(21)

Coke Spends Lavishly on Pediatricians and Dietitians; Coke's Skewed Message on Obesity: Drink Coke. Exercise More.(New Yor Times, 2015)

"Coca-Cola funded group set up to promote "energy balance" is disbanded" BMJ 2015

Sponsorship of National Health Organizations by Two Major Soda Companies (2016)

Coca-Cola y Pepsi pagan millones para tapar sus vínculos con la obesidad – El País 10/10/2016

(22)

Coca-Cola reveals $1.7 million funding for Australian health research groups – ABC Australia, 10/3/2016

(23)

Coca-Cola España reconoce un pago de 4,5 millones de euros a sociedades de nutrición y salud y centros universitarios – La Celosía, 21/4/2016

(24)

Vamos a comprar mentiras: Alimentos y cosméticos desmontados por la ciencia - José Manuel López Nicolás

Functional Foods & Nutraceuticals Market Forecast 2015-2025 – PR Newswire

(25)

Vitamin-Fortified Snack Food May Lead Consumers to Make Poor Dietary Decisions (2016)

The liberating effect of weight loss supplements on dietary control: a field experiment (2014)

A randomized experiment to examine unintended consequences of dietary supplement use among daily smokers: taking supplements reduces self-regulation of smoking (2011)

Ironic effects of dietary supplementation: illusory invulnerability created by taking dietary supplements licenses health-risk behaviors (2011)

Do Hypertensive Individuals Who Are Aware of Their Disease Follow Lifestyle Recommendations Better than Those Who Are Not Aware (2016)

The nutritional quality of foods carrying health-related claims in Germany, The Netherlands, Spain, Slovenia and the United Kingdom (2016)

(26)

A systematic review, and meta-analyses, of the impact of health-related claims on dietary choices (2019)

Commercial foods for infants and young children in the WHO European Region (2019)

Ultra-processed family foods in Australia: nutrition claims, health claims and marketing techniques (2018)

(27)

Scientific Opinion on the substantiation of health claims related to fructose and reduction of post-prandial glycaemic responses (ID 558) pursuant to Article 13(1) of Regulation (EC) No 1924/2006 (2011)

(28)

Associations between food and beverage groups and major diet-related chronic diseases: an exhaustive review of pooled/meta-analyses and systematic reviews (2014)

(29)

Healthy Through Presence or Absence, Nature or Science?: A Framework for Understanding Front-of-Package Food Claims (2019)

Systematic review of the impact of nutrition claims related to fat, sugar and energy content on food choices and energy intake (2019)

Influence of menu labeling on food choices in real-life settings: a systematic review (2016)

Impact of food labelling systems on food choices and eating behaviours: a systematic review and meta-analysis of randomized studies (2016)

Why the new nutrition labels won't work – The Politico 23/5/2016

How package design and packaged-based marketing claims Lead to overeating (2013)

The Biasing Health Halos of Fast-Food Restaurant Health Claims: Lower Calorie Estimates and Higher Side-Dish Consumption Intentions (2007)

Nutrition science and policy consumer understanding and use of health claims for foods (2005)

(30)

"Fundación Thao: trabajando con los ayuntamientos por la salud infantil", Revista online Inspira, 28 marzo 2014

(31)

Revista "Bihotz Bizi Elkartea- Asociación Corazón Vivo" nº 15, verano 2010

(32)

El Diario Vasco, Gipuzkoa, 14/11/2013

(33)

"La influencia del código PAOS en la publicidad infantil de alimentos" 2010

(34)

"Compliance with self-regulation of television food and beverage advertising aimed at children in Spain" (2009)

(35)

Alegaciones nutricionales y de salud en productos dirigidos a niños por televisión en España en 2012 (2016)

Evaluation of compliance with the Spanish Code of self-regulation of food and drinks advertising directed at children under the age of 12 years in Spain, 2012 (2017)

(36)

Inverting the pyramid! Extent and quality of food advertised on Austrian television (2015)

(37)

No dejes que la publicidad alimente a tus hijos – Blog Gominolas de Petróleo – Miguel Ángel Lurueña

(38)

Influence of unhealthy food and beverage marketing on children's dietary intake and preference: a systematic review and meta-analysis of randomized trials (2016)

Branding and a child's brain: an fMRI study of neural responses to logos (2014)

Beyond Food Promotion: A Systematic Review on the Influence of the Food Industry on Obesity-Related Dietary Behaviour among Children (2015)

Advertising as a cue to consume: a systematic review and meta-analysis of the effects of acute exposure to unhealthy food and nonalcoholic beverage advertising on intake in children and adults (2016)

Compliance of Advertisements for Children in Leading Parenting Magazines with American Academy of Pediatrics Recommendations over Five Years (2015)

Children's Food and Beverage Promotion on Television to Parents (2015)

(39)

Children, Stigma, and Obesity (2013)

(40)

Stand-alone mass media campaigns to increase physical activity: a Community Guide updated review (2012)

Use of mass media campaigns to change health behaviour (2010)

(41)

Psychological and behavioral effects of obesity prevention campaigns (2017)

Stigmatizing Images in Obesity Health Campaign Messages and Healthy Behavioral Intentions (2016)

Effects of messages from a media campaign to increase public awareness of childhood obesity (2014)

Public reactions to obesity-related health campaigns: a randomized controlled trial (2013)

Fighting obesity or obese persons? Public perceptions of obesity-related health messages (2013)

(42)

Media campaigns for the prevention of illicit drug use in young people (2013)

Mass media interventions for smoking cessation in adults (2014),

The effectiveness of interventions to change six health behaviours: a review of reviews (2013)

(43)

Anti-tobacco mass media and socially disadvantaged groups: a systematic and methodological review (2012)

(44)

Motivational responses to physical activity and dietary policies: translating success from the smoking context (2014)

5- LA BATALLA DEL ENTORNO

No es inusual que en un texto sobre la obesidad se cite el término "entorno obesogénico" en varias ocasiones. Los expertos lo utilizan con frecuencia refiriéndose a un conjunto de factores y condiciones que favorecen la aparición y mantenimiento de ciertos hábitos que provocan una mayor ingesta o una menor actividad física. Incluso las asociaciones de profesionales y expertos suelen recurrir a su uso para referirse de forma sencilla y simplificada a la larga relación de causas que está detrás de la complejidad del fenómeno del sobrepeso.

Probablemente quien acuñó esta expresión fue Boyd Swinburn, un médico que en su juventud trabajó en el Instituto Nacional de Salud Norteamericano (NIH), estudiando a una reserva de nativos americanos en las afueras de Phoenix, los indios Pima (1). En el pasado los Pima llegaron a ser una comunidad próspera, pero tras ser marginados por los colonos europeos, entraron en clara decadencia; el alcoholismo y las enfermedades mentales se cebaron con ellos y la violencia se convirtió en algo habitual en su día a día. El trabajo de Swinburn se centró de forma especial en el desarrollo de la incidencia de diabetes en este colectivo y achacó a la obesidad el aumento de su prevalencia, que en su opinión era *una respuesta fisiológica normal a un entorno anormal*.

En un estudio de 1997, en el que probablemente utilizó por primera vez la expresión *obesogenic environment*, Swinborn incluyó una tabla con ejemplos de factores ambientales que podrían estar alimentando la obesidad y que clasificó en dos grandes grupos: los relacionados con la comida y los relacionados con la actividad física. Y dividió ambos en dos perspectivas, una más global o "macro" y otra más particular o "micro" (2). Por ejemplo, en los factores relacionados con la comida incluyó variables como la normativa alimentaria, las políticas de la industria, los impuestos sobre los alimentos y subvenciones, el costo de la tecnología alimentaria, el precio de la comida, las tradiciones alimentarias, las opciones en la escuela o en el trabajo, la presencia de cafeterías, los alimentos en los comercios locales, la proximidad de la comida rápida, la publicidad o las celebraciones. Por otro lado, en los relacionados con la actividad física enumeró, entre otros, la automatización de los procesos de fabricación, las vías para bicicletas y senderos, las políticas del sector del fitness, los medios de transporte, la inversión en parques e instalaciones recreativas, el coste de la gasolina y los coches, los costes de autopistas, las instalaciones de ocio, el uso de gadgets, la seguridad ciudadana, el uso de la TV y el vídeo, las tarifas de centros de actividad física y el deporte escolar.

El uso del concepto "entorno obesogénico" se ha ido extendiendo con el tiempo, pero lo cierto es que su desarrollo ha aportado más bien poco a la guerra contra la obesidad. En lugar de haberse trabajado en su caracterización sistemática, identificando de forma rigurosa y objetiva todas y cada una de las variables de las que está formado, en general se ha utilizado de nuevo para simplificar la obesidad. O, recordando lo tratado en capítulos anteriores, para diluir responsabilidades concretas, sobre todo en lo que se refiere a alimentos poco saludables. Es muy habitual encontrar publicaciones de dudosa objetividad en las que se descarga la responsabilidad de cierta tipología de productos recurriendo a citar el "entorno obesogénico" como el responsable último, focalizando su significado en el contexto del sedentarismo, de la escasez de actividad física y del *exceso de comodidad* de la forma de vida actual.

Lo cierto es que las generalidades en este tipo de situaciones, más que ayudar, despistan y siempre es más útil entrar en detalles e intentar encontrar al origen preciso del problema. Porque si no se prioriza, al final nos encontraremos con una amplia relación de factores, que aunque pueden tener algún tipo de responsabilidad, realmente no pueden considerarse las "palancas" fundamentales de la epidemia de obesidad (3). Así que durante las siguientes páginas hablaremos de la influencia del entorno en la obesidad, pero dejando a un lado elementos secundarios que en las intervenciones no han conseguido resultados importantes, centrándonos en el que probablemente sea, junto con los nuevos alimentos y la desinformación, el tercer enemigo a combatir: la sobredisponibilidad de alimentos, especialmente los menos recomendables.

Fuerza de voluntad y decisiones

En páginas previas, cuando hemos conocido *las batallas perdidas contra la obesidad*, hemos hecho una incursión en la variable de la *fuerza de voluntad*. Un término que se utiliza como sinónimo de la carencia de autocontrol para evitar comer en exceso o para decidirse a tener más actividad física. Sin embargo, como ya he mencionado, este concepto presenta serios problemas para su uso en un contexto sanitario riguroso y basado en la evidencia.

Como ya he comentado, no hay casos a lo largo de la historia en los que se haya resuelto definitivamente un problema sanitario o social importante apelando a la fuerza de voluntad de la gente. Lo cual sugiere que es difícil que sea una estrategia especialmente prometedora. Por otro lado, su propio significado está asociado a una importante valoración moral, algo que tampoco juega demasiado en su favor desde un punto de vista objetivo. Y para colmo, los psicólogos y expertos en la conducta humana no han investigado demasiado sobre la fuerza de voluntad, probablemente porque hay conceptos mucho más adecuados y con más sentido conductual y neurológico.

De cualquier forma, como también he mencionado, existe algo de investigación sobre el tema y entre las publicaciones recientes, probablemente el experto más prolífico sea el psicólogo norteamericano Roy Baumeister, autor también de varios libros. Baumeister ha desarrollado diversas teorías e hipótesis, siendo una de las más conocidas - y que podría tener más utilidad - la que llama "*agotamiento del ego*" (*ego depletion*). Según deduce de sus experimentos, la disponibilidad de la fuerza de voluntad sería un recurso limitado, bastante escaso, disponible en diversos grados en cada persona pero que en cualquier caso, acaba "gastándose". Vamos, que si recurrimos a ella en demasiadas ocasiones, termina agotándose y tiene como consecuencia una drástica reducción de nuestra capacidad de esforzarnos y de resistirnos a las tentaciones (4).

El planteamiento parece razonable. En nuestra vida diaria podemos observar cómo todos tenemos cierta capacidad de esforzarnos, unos más y otros menos. Y suena lógico que quizás cuando la agotamos, unos antes que otros, acabemos sucumbiendo ante las tentaciones que nos rodean, dejándonos llevar por nuestros instintos y deseos, sin reflexionar sobre el largo plazo. Sin embargo, la mayoría de las hipótesis de Baumeister (algunas bastante curiosas, como que los niveles bajos de glucosa pueden estar detrás de la reducción de la fuerza de voluntad) andan bastante escasas de evidencia científica y han sido puestas en duda por otros expertos y revisiones posteriores (5).

Y ¿por qué no cambiar de perspectiva? ¿Por qué no le damos un giro de 180 grados a la argumentación y nos fijamos en lo positivo, en lugar de en lo negativo? En lugar de buscar las razones por las que nos saltamos las supuestas obligaciones y nos volvemos incumplidores e inconscientes, deberíamos llegar a entender e identificar las razones por las que hacemos las cosas que hacemos. El origen de por qué algunas personas elijen libremente ponerse a comer en el sofá y otras salir a correr por el parque, dejando a un lado el concepto prejuicioso y valorativo de la fuerza de voluntad. Puede que quien decida comer en el sofá trabaje 12 horas al día y tenga un doctorado, mientras que la persona que corre disponga de más tiempo libre y no tenga estudios superiores. O a la inversa.

¿Se puede hablar entonces de fuerza de voluntad para algunas cosas pero no para otras? ¿Tiene realmente sentido perderse en ese agujero sin fondo?

Lo único que sabemos con certeza es que algunas personas en un momento dado *prefieren* sentarse a comer en el sofá y otras salir a correr. Se sienten motivadas a realizar una de las dos acciones, sin que nadie directamente les obligue. Les apetece, con diferentes grados intensidad, hacer una u otra cosa. Es decir, toman una decisión y eligen.

Como ya hemos mencionado, tomar una decisión es un proceso neuronal que sucede continuamente en nuestro cerebro, casi a cada instante en nuestra rutina. Piense en lo que usted hace a diario. Suena el despertador, lo apaga, se rasca la cabeza, se incorpora, se levanta y entra en el baño. Abre la ducha, se mira al espejo mientras llega el agua caliente y dedica más de cinco minutos a remojarse bajo el agua. Sale, se seca y se pone el albornoz. Se dirige a la cocina, se prepara el desayuno y mientras escucha las noticias en la radio, saborea el sabor del café con leche. Vuelve al dormitorio, se viste y finalmente sale de casa para ir a trabajar.

Durante esta secuencia, que quizás se repite a diario desde hace décadas, ha tenido que tomar multitud de decisiones: Dejar sonar una vez más el despertador o levantarse tras sonar la primera. Utilizar champú para lavarse la cabeza en la ducha o solo gel para el cuerpo. Elegir un trozo de manzana o un zumo de naranja para desayunar. Mirar o no por la ventana para ver el tiempo. Ponerse el traje azul o el negro. Ir al trabajo en automóvil o en autobús. Todo lo que ha hecho o ha dejado de hacer ha sido consecuencia de tomar decisiones, una detrás de otra, algunas más automáticas, otras más reflexionadas. Lo hacemos todos, a diario, a cada instante. Los seres vivos estamos tomando decisiones continuamente, porque cada uno de nuestros actos es consecuencia de las mismas.

La neurología ha comprobado que gran parte de este tipo de decisiones se toma de forma prácticamente automática, intuitiva, podría decirse que inconsciente. Algunas interesantes investigaciones empujan a pensar que incluso hay decisiones que creemos que las hemos reflexionado, pero que en realidad las hemos resuelto casi al instante y sin ninguna meditación consciente (6). Por lo visto, posteriormente nuestro cerebro crea una construcción argumental para "explicarse a sí mismo" las razones de dicho comportamiento. Sobre todo en situaciones en las que dicho comportamiento tiene cierto grado de contradicción con nuestros valores u opiniones, como cuando comemos algo que sabemos que no es bueno para nuestra salud. Como ya hemos mencionado anteriormente, el objetivo es minimizar la *disonancia cognitiva*, que es como se suele llamar a la tensión entre el razonamiento lógico y un comportamiento contrario a dicho razonamiento. Una especie de mecanismo de defensa para evitar estar inmersos en una situación de esquizofrenia continua (7). ¿Se imagina el infierno que sería nuestra vida si nos remordiera constantemente la conciencia por todas las cosas "indebidas" que hacemos cada día?

De cualquier forma, si tenemos curiosidad por profundizar en los mecanismos que hay detrás de todas estas ideas, las primeras preguntas que se nos ocurrirán serán las siguientes: ¿Cómo tomamos esas decisiones automáticas? ¿Cómo funciona realmente nuestro cerebro en ese momento?

La respuesta una vez más no es fácil, pero podríamos resumirla diciendo que sobre todo depende de dos factores relacionados con el funcionamiento de nuestras neuronas: la respuesta que provoquen en ellas ciertas señales externas (en forma de segregación de dopamina) y lo poderosa o sólida que sea la interconexión neuronal que provoca la ejecución del comportamiento (cuanto más veces se haya repetido y más se asocie a una sensación hedónica, más sólida será y con más facilidad se producirá). Estos dos factores se realimentan mutuamente, de la forma en la que se representa en la siguiente figura:

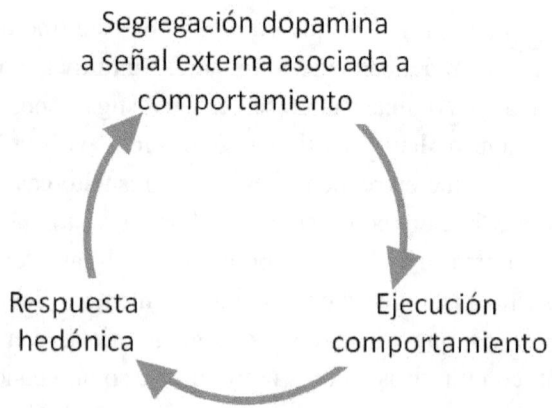

Segregación dopamina
a señal externa asociada a
comportamiento

Respuesta
hedónica

Ejecución
comportamiento

Ese diagrama significa que cuando una señal externa (imagen, sonido, olor, recuerdo...) provoca la segregación de dopamina en ciertas neuronas del circuito de recompensa, se genera el deseo de llevar a cabo dicho comportamiento. Cuando el deseo supera a los posibles factores de represión, se toma una decisión y se ejecuta el comportamiento. Que además podría estar "alimentado" por una respuesta hedónica o de placer, como es el caso de la comida. Si este ciclo se repite una y otra vez, la asociación positiva se refuerza y la *programación neuronal* para la segregación de dopamina ante futuras señales externas va aumentando con el tiempo.

Déjeme ponerle un ejemplo, para que pueda entenderlo mejor. Usted come un pastel de chocolate y al hacerlo, su sabor le resulta muy satisfactorio y placentero. La próxima vez que vea ese pastel, recordará esas sensaciones, sus neuronas segregarán dopamina y deseará volverlo a comer. Cuando lo haga, volverá a disfrutar, evidentemente. La sensibilidad de sus neuronas ante el pastel será creciente, segregando cada vez más dopamina y generando mayor sensación de deseo ante su imagen o recuerdo y haciendo que la decisión de comerlo sea cada vez más automática y menos reflexiva. Sobre todo si el alimento está a mano o es de fácil adquisición.

Además, cada vez más señales le recordarán al pastel, ya que su cerebro progresivamente irá consolidando las conexiones entre cualquier comportamiento que haya estado cercano a su ingesta, creando nuevos comportamientos relacionados y que pueden llegar a convertirse en malos hábitos. ¿No le resultan familiares los deseos intensos de tener que tomarse un café en ciertos momentos concretos, como justo después de levantarse, en el descanso del trabajo o después de comer (probablemente debido a cierta adicción de la cafeína)?

En definitiva, este modelo circular autoalimentado refleja con relativa fidelidad la secuencia de procesos asociados a las tomas de decisiones, muchas de ellas relacionadas con la comida. Una rueda que gira sin parar y que, en el peor de los casos, incluso se acelera. Sin prisa pero sin pausa, día a día, mes a mes año a año. Sin que lo notemos.

Un entorno lleno de alimentos poco recomendables

Desde que nos levantamos hasta que nos acostamos tenemos que resolver situaciones relacionadas con la comida, rodeados de señales atrayentes, en un entorno lleno de alimentos poco saludables pero muy accesibles, que nos aportan evidentes ventajas relacionadas con la forma de vida actual. Cuando al iniciar el día nos dirigimos a prepararnos el desayuno, en el armario de la mayoría de nuestras casas podemos encontrar diversos tipos de galletas y/o cereales. Probablemente junto a algunas piezas de fruta o a una bolsa con algunas rebanadas de pan integral. Pero es mucho más rápido, inmediato y sensorialmente *recompensante* acompañar nuestro desayuno con deliciosos cereales o atractivas galletas. Sabemos que la fruta y el pan integral serían mejores opciones, pero entre semana no hay demasiado tiempo y el cansancio se acumula, así que resulta inevitable inclinarse por algo sencillo y rápido. Y con estos argumentos mitigaremos la disonancia cognitiva.

A media mañana bajamos a la cafetería a tomar algo y nos inclinamos por un croissant junto con un café con leche. Aunque en casa solemos tener paquetitos de frutos secos, en este caso se nos han olvidado. Así que pensamos que mañana los traeremos sin falta, tranquilizando así la incómoda disonancia cognitiva.

En el almuerzo vamos al restaurante más cercano y allí tenemos un par de posibilidades. Podemos pedir dos platos saludables (por ejemplo ensalada y pescado) o arreglarnos con un sandwich y un postre. Y finalmente seleccionamos la segunda opción, ya que es mucho más rápida. Y además el sandwich tiene vegetal, algo que siempre ayuda a reducir la impertinente disonancia cognitiva.

A media tarde, cuando llegamos a casa, no tenemos demasiada hambre, pero para aplacar el gusanillo abrimos la despensa y nos enfrentamos a varias manzanas, los paquetitos de frutos secos que siempre olvidamos llevar a la oficina o las galletas. Como el snack va a ser pequeño y poco relevante desde el punto de vista calórico, seleccionamos las galletas, que después de todo las compramos bajas en azúcares y enriquecidas en fibra para que no sean tan poco recomendables... y para apaciguar la disonancia cognitiva.

Finalmente, al pensar en la cena, podríamos preparar unas verduras y algo de pescado o pollo para acompañar, pero a estas horas de la noche y tras un largo día de trabajo y un montón de obligaciones familiares, estamos agotados y sin tiempo para dedicarlo a cocinar. Ni para pelearnos con nuestros hijos cuando digan que no les gusta la ensalada ni el pescado. Así que abrimos una caja de lasaña precocinada o una pizza, acompañadas de una barra de pan y gracias al horno microondas en tan solo diez minutos tenemos la mesa preparada con comida abundante. Una mesa que es recibida con bastante entusiasmo por todos los comensales y que nos permite disponer de algo de tiempo para relajarnos viendo la televisión antes de ir a la cama, sin casi percibir la cosquilleante disonancia cognitiva .

Es probable que esta breve crónica de las principales decisiones alimentarias se parezca a uno de sus días rutinarios. En este ejemplo la mayor parte de estas decisiones han sido incorrectas desde el punto de vista de la salud y el sobrepeso, a pesar de que se haya podido sentir que cada una de ellas estaba justificada y había sido excepcional. Además, este relato es absolutamente erróneo e impreciso desde el punto de vista de la cantidad de decisiones que puede tomar sobre su alimentación a lo largo del día. Si lo vuelve a leer, quizás sea capaz de identificar en su rutina una docena de situaciones similares, en las que suele resolver, mejor o peor, dilemas parecidos. Pero lo cierto es que son más, muchos más. A lo largo de una jornada es probable que tenga que enfrentarse a más doscientas decisiones sobre comida (8). Porque no solamente se trata de solventar si se come carne o pescado, cereales o frutos secos, sino de resolver situaciones que suelen ser mucho menos susceptibles de reflexión. Como por ejemplo, en qué momento se empieza a comer, cuándo se para de comer, cómo se responde ante un olor que nos llega desde una cafetería o panadería, cómo se actúa ante un pensamiento intruso que nos recuerda que en el armario hay galletas, cómo se reacciona al abrir la nevera para coger algo y ver la comida, qué se hace cuando se manejan los ingredientes para hacer la cena, cómo se actúa al ir a comprar algún alimento y ver otros…

¿Recuerda las estadísticas sobre el consumo de alimentos ultraprocesados? Decíamos que en varios países superan al consumo de productos frescos, por lo que podemos deducir con cierta seguridad que la elección de comerlos no es una situación aislada ni una excepción, sino la normalidad en muchas ocasiones. El problema es que casi no nos damos cuenta. Y el entorno no nos ayuda lo más mínimo, más bien al contrario.

Uno de los temas recurrentes cuando se habla sobre el exceso de peso es el de las raciones de gran tamaño. Muchos expertos opinan que es una de las razones por las que comemos demasiado. Pero la solución principal no está en el consumidor, sino en el fabricante. Como ya he repetido en varias ocasiones, a la industria le importa más bien poco si usted se come o no el alimento tras comprarlo o si lo tira a la basura, siempre y cuando siga comprándolo. Y sabe que uno de los móviles de compra principales es el tamaño. Hay un conocido dicho que reza, *"ande o no ande, caballo grande"* y es una forma bastante clara de resumir nuestros pensamientos cuando nos ofrecen *más comida por menos dinero*. Por el mismo precio preferimos inclinarnos por cantidades mayores, así que las porciones sobredimensionadas son una táctica de venta fundamental. Es una forma muy básica pero muy eficaz de hacernos sentir que se nos aporta más valor. Y si varias empresas compiten utilizando esta misma estrategia, el resultado es que el tamaño crece progresivamente hasta llegar a ser casi absurdo. Pero no por ello deja de ser atractivo.

Como imaginará, el problema es que los alimentos que se compran en grandes raciones se comen también en más cantidad (9). Nuestro cerebro se adapta a lo que tenga ante sí y cuanta más cantidad de comida tengamos delante, más comeremos. Sobre todo si nos hallamos ante alimentos altamente procesados y muy apetecibles, ya que la saciedad en este caso es un mecanismo de control claramente insuficiente, como hemos visto en capítulos anteriores.

Para complicar aún más la cosa, hay circunstancias muy habituales que puede empeorar la situación (10). Por ejemplo, el hecho de no poder visualizar claramente y en tiempo real las cantidades que comemos, o no llevar la cuenta de algún modo, aumenta considerablemente la ingesta. Comemos muchas más palomitas u otros dulces o snacks metiendo la mano directamente en un enorme cubo de cartón o en la voluminosa bolsa dorada, mientras miramos a otro lugar (como la televisión o la pantalla de cine), que si las ponemos en una bandeja sobre la mesa e iluminada a la vista. La ingesta puede ser incluso el doble. También devoraremos una cantidad significativamente mayor de alitas de pollo si no podemos ver en el plato los huesos acumulados (por ejemplo si el camarero los va retirando), porque siempre tendemos a contar de menos en este tipo de situaciones.

El autoengaño de nuestros sentidos respecto al recipiente y las cantidades puede llegar a ser realmente curioso. Por ejemplo, nos servimos mucho más alimento o líquido si el recipiente (por ejemplo un cuenco o un vaso) es ancho. Incluso los profesionales (como por ejemplo los camareros) sirven cantidades significativamente menores en vasos estrechos y altos. Nuestros problemas con los recipientes grandes tienen su origen en que inconscientemente tendemos a pensar que un envase es una ración. Incluso aunque sepamos que no es así porque hemos leído en la etiqueta la correspondencia entre el peso y las raciones, realmente nadie hace caso a las instrucciones sobre raciones de las etiquetas. A la industria le interesa esa forma de presentar los datos, porque una ración con frecuencia es menos de 100 gramos y de esa forma los componentes menos deseables parecen estar en menos cantidad. Pero a la hora de tomar nuestras decisiones alimentarias intuitivas, tenderemos a comer todo lo que nos llega dentro de un envase. Un refresco de 200 mililitros es una ración cuando lo compramos. Pero si compramos la botella de 400 ml, se convierte en una ración y acabaremos tomándola entera. Y también beberemos sin problemas y con naturalidad los 600 mililitros de bebida azucarada que nos ofrezcan en un restaurante de comida rápida; consideraremos que esa será la ración *normal de restaurante de fast food*.

Lo mismo ocurre a la hora de cocinar. Las neveras cada vez son más grandes y los envases de alimentos, sobre todo los muy procesados, cada vez se venden en mayores tamaños. Y el hecho de utilizar para cocinar un paquete más grande, aunque pretendamos hacerlo para el mismo número de personas, nos lleva a preparar más comida, que probablemente se consumirá en su totalidad.

Además de cantidad, la accesibilidad es otro factor de gran relevancia a la hora de decidir si comemos o no comemos. Más accesibilidad significa que llegarán mayor número de señales externas sobre alimentos a nuestro cerebro, normalmente en forma de imágenes captadas por nuestro sentido de la vista. Y más señales provocan más segregación de dopamina y otros neurotransmisores que activan las áreas cerebrales del circuito de recompensa, las que nos hacen sentir intensos deseos por comer… y nos impulsan a tomar decisiones rápidas e intuitivas (11).

Por ejemplo, los estudios muestran cómo el hecho de tener un alimento a la vista y cercano (por ejemplo en la mesa donde estamos sentados y en un recipiente transparente) aumenta de forma muy importante su consumo, comparado con lo que ocurre cuando está en un armario elevado y cerrado. Nos lanzaremos a por un frasco lleno de caramelos al alcance de la mano más rápida y frecuentemente que a por uno que no vemos – aunque sepamos que existe – y que está a varios metros y nos exige levantarnos. Los restaurantes tipo buffet lo saben bien y por eso sitúan estratégicamente la comida, consiguiendo promover la ingesta de ciertos alimentos y controlar la de otros. Aquella que está más cerca de la entrada y de las mesas siempre se come más y la que se sitúa al fondo tiene muchas menos probabilidades de ser seleccionada. Por ejemplo, si la nevera que contiene los helados se mantiene abierta y fácilmente accesible, éstos se comerán más, sin ninguna duda.

Es importante aceptar que aunque tengamos claro qué alimentos nos gustan más o menos y cuáles de ellos nos apetecen, muchas de nuestras decisiones a la hora de comer son inconscientes, por lo que todos estos factores relacionados con la accesibilidad nos influirán en gran medida, lo queramos o no. Además, si comemos en un entorno en el que nos dejamos llevar aún más por la intuición porque existen factores externos que interfieren en el proceso de atención al comer, generando distracciones (como por ejemplo hacerlo viendo la televisión o con música muy alta), el efecto se agudiza.

Así que le ruego que eche un vistazo en su cocina, su nevera y su despensa y que haga una lista de alimentos que siempre están visibles o que se divisan o intuyen tras las cristaleras. También aquellos que son muy accesibles, que basta abrir una puerta (de un armario o la nevera) para poder cogerlos y comerlos rápida e inmediatamente. Y que son muy sabrosos y apetecibles, como caramelos, galletas, panes, bollos, cereales, embutido, refrescos, snacks, aperitivos, galletitas, bebibles lácteos, etc. ¿Cuántos de ellos pueden considerarse poco saludables y pertenecen al grupo de los ultraprocesados?

Ahora desplácese mentalmente al supermercado y visualice también el recorrido habitual cuando hace la compra. Piense en los pasillos en los que se encuentran los alimentos altamente procesados y el escaso esfuerzo que tiene que hacer para comprarlos. No tiene que esperar una cola, como suele ocurrir con algunos productos frescos, ni siquiera dedicar unos segundos a elegirlos en función de su aspecto exterior, ni tampoco decidir la cantidad que desea e introducirlos en una bolsa o recipiente. Son todos exactamente iguales, ya están cómodamente envasados y basta estirar un poco el brazo para tomarlos y depositarlos en el carrito. Y además su precio por envase es más que razonable, con frecuencia inferior a los de los productos frescos.

Puede aprovechar este viaje mental al supermercado para identificar otros alimentos que también compra por comodidad, por si acaso necesita preparar una comida rápida cuando no tiene demasiado tiempo, está muy ocupado o muy cansado. Me refiero a productos como los precocinados, extractos de sopas y caldos, salchichas, rebozados de carne y pescado o pizzas. Sí, todos ellos son muy cómodos, no tiene que limpiarlos, pelarlos ni partirlos y su preparación suele ser muy sencilla, porque muchos de ellos están precocinados. ¿Cuántos guarda en su casa, listos para tentarle en su utilización y así ahorrarse unos deseados y valiosos minutos de la cena o de la comida del fin de semana? ¿Realmente cuántos de ellos compra y consume cada una o dos semanas? ¿Ha hecho alguna vez la cuenta?

Comer con los cinco sentidos.

Aunque en varias ocasiones he citado las imágenes y señales externas de alimentos, que son capaces de activar las neuronas de nuestro circuito de recompensa e impulsarnos a comerlos casi sin pensar, la sensibilidad con la que nuestro cerebro se ve influido por estas señales es mucho mayor de lo que la mayoría solemos imaginar (12). No me estoy refiriendo solo a esas atractivas (y normalmente poco realistas) fotografías que aparecen en los opacos envases de la mayoría de los alimentos muy procesados o en las listas de precios de los restaurantes de comida rápida. Estoy hablando de algunas características mucho menos espectaculares, más básicas y familiares, pero para las que nuestro cerebro ha sido programado durante cientos de miles de años de evolución y en contextos muy diferentes a los actuales, en los que la búsqueda de los alimentos era una cuestión de vida o muerte.

Para que entienda mejor a lo que me refiero, le voy a describir un experimento concreto, muy similar a otros que han llegado a conclusiones parecidas.

Si coloca una cantidad concreta de caramelos en un recipiente, de colores diferentes pero de idéntico sabor (como por ejemplo los M&Ms) y al día siguiente en el mismo recipiente la misma cantidad, pero de un solo color (y evidentemente, también del mismo sabor), ¿qué cree que ocurrirá? Las personas comen una cantidad significativamente mayor cuando los caramelos tienen más variedad de colores. Resulta que todo aquello que es interpretado por nuestro cerebro como "más variedad" implica también más cantidad de consumo. Al parecer tenemos un instinto de comer y probar "de todo" lo que está ante nuestros ojos. Por ejemplo, también se come más cantidad cuando los alimentos están desordenados o cuando se agrupan en combinaciones o recipientes diferentes. Esta situación de elevada variedad es muy habitual (y especialmente negativa) si se trata de alimentos poco saludables y muy palatables, aunque podría ser positiva si ocurre con los alimentos más recomendables por razones evidentes: comeremos más (13).

Así que, reflexione durante unos segundos: ¿Cuántos tipos de galletas, aperitivos, refrescos o yogures de sabores azucarados tiene en su casa o nevera? ¿Y de frutas, hortalizas o frutos secos?

Evidentemente, el aspecto es otro de esos factores muy relevantes que nos impulsan a comer algo. O, más que el aspecto, quizás deberíamos hablar de la *generación de expectativas*. Después de todo, se trata únicamente de eso, de cómo nuestro cerebro imagina lo que va a vivir cuando los diferentes sentidos hagan su trabajo de captación y le envíen - vía sistema nervioso - las correspondientes señales electroquímicas para su interpretación. Aunque podría decirse que todos los alimentos tienen un sabor y un olor "innatos" y objetivos, la forma en la que las señales previas nos generan expectativas influirá en la percepción sensorial final. El sabor y el olor de los alimentos es una mezcla entre lo que realmente percibimos y lo que esperamos percibir. Una especie de sesgo de confirmación, con resultados muy llamativos.

Por ejemplo, se han realizado experimentos en los que a un grupo de sujetos se les ha dado de comer yogur de chocolate a oscuras, diciéndoles que era de fresa. Nadie fue capaz de reconocer el verdadero sabor del yogur y buena parte de los comensales valoraron muy positivamente el supuesto sabor a fresa. Lo mismo ha ocurrido en experimentos con el postre de gelatina, en el que los colores tienen también tienen una gran influencia en las expectativas del sabor.

La presentación también es capaz de alterar poderosamente las expectativas y el deseo y disfrute durante la comida. Cuando los alimentos está bellamente presentados, se acompañan de descripciones cuidadosamente redactadas y que tocan fibras emocionales (por ejemplo relacionadas con la belleza, la familia, la amistad) e incluyen afirmaciones que sugieren temas que nos preocupan (como por ejemplo la salud), la valoración que se genera hacia ellos se eleva exponencialmente. Las expectativas que provocan son también muy importantes y, en consecuencia, la dopamina que son capaces de segregar para que deseemos comprarlos y comerlos y disfrutemos con su ingesta es mayor. Es la razón por la que los fabricantes dedican tanto tiempo y recursos a diseñar nombres, frases, envases y etiquetas con fotografías e imágenes atrayentes, porque saben que eso les permite vender bastante más. En los estudios las personas valoramos mucho mejor (y lo consumimos en mayor cantidad) un vino más caro y servido desde una botella cuidadosamente diseñada, que el mismo vino con un precio simulado mucho menor y con una botella sin ni siquiera etiqueta. Somos capaces de pagar más generosamente unas albóndigas que consideramos caseras, artesanas y nutritivas (y las desearemos y comeremos en mayor cantidad) que las mismas presentadas como albóndigas con tomate, sin más. Y en las pruebas de cata preferimos decantarnos por una ginebra de nombre exótico y presentada en una botella cara y sofisticada (y la beberemos en mayor cantidad) que la misma ginebra pero presentada en un recipiente sin personalidad.

Una vez más, tras leer esos párrafos le invito a que haga un recorrido virtual (o mejor real) por su hogar y analice el aspecto y la presentación de los alimentos altamente procesados que tiene en su despensa o nevera, comparándola con el de los productos frescos. ¿Cuál cree que activa con más intensidad sus instintos de comer? ¿Cuál piensa que se infiltra más rápida y profundamente entre sus neuronas y reconstruye rápidamente interconexiones especialmente susceptibles y placenteras y ya vividas con anterioridad? ¿Cuál imagina que, mucho antes de empezar a hilar un solo pensamiento razonado, ya está estratégicamente posicionado en su lista de deseos inmediatos?

Si usted se considera una persona racional y sensata, tal vez estas preguntas le resulten bastante incómodas. Quizás siga pensando que exagero, que todo es cuestión de fuerza de voluntad y que ya somos mayorcitos y responsables para tomar decisiones racionales. Bien, hagamos otro experimento mental. Ya que estamos hablando de un instinto o deseo tan ancestral y biológico como el comer, vamos a imaginar un entorno similar pero para otro instinto muy básico: el sexo.

Quizás piense que ya estamos rodeados de imágenes y símbolos sexuales, de forma equivalente a lo que ocurre con la comida, pero no es así, ni mucho menos. Para situarse con el sexo en un contexto similar al de la comida, el escenario equivalente sería algo mucho más fantasioso e imposible. Voy a intentar hacérselo imaginar mediante la descripción de unas pocas situaciones.

Ya que yo soy un hombre, espero que me permita la licencia de presentarlo en un contexto con mujeres, pero usted puede imaginarlo con personas del género que prefiera. A ver qué le parece esta semana "normal":

Lunes. *"Me despierto de la cama por la mañana, me levanto y me voy hacia el baño. Pero antes de llegar, decido encender la televisión del dormitorio y durante unos segundos veo varios canales en los que se suceden imágenes eróticas y pornográficas realmente excitantes. Finalmente me voy a la ducha y allí me esperan tres atractivas mujeres, todas desnudas. Una ya se está duchando y me hace gestos para que le acompañe. Las otras dos, también sin ropa y sonrientes, están preparadas para sumarse al evento."*

Martes: *"Tras trabajar toda la mañana muy intensamente, decido hacer una pausa para relajarme un rato y recobrar fuerzas. Voy a la sala de descanso, habilitada a tal efecto junto a las oficinas, donde no me molesta nadie. Me siento en un cómodo sofá, mientras ojeo varias revistas llenas de fotografías con bellísimas mujeres con muy poca ropa. En ese momento entran dos espectaculares jóvenes y mientras una de ellas me da un relajante y sensual masaje, la otra roza su cuello contra mi cara mientras me susurra comentarios excitantes."*

Miércoles: *"Por la tarde, como hace un día espléndido, decido dar un paseo. Durante el camino, paso por delante de varios locales (que conozco muy bien, ya que suelo frecuentarlos) en los que hombres y mujeres nos juntamos a practicar el sexo sin tapujos ni complejos. Todos muestran en sus escaparates elegantes y sensuales fotografías y vídeos sobre lo que se puede encontrar dentro, que siempre es muy agradable y satisfactorio; lo sé por experiencia. Finalmente me decido por uno de ellos, en el que siempre encuentro mujeres muy agradables y excitantes."*

Jueves: *"Llego a casa, dispuesto a descansar un poco y a hacerme la cena, y me encuentro que allí me esperan un par de amigas, con las que he mantenido numerosas y estimulantes relaciones y que además son muy cariñosas y divertidas, deseosas de pasar un buen rato antes de ir a dormir."*

Viernes: *"Al atardecer, ya que se acerca el fin de semana, decido juntarme con un par de amigos y tomar algo por el barrio. Al de poco conocemos a un grupo de simpáticas chicas, que además de resultarme increíblemente atractivas, nos hacen pasar un rato realmente entretenido y divertido. Al avanzar la noche, una de ellas, especialmente excitante, me transmite su deseo de que la acompañe a su casa y su deseo de pasar un buen rato juntos."*

Antes de que piense (con bastante razón) que estoy desvariando (o algo peor), le voy a pedir que me deje explicarme.

El instinto del apetito es enormemente poderoso. Quizás únicamente haya otros tres con un nivel de *tracción* comparable: el sexo, el que nos empuja a eludir el dolor y el instinto de protección hacia un hijo. En lo que respecta al primero, el sexo, reconozco que las escenas imaginarias anteriores pecan de dos problemas: el primero es que también tenemos una programación biológica que nos impulsa a asociar las relaciones íntimas con importantes compromisos emocionales, probablemente para buscar y preservar una pareja estable, lo cual nos puede generar prejuicios morales asociados al sexo casual y a las relaciones esporádicas. Y el segundo es que nuestro organismo está diseñado (en general) para desear relaciones sexuales de forma especialmente intensa en la juventud, pero con bastante menor frecuencia que la comida. Por eso he imaginado escenas repartidas a lo largo de la semana, en lugar de a lo largo de un día.

Así que le ruego que intente hacer un esfuerzo mental para procurar minimizar estas dos barreras y para situarse realmente en un contexto liberal, pensando únicamente en el deseo que puede usted sentir en cada una de las ocasiones, suponiendo que no tiene compromisos, que es joven, que las relaciones son consentidas y muy deseadas por ambas partes. Es lo que he querido transmitir (aunque no sé si lo he conseguido) en esos párrafos, que aunque son utópicos y exagerados, podrían ser equivalentes a las tentaciones que tenemos con la comida a todas horas. Señales (imágenes) de sabrosa comida por todos lados, a todas horas, en nuestra casa, en el trabajo, en la calle, de muchos tipos, siempre a mano. Atractivas, sensuales y simpáticas mujeres (u hombres) siempre dispuestas y deseosas de pasar un rato increíble, en casa, en el trabajo, en la calle. Casi en cualquier lugar, en cualquier situación sin ninguna barrera ni reparo moral.

Relea las situaciones, intente imaginar que son reales, una y otra vez, un día tras otro. Sea sincero ¿cómo cree que reaccionaría ante ellas? ¿Se inclinaría por declinar las propuestas de todas estas chicas, agradecer su amabilidad y simpatía e invitarlas a irse a su casa?

Son escenas totalmente irreales, pero es que la comida altamente procesada también lo es. Con su aspecto perfecto y llamativo, su sabor intenso y penetrante, su textura agradable, su nombre sugerente e inspirador. E increíblemente fácil de comer y digerir.

Y nada nos separa de ella.

Cuando en Google lucharon contra el entorno

La sobredisponibilidad de los alimentos menos saludables ha llegado a la mayoría de los países desarrollados y en todo tipo de circunstancias, incluso en las empresas y en los lugares de trabajo, donde pasamos una gran parte de nuestra vida. Su relevancia ha alcanzado tal punto que la revista empresarial Harvard Business Review publicó entre sus páginas un artículo sobre este tema, saliéndose de su temática habitual. Probablemente esta excepción se debía a que el principal protagonista de la historia era Google y todo lo que esta empresa aborda siempre resulta de interés en la literatura de este tipo. El artículo describía una iniciativa del gigante de la informática para mejorar la alimentación de sus trabajadores, contado por boca de los expertos que lideraron el proyecto, especialistas en contrarrestar entornos obesogénicos sobre todo reduciendo las señales externas asociadas a la comida, así como limitando la disponibilidad de alimentos (15).

Dado que la experiencia ilustra muy bien el tema del que estamos hablando, a continuación le presento la traducción libre que he hecho de aquel artículo:

"Cómo Google optimizó los aperitivos saludables en la oficina:

Los directivos necesitan formas sencillas y baratas para ayudar a los empleados a tomar decisiones saludables. Los efectos de la mala salud y la obesidad cuestan a las empresas estadounidenses 225 mil millones de dólares cada año, según el CDC (...)

Las iniciativas para promover buenos hábitos a menudo fracasan porque se basan en métodos anticuados de compromiso, sobre todo centrados en proporcionar información. La economía conductual aporta bastante evidencia de que con la información rara vez se logran modificar los comportamientos o crear nuevos hábitos para una buena elección de alimentos. Decirle a la gente por qué y cómo mejorar su salud no suele lograr provocar cambios de comportamiento porque el comportamiento a menudo diverge de los propósitos. Esto es particularmente aplicable en la elección de alimentos, ya que nuestro autocontrol disminuye ante las dificultades, incluyendo cuando tenemos hambre. Y la necesidad de tomar decisiones muchas veces al día significa que no podemos dedicar muchos recursos de procesamiento en cada ocasión, por lo que nuestros comportamientos alimentarios tienden a ser instintivos y empujados por costumbres. Con una mejor comprensión de los factores que influyen en la elección - el contexto y la impulsividad, por ejemplo - las empresas pueden diseñar entornos que refuerzan las opciones saludables de los empleados, limitan posibles incumplimientos y ahorran en gastos de salud.

El Equipo de Alimentos de Google y el Yale Center for Customer Insights han estudiado cómo la economía conductual puede mejorar las decisiones sobre salud de los empleados. Hemos llevado a cabo varios experimentos para entender cómo pequeños trucos pueden impulsar comportamientos hacia los resultados deseables y producir beneficios importantes. Para orientar estas intervenciones, se ha destilado lo que la ciencia ha descubierto del comportamiento en "las cuatro P's del cambio de comportamiento":

- *Proceso*

- *Persuasión*

- *Posibilidades*

- *Persona*

Este planteamiento ayudó a estructurar una lista de estrategias para que la toma de decisiones saludables fuera más fácil y más atractiva y para que las elecciones poco saludables fueran algo más difíciles y menos tentadoras. A continuación, presentamos un breve ejemplo de cada elemento de la intervención.

1. Proceso

Una de las principales contribuciones de la economía conductual a nuestra comprensión del cambio de comportamiento radica en la aplicación de pequeños impulsos en la "arquitectura de las decisiones", es decir, la presentación de opciones disponibles. Los pequeños cambios en el contexto de la elección pueden dirigir la atención hacia opciones más saludables o hacer esas opciones más fáciles de elegir.

Por ejemplo:

El orden importa: La posición privilegiada en un escenario visual (como un buffet o menú), es la del primer elemento de un par o la del elemento central de un conjunto de tres. Las posiciones privilegiadas en un escenario auditivo (como una lista de platos del día que nos lee el camarero) son la primera y los últimos artículos.

Valores por Defecto: Debido a un sesgo hacia el status quo y hacia la comodidad de no tener que tomar decisiones, los valores "por defecto" suelen elegirse con mucha frecuencia. Pueden convertir "la mejor opción" en "la opción más fácil".

Accesibilidad: La gente tiende a comer alimentos que sean fáciles de ver o de fácil acceso. Una pequeña diferencia en la accesibilidad puede tener un impacto importante en los aperitivos. Se utilizaron observadores en una de las grandes y ocupadas "Micrococinas" de Google, que son las salas de descanso llenas de bebidas y aperitivos gratuitos. Los observadores registraron el número de personas que bebieron o comieron algo. Un expendedor de bebidas estaba a 6,5 pies del bar y el otro a 17,5 pies. Cada expendedor tenía un refrigerador con bebidas frías y una unidad de preparación de bebidas calientes. El bar ofrecía frutos secos, crackers, dulces, fruta, patatas fritas y galletas. Tras observar a más de 1.000 personas se observó que las que utilizaron el expendedor de bebidas cercano al bar eran 50% más propensas a tomar un aperitivo con su bebida. Para los hombres, el aumento estimado del consumo de calorías anual por el uso del expendedor de bebidas más cercano al bar se calculó que supondría aproximadamente una libra de grasa corporal por año, por cada taza de café diaria.

2.Persuasión

Las intervenciones persuasivas pueden hacer las opciones saludables más atractivas y las poco saludables menos atractivas, mediante un cuidadoso diseño del mensaje, desde el punto de vista del enfoque y valoración de las normas sociales. Estas son las formas menos invasivas y más baratas para empujar a la gente hacia mejores opciones. La clave está en comunicar el mensaje correcto, de la manera correcta, en el momento adecuado - cuando el individuo es más receptivo al mismo. Estos son los tres factores fundamentales:

Intensidad: Los mensajes intensos y las imágenes llaman la atención de la mente intuitiva, emocional. La intensidad (que generen placer o disgusto, por ejemplo) puede ayudar al instinto a hacer una mejor elección.

Comparaciones: El mensaje podría detallar las consecuencias o cuantificar los efectos del comportamiento. Por ejemplo, "Se necesitan dos horas para quemar las calorías de una lata de refresco". Los aspectos negativos pueden ser más motivadores que los beneficios.

Momento de la verdad: El momento de la verdad es el momento y lugar en el que la gente va a estar más receptiva a los mensajes persuasivos relacionados con el objetivo.

Aunque otro estudio había predicho que la publicidad sobre las tan poco apreciadas hortalizas no conseguiría que la gente las comiera más, nosotros nos encontramos con lo contrario. En una cafetería muy utilizada, donde los empleados de Google comían gratuitamente, promovimos hortalizas poco populares (remolachas, nabos, calabazas, coles de Bruselas, o coliflor) como la "verdura del día", mostrado fotografías a todo color y datos objetivos y explicaciones junto a un plato que contenía dicho vegetal como ingrediente principal. Mediante la colocación de los carteles de la campaña en el momento de la verdad, junto al plato a la hora de comer - en lugar de, por ejemplo, enviar por correo electrónico un artículo sobre los beneficios para la salud de las verduras - aumentamos el número de empleados que probaron el plato en un 74% y aumentó las veces que cada persona se servía el mismo en un 64%.

3. Posibilidades

Las posibilidades se refieren al conjunto de opciones ofrecidas. Esta es la palanca más evidente para el cambio, pero con frecuencia se pasa por alto. Al cambiar las posibilidades hay que tener cuidado en mantener la libertad de elección, ya que las reacciones negativas contra el paternalismo podrían superar a los beneficios. Las opciones tentadoras pero no saludables podrían reducirse o hacerlas menos disponibles sin eliminarlas por completo.

Por ejemplo, se puede cambiar lo siguiente:

Surtido: La variedad es un poderoso estimulante del consumo: por lo general, más opciones significan más consumo, ya que las personas tienen tendencia a comer lo que tienen disponible. Sin embargo, el comportamiento se ve afectado por la percepción, no la realidad. Por ejemplo, la gente va a comer más M&Ms de un recipiente que contiene chocolatinas de muchos colores que de un recipiente que las contiene de un solo color - a pesar de que todos los M&Ms tienen el mismo sabor. Una forma de reducir el consumo es mediante la rotación de la variedad, por ejemplo, sirviendo un postre diferente cada día en lugar de cinco postres diferentes para toda la semana.

Acumulación: Para fomentar un comportamiento más saludable, las opciones saludables pueden emparejarse estratégicamente con otras opciones saludables, o incluso con opciones menos saludables.

Cantidad: La gente tiende a creer que una porción entera es la cantidad apropiada para comer. Reduciendo las porciones se puede influir en el consumo. En un experimento de campo en otra Micrococina de Google, nos centramos en el tema de aperitivos más populares: M&Ms. El autoservicio se realizaba mediante vasos de cuatro onzas; la mayoría de los empleados lo llenaban. Reemplazamos el sistema de servicio de M&Ms por paquetes pequeños y envueltos individualmente. Esta sencilla intervención redujo la porción promedio en un 58%, pasando de 308 a 130 calorías.

4. Persona

Con el proceso, la persuasión y las posibilidades se puede influir en el comportamiento en un contexto específico. Sin embargo, el comportamiento puede ser modificado sólo a través de la persona en un contexto a largo plazo y fuera del lugar de trabajo. Influir en el individuo es la palanca de cambio más desafiante. La mayoría de las iniciativas fallan al cambiar el comportamiento, incluso cuando tienen éxito en el cambio de actitudes y propósitos, porque el comportamiento a menudo se desvía de los propósitos. Así que la motivación no es suficiente, se necesitan herramientas. Unas pocas intervenciones bien diseñadas pueden ayudar a apoyar a la gente en mejorar sus buenos propósitos y deberían incluir lo siguiente:

Objetivos: El establecimiento y seguimiento de los objetivos es una estrategia esencial para mejorar el comportamiento en el tiempo. Los objetivos deben ser personales, motivadores y medibles y apoyados con herramientas de ayuda a lo largo del camino.

Compromiso previo: La fuerza de voluntad es un recurso mental que se agota: cuando las personas están cansadas, hambrientas, estresadas o centradas en otra cosa, son menos propensos a realizar acciones que requieren fuerza de voluntad. La planificación y el compromiso previo - preplanificación de comidas saludables, por ejemplo - permiten la toma de decisiones razonada y ayudan a evitar decisiones impulsivas de las que luego uno se arrepiente.

Hábitos: La mayoría de nuestras acciones son automáticas, lo que significa que acostumbrarnos a comportamientos saludables es la forma ideal para mantenerlos.

Se diseñó el siguiente experimento para ayudar a los empleados de Google a conseguir sus objetivos sobre hábitos alimenticios saludables: Se fijaron objetivos personales (cuerpo y dieta) y los voluntarios fueron asignados aleatoriamente a uno de tres posibles grupos. El primero recibió información sobre el vínculo entre la glucosa en sangre y el aumento de peso. El segundo tuvo acceso a herramientas para el uso de esa información: dispositivos de monitorización de la glucosa en sangre, hojas de datos y consejos sobre la medición de la glucosa, peso, índice de masa corporal y la composición corporal. El tercero fue el grupo de control, que no recibió ni información ni herramientas. Las encuestas semanales mostraron que los que habían recibido herramientas e información lograron los mayores avances en sus objetivos. Después de tres meses, no se identificaron diferencias en el logro de objetivos personales entre el grupo de información y el de control, pero entre los que habían recibido las herramientas, un 10% más reportó avanzar en sus metas corporales y un 27% más informó de la mejora en sus objetivos dietéticos. Al final del estudio, los del grupo de herramientas ratificaron que su elección de las opciones saludables era cada vez más habitual. La información no fue suficiente para facilitar el cambio, pero las herramientas y la medición convirtieron las decisiones saludables en decisiones sencillas.

El enfoque de "las 4 Ps" permitió al Equipo de Alimentos Google y el Yale Center for Customer Insights experimentar en la búsqueda de un camino propio y un programa integral para ayudar a los empleados a tomar mejores decisiones dieteticas en el trabajo y en casa. Nuestros resultados hasta el momento presentan una visión convincente de cómo los equipos de recursos humanos y de liderazgo pueden utilizar la economía conductual para mejorar la salud y el rendimiento de los empleados y reducir los costos relacionados con la salud en las empresas."

Como puede comprobar, el entorno contra el que lucharon los expertos en Google no difiere demasiado del entorno en el que cada uno de nosotros tenemos que tomar decisiones alimentarias. Decisiones que, insisto, en su mayoría son automáticas e intuitivas y provocadas en gran medida por señales atractivas, elevada disponibilidad, comodidad y autoengaño a la hora de argumentarlas. La experiencia de Google ilustra con varios ejemplos concretos hasta qué punto nos influyen esas señales y esa gran disponibilidad.

El enemigo sedentario

Espero que el contenido expuesto hasta ahora en este capítulo le haya sido útil para centrar mucho mejor el punto de mira de su arma en lo que respecta a un entorno obesogénico. Aunque los expertos siguen insistiendo en referirse al mismo desde una perspectiva muy generalista, las pruebas nos muestran que se sustenta sobre todo en dos robustos y sólidos pilares: la gran disponibilidad de alimentos poco saludables y la enorme cantidad de señales provocativas que nos llegan de ellos. El primero, paradójicamente, es consecuencia del exponencial ascenso del nivel de vida, una especie de efecto secundario del bienestar. El segundo tiene su origen en una herramienta muy utilizada en una sociedad basada en la compra y la venta sistemática, el marketing.

Sin embargo, si anteriormente usted ya había leído sobre los entornos obesogénicos, es probable que uno de los responsables más mencionados haya sido también la falta de actividad física, algo que por el momento ni siquiera hemos mencionado en este libro. ¿Acaso no es cierto que cada vez nos movemos menos y que estamos construyendo un entorno en el que se minimizan el esfuerzo y el movimiento físico?

Sin ninguna duda, eso es lo que ocurre. Con el aumento de la riqueza, los pueblos se van convirtiendo en ciudades, dando prioridad a espacios para los vehículos, viviendas y negocios. La venta de automóviles para uso personal se dispara, hasta llegar a varias unidades por familia. Los centros de trabajo se automatizan y las operaciones humanas se centran en actividades de gestión y organización, que normalmente se llevan a cabo sentados. Los lugares de consumo se agrupan masivamente para que el comprador encuentre de todo en un mismo lugar, optimizando así el tiempo que dedica a la adquisición de productos. Los hogares de vuelven más confortables y las calles menos seguras, empujando a la gente y a los niños a pasar más horas en el interior. Las actividades de ocio se asocian a dispositivos fácilmente accesibles, especialmente la televisión y el ordenador, que además fomentan actividades sin actividad física.

Las evidencias son irrefutables; al menos las que confirman que todas estas transformaciones ocurren (16). Y, de forma coherente, el consenso sobre la relevancia de la falta de actividad física en la epidemia de obesidad es casi unánime. Por eso ya no hay recomendación dietética que no venga acompañada de directrices específicas relacionadas con el aumento del ejercicio.

Sin embargo, siendo todo lo anterior bastante evidente y obvio, voy a presentarle un punto de vista más crítico de lo habitual, que quizás le resulte chocante, basado sobre todo en la siguiente premisa: las evidencias reales respecto a la relevancia de la reducción de la actividad física en el aumento del sobrepeso a nivel mundial son escasas. Y bastante confusas. No, no está leyendo mal. Permítame contarle los detalles, porque las cuestiones sin resolver son varias.

Por un lado, aunque en general los estudios epidemiológicos suelen asociar un mayor peso corporal a menos cantidad de ejercicio, todos los expertos saben que esta asociación tiene un enorme peligro de verse influida por la *causalidad inversa*, es decir, por el efecto que provoca el hecho de que las personas con sobrepeso dejan de hacer ejercicio por las dificultades que les supone poder moverse en esas condiciones. Es muy sencillo comprobarlo en primera persona, basta con cargar con una mochila y llenarla con 5, 10 o 20 kilos (por ejemplo, mediante cajas de leche), para sentir los diferentes grados de sobrepeso. Simplemente andando unos pocos metros a paso ligero, le faltará la respiración, incluso cuando cargue con tan solo cinco kilos de más. Lo de correr durante unos minutos estando obeso es casi ciencia ficción.

Pues bien, cuando en los estudios se realizan los ajustes pertinentes y se utilizan herramientas estadísticas para intentar aislar y minimizar estas influencias, con bastante frecuencia la relación entre actividad física y peso corporal se vuelve muy pequeña. Y si bien siempre se confirma que el sobrepeso es una causa de reducción de la actividad, no siempre se confirma la afirmación inversa (17).

Por otro lado, en el análisis de las tendencias sobre ejercicio y sedentarismo hay un gran problema de falta de datos. Las estadísticas precisas que confirmen numéricamente y con rigor que cada vez somos más sedentarios y que la actividad física desciende progresivamente no acaban de llegar de forma clara y contundente. Lamentablemente, nunca ha existido un criterio internacional unificado para esta tarea, de forma equivalente a como se hace con los alimentos. En general se tiende a preguntar directamente a las personas sobre el tiempo que dedican a esta actividad en su tiempo libre, un método muy impreciso que probablemente en breve será sustituido por las medidas objetivas realizadas mediante acelerómetros, que son capaces de captar y cuantificar el movimiento de quien los lleva. Pero por el momento la información disponible es heterogénea, irregular y poco fiable. No existen unas estadísticas globales a largo plazo sobre la evolución del ejercicio en el mundo y segmentadas por diferentes países durante una cantidad de años significativa, realizadas con un sistema de medida estandarizado.

Para ensombrecer aún más la situación, algunos estudios están llegando a la sorprendente (e inesperada) conclusión de que en algunos países durante los últimos años la actividad física no ha disminuido, más bien al contrario, a pesar de que la obesidad no ha parado de crecer. También hay trabajos que muestran que algunos países parecen rebelarse en contra del dogma del equilibrio energético, ya que muestran bajos índices de obesidad pero también escasa actividad física. O un aumento incontenible de la obesidad, a pesar de que sus ciudadanos también han aumentado su actividad física durante su tiempo libre a lo largo de los últimos años (18).

Ante esta falta de datos, algunos científicos han querido buscar nuevas perspectivas y han dado un paso adelante. O sería más preciso decir que han dado un paso atrás; han intentando conseguir datos analizando la actividad física y consumo energético de poblaciones que viven como hace siglos e incluso como hace milenios, para compararla con la actual. Afortunadamente, todavía queda alguna (aunque ya casi han desaparecido), que mantiene una forma de vida muy alejada de la civilización y que conserva sus costumbres de caza y recolección. Y cuando los expertos los han estudiado, han visto que normalmente suele ser más activos que los que vivimos en pueblos y ciudades modernos y desarrollados... pero no siempre. Y con diferencias mucho menores de lo inicialmente esperadas. Además, la variabilidad entre individuos es muy elevada, con personas muy activas, (las que suelen salir a buscar a cazar y buscar alimentos) pero con otras bastante sedentarias (que se suelen encargar del hogar o de la cría de los niños). Incluso algún estudio reciente concluye que la diferencia del gasto calórico entre la tribu estudiada y el ciudadano medio actual es más bien pequeña (19). Eso sí, de cualquier forma los que viven como cazadores-recolectores están mucho más delgados.

Si los estudios de correlación no nos ayudan demasiado en la búsqueda de la efectividad del ejercicio para adelgazar, podemos recurrir a buscarla mediante ensayos de intervención. Pero en este caso tampoco la situación es muy halagüeña. Los metaanálisis que han analizado el efecto del aumento del ejercicio físico para combatir la obesidad con frecuencia son desalentadores. Los resultados de bastantes de ellos, aunque a veces prometedores a corto plazo, pueden considerase casi insignificantes a largo, con pérdidas de peso anecdóticas y clínicamente muy poco relevantes (20).

Si el ejercicio fuera un factor tan importante para la pérdida de peso o para la prevención de la obesidad, ¿no deberían las intervenciones basadas en esta estrategia obtener resultados mucho más claros? No me malinterprete, no seré yo quien deje de recomendar el hacer ejercicio. Probablemente sea la acción preventiva más eficaz, barata y recomendable contra innumerables patologías de todo tipo. Y la forma más segura de aumentar la calidad y la esperanza de vida de la mayoría de la población. Las evidencias de sus beneficios para la salud (y de los efectos negativos del sedentarismo) son abrumadoras, tanto físicos como psicológicos y emocionales. Así que no hacer ejercicio es perder una oportunidad para vivir mejor, vivir más y ser más feliz. Pero, lamentablemente, no hay pruebas de que sea la herramienta más efectiva para combatir la obesidad.

Seguramente le sorprenderá lo que está leyendo. ¿Acaso haciendo ejercicio no se *queman* calorías? En efecto, si hace mucho ejercicio, usted será capaz de consumir mucha energía y quizás de perder algo de peso. Pero le adelanto que tendrá que ser mucho ejercicio, porque cada pedacito de comida alberga enormes cantidades de energía en su interior. Y además, nuestro metabolismo se adapta a la hora de gastar y ahorrar energía, no es una máquina de consumo lineal. Los estudios indican que necesitaría al menos una hora de intenso y duro ejercicio cada día por término medio. Sí, he dicho "al menos". Necesitará incluso más para ver resultados significativos. Y si es menos, será algo muy positivo para su salud, desde el primer minuto, pero su grasa corporal probablemente no se dé por aludida.

Entonces ¿por qué siempre se recomienda el ejercicio como medida imprescindible para adelgazar? Además de por los indudables beneficios que aporta, las razones de su insistente promoción las puede encontrar en el capítulo en el que hemos hablado de las *batallas perdidas* y del dogma del equilibrio energético. Sí, ese enorme error de convertir el complejo problema del sobrepeso en una ecuación simple de dos variables, en la que la supuesta causa es el exceso de calorías y la falta de actividad física. Para que la teoría de *"lo que importa son las calorías"* se sustente, la eficacia del ejercicio es un elemento totalmente necesario. Y si durante décadas se ha mantenido que la mejor forma de no engordar era comer menos y moverse más, el rol del ejercicio debía ser fundamental.

Por otro lado, como también hemos visto, la industria alimentaria siempre ha tenido un gran interés en desviar las posibles responsabilidades de sus alimentos menos saludables. Así que durante muchos años ha liderado muchas iniciativas y campañas para resaltar la importancia del ejercicio, financiando estudios, esponsorizando competiciones, participando en la elaboración de recomendaciones dietéticas e introduciendo a sus representantes en todos los foros en los que fuera necesario. Quizás por eso todas las guías y pirámides dietéticas, en lugar de centrarse únicamente en los alimentos (que para eso se llaman "guías dietéticas"), siempre incluyen importantes referencias al ejercicio. ¿Y por qué no hablan de otros elementos que también se ha probado que son importantes para el bienestar y la salud pública, como el descanso, la higiene, la vacunación, el sueño, la gestión del estrés, las relaciones sociales o la exposición a la luz solar?

Ahora vamos sabiendo que las causas del sobrepeso son más profundas que el desequilibrio energético y que estas causas provocan el funcionamiento ineficaz del sistema de control del apetito. Todos los indicios hacen pensar que el origen está en una alimentación basada en alimentos altamente procesados, en tenerlos fácilmente disponibles y en estar bombardeados continuamente por sus señales. Y en este nuevo escenario, el papel del ejercicio es muy diferente.

El sedentarismo extremo también contribuye en cierta manera a ese desajuste, pero no parece ser el remedio prioritario sobre el que hay que basar las políticas antiobesidad. El ejercicio es necesario, eficaz, yo incluso lo calificaría como maravilloso por sus múltiples beneficios, pero si hay que elegir al orientar la artillería pesada hacia el enemigo más poderoso, todas las evidencias indican que es mejor apuntar hacia otro lado. Hacia la comida.

Más aliados peligrosos

Como suele ocurrir en todas las guerras, los enemigos suelen tener aliados que les ayudan a seguir haciendo daño y a mantenerse en sus posiciones. Estos aliados, por sí mismos, no suelen suponer demasiado peligro, pero apoyan al principal responsable en ciertos aspectos que podrían ser estratégicos, tales como la ocultación de sus puntos débiles o la búsqueda y exposición de los nuestros. Es, por ejemplo, lo que hacen en las guerras los espías, los comisarios políticos, los traidores o los infiltrados.

También en la guerra contra la obesidad tenemos unos cuantos de esos factores que, sin ser los principales causantes del sobrepeso, podría decirse que dinamizan los círculos viciosos que lo exacerban. Probablemente por sí solos no son capaces de tener efectos significativos en el sobrepeso, pero cuando se unen a la elevada ingesta de alimentos altamente procesados y a su sobredisponibilidad, son capaces de aumentar el desajuste metabólico y de incrementar el deseo de comer cuando no existe una necesidad energética para hacerlo.

Como acabamos de ver, el sedentarismo es probablemente el más importante de estos factores "aliados" del enemigo, pero recientes investigaciones nos hacen pensar que hay más aspectos desajustadores de este tipo, íntimamente relacionados con la vida moderna y especialmente susceptibles de alterar nuestro equilibrio psíquico y emocional, lo cual tiene efecto inmediato en el deseo de ingerir alimentos muy palatables y satisfactorios.

Uno de estos factores es el estrés. No me refiero a la sensación puntual de presión ni al nerviosismo que puede generarnos una situación crítica, eso es algo normal y que forma parte de la vida. Estoy hablando del llamado *estrés crónico*, el que se considera una de las principales patologías psicológicas de la actualidad.

Paradójicamente, el estado de bienestar ha venido acompañado de una forma de vida en la que no parece haber tiempo para nada. Aunque hemos sido capaces de desarrollar máquinas que trabajan por nosotros y entornos confortables en los que la mayor parte de las actividades más duras para sobrevivir no son necesarias, también hemos creado una sociedad que nos obliga estar desbordados de actividades y obligaciones, muchas de ellas de dudosa utilidad real y con escaso sentido (21). Pero su efecto es devastador: consiguen que estemos continuamente ocupados y preocupados, con la sensación de no ser capaces de conseguir logros claros, provocando una continua sensación de ansiedad. Además, esta sociedad basada en la economía del consumo desmedido nos lleva a pensar que siempre necesitamos adquirir más y más cosas y nos impide disfrutar del presente y de lo que tenemos.

Evidentemente, esta circunstancia psicológica tiene su impacto en el metabolismo. Por ejemplo, ante situaciones de estrés la concentración de los compuestos bioquímicos asociados a la inflamación aumenta significativamente. Es lógico, ya que forman parte del entramado relacionado con los mecanismos de defensa de nuestro cuerpo y estos compuestos lo están preparando para estar especialmente alerta y para posibles reparaciones de los daños que puedan producirse. Pero si el estrés no es algo puntual, sino que nos acompaña durante gran parte del día y no acaba de resolverse nunca, es decir, puede considerarse como crónico, las alteraciones metabólicas y bioquímicas que son positivas y necesarias para una situación crítica y concreta también se cronifican y pueden llegar a ser contraproducentes. Bajo esas condiciones, la regulación energética del cerebro puede alterarse, provocando ansiedad y deseo, aumentando las ganas de comer alimentos muy palatables y sabrosos, por ejemplo aquellos muy ricos en azúcares (22).

Esta situación es muy familiar cuando hablamos de otras sustancias adictivas como puede ser el tabaco. ¿Qué pide siempre una persona fumadora cuando está muy nerviosa o estresada? En efecto, un cigarrillo. Probablemente debido a que la segregación de los neurotransmisores que activan el circuito de recompensa ante señales externas se realiza con más frecuencia e intensidad en ese tipo de situaciones.

Pero el estrés no es el único aliado con cierto peligro. Paradójicamente, las alteraciones asociadas con la elevada ingesta de alimentos también pueden llegar por otro de los grandes logros del estado de bienestar: el dominio del ser humano de la noche y el día.

El metabolismo de todos los seres vivos del planeta ha evolucionado en torno a nuestro sol y al ciclo del día y la noche. Las condiciones ambientales que se generan con su presencia o ausencia se modifican de forma significativa y como consecuencia de ello se han producido importantes adaptaciones biológicas en todos los seres vivos, así como cambios en los procesos metabólicos en función de la situación en la que se encuentre el organismo, ante la luz solar o en la oscuridad. Un ejemplo muy conocido y que todos estudiamos en el colegio es el de las plantas, que realizan la fotosíntesis durante el día, consumiendo CO_2 y emitiendo oxígeno, que es sustituida por otros procesos bioquímicos totalmente diferentes por la noche, cuando no hay luz, cuyo objetivo es asimilar los nutrientes necesarios. Otro buen ejemplo de estas adaptaciones lo podemos observar durante el sueño, una actividad que los animales sincronizan con la noche o con el día. La actividad metabólica mientras dormimos es bastante diferente a la que se sucede mientras estamos despiertos y aunque todavía no comprendemos en su totalidad la utilidad del sueño, los científicos creen que es un periodo en el que se ejecutan gran cantidad de tareas de mantenimiento y "limpieza" en nuestro organismo, incluso algunas asociadas a la actividad neuronal, que si no se realizan convenientemente podrían ser las responsables de dar lugar a graves de problemas funcionales y de salud (23). Como puede comprobar fácilmente cualquiera que lleve demasiado tiempo sin dormir.

Es decir, el resultado de millones de años evolucionando bajo ciclos de 24 horas, mitad con luz, mitad a oscuras, es la existencia de los llamados "ritmos circadianos", que no son más que cambios en la actividad metabólica que se producen acompasados con dichos ciclos. Están regulados por una zona concreta del cerebro, el núcleo supraquiasmático del hipotálamo, mediante células que responden a las señales de luz y oscuridad del ambiente circundante a través del nervio óptico de los ojos. Los estímulos de luz activan y emiten señales a otras partes del sistema nervioso central con objeto de regular las hormonas, la temperatura del cuerpo y otros mecanismos fisiológicos. Por ejemplo, cuando los ojos están expuestos a una mayor intensidad de la luz de la mañana, las señales del sistema nervioso central que llegan al cerebro elevan la temperatura del cuerpo, aumentan la producción de la hormona cortisol y retrasan la liberación de la hormona melatonina. También existen otros procesos metabólicos asociados a la luz solar que son "percibidos" por otros sistemas, como por ejemplo la síntesis de la vitamina D, un compuesto muy importante y con múltiples funciones que necesita que los rayos solares que llegan hasta nuestra piel para sintetizarse con éxito en nuestro organismo. Podríamos resumir todas estas ideas diciendo que los seres vivos, y los humanos también, tenemos dos "modos" de funcionamiento, uno diurno y otro nocturno, con importantes variaciones entre ambos.

Sin embargo, gracias a la democratización de la luz artificial, la construcción de hogares cada vez más confortables y a los nuevos modelos de ocio, el contacto con el exterior se ha reducido de forma exponencial y la necesidad práctica de sincronizase a los ciclos solares también. Hemos creado un entorno en el que la diferencia entre el día y la noche se ha difuminado: luz a todas horas, elevada actividad nocturna, temperatura casi constante… ¿Cómo sabe entonces nuestro organismo en qué "modo" debe ponerse? ¿Y qué pasa cuando las variables artificiales (sobre todo la presencia de luz artificial y la hora de levantarse y acostarse) no están sincronizadas con las variables naturales (sobre todo la luz natural), que han labrado durante millones de años la maraña metabólica que controla nuestro organismo?

A pesar de estos importantes cambios en la forma de vida, parece que el tiempo de sueño del ser humano no ha variado significativamente (24), pero se pueden producir alteraciones en el funcionamiento de algunos procesos y subsistemas, incluido el cerebro, afectando negativamente a la regulación energética y especialmente en situaciones de sobrepeso y de alimentación basada en alimentos poco saludables (25). Por ejemplo, incrementando la segregación de neurotransmisores que nos hacen sentir deseos intensos por la comida o interfiriendo en las reacciones e interacciones que se producen entre las diferentes hormonas que regulan el peso corporal y otros biocomponentes, como los asociados a la inflamación (26).

¿Tiene nuestro enemigo más aliados? No podemos descartar que además del sedentarismo, el estrés y la interrupción de los ciclos circadianos, la ciencia vaya confirmando la existencia de más infiltrados amenazadores. Probablemente su peligrosidad será menor que la de éstos tres, que en conjunto tienen la capacidad de debilitar las posibilidades de defensa y fortalecen las posiciones del adversario.

De cualquier forma, dado que ya conocemos a los principales enemigos y tenemos bastante información sobre cada uno de ellos, es momento de actuar.

Hay que reunir a los mejores estrategas, preparar a los ejércitos, poner a punto el armamento y planificar la batalla final.

Referencias

(1)

Boyd Swinburn: combating obesity at the community level – The Lancet, Volume 378, No. 9793 (2011)

(2)

An "ecological" approach to the obesity pandemic (1997)

(3)

Obesogenic environments: a systematic review of the association between the physical environment and adult weight status, the SPOTLIGHT project.

(4)

Self-regulation, ego depletion, and inhibition (2014)

(5)

A Multilab Preregistered Replication of the Ego-Depletion Effect (2016)

The Bitter Truth About Sugar and Willpower - The Limited Evidential Value of the Glucose Model of Ego Depletion (2016)

Sweet delusion. Glucose drinks fail to counteract ego depletion (2014)

Unsuccessful attempts to replicate effects of self control operations and glucose on ego-depletion pose an interesting research question that demands explanation (2015)

If ego depletion cannot be studied using identical tasks, it is not ego depletion (2015)

Publication bias and the limited strength model of self-control: has the evidence for ego depletion been overestimated? (2014)

Implicit attitudes towards food and the self in sub-clinical eating disorder pathology (2015)

(6)

Approach bias and cue reactivity towards food in people with high versus low levels of food craving (2016)

Decoding subjective decisions from orbitofrontal cortex (2016)

The impact of emotion on perception, attention, memory, and decision-making (2014)

Purchase and Consumption Habits: Not Necessarily What You Intend (2007)

The habitual consumer (2009)

(7)

The neuroscience of motivated cognition (2015)

(8)

Mindless Eating; The 200 Daily Food Decisions We Overlook (2007)

(9)

Portion Size: Latest Developments and Interventions (2017)

Portion, package or tableware size for changing selection and consumption of food, alcohol and tobacco (2015)

(10)

Slim by design (2014)

(11)

To eat or not to eat: Effects of food availability on reward system activity during food picture viewing (2016)

You are what you choose to eat: factors influencing young adults' food selection behavior (2015)

A lack of appetite for information and computation. Simple heuristics in food choice (2013)

(12)

Eating with our eyes: From visual hunger to digital satiation (2015)

(13)

Associations between dietary variety and measures of body adiposity: a systematic review of epidemiological studies (2013)

Volume and variety: relative effects on food intake (2006)

(14)

Restaurant Menu Labeling Policy: Review of Evidence and Controversies (2016)

Legislation--Impact and Trends in Nutrition Labeling: A Global Overview (2016)

Effects of front-of-package and shelf nutrition labeling systems on consumers. (2013)

(15)

How Google Optimized Healthy Office Snacks (Harvard Business Review, 2016)

(16)

Physical activity in relation to urban environments in 14 cities worldwide: a cross-sectional study (2016)

Declining rates of physical activity in the united states- What are the contributors (2005)

(17)

Physical activity does not influence obesity risk: time to clarify the public health message (2013)

Fatness predicts decreased physical activity and increased sedentary time, but not vice versa: support from a longitudinal study in 8- to 11-year-old children (2013)

A systematic review and meta-analysis on sedentary behaviour and subsequent obesity related outcomes (2016)

Prevalence of physical activity and obesity in US counties, 2001-2011: a road map for action (2013)

Educating the Student Body: Taking Physical Activity and Physical Education to School: Status and Trends of Physical Activity Behaviors and Related School Policies (2013)

Is sedentary behaviour unhealthy and if so, does reducing it improve this? (2017)

(18)

BMI, leisure-time physical activity, and physical fitness in adults in China: results from a series of national surveys, 2000–14 (2016)

Are Self-report Measures Able to Define Individuals as Physically Active or Inactive? (2016)

Secular differences in the association between caloric intake, macronutrient intake, and physical activity with obesity (2015)

Time trends of physical activity and television viewing time in Brazil: 2006-2012 (2015)

Global physical activity levels: surveillance progress, pitfalls, and prospects (2012)

(19)

Energy expenditure and activity among Hadza hunter-gatherers (2016)

Hunter-gatherer energetics and human obesity (2012)

Energy expenditure in adults living in developing compared with industrialized countries: a meta-analysis of doubly labeled water studies (2011)

(20)

Effects of Exercise on the Body Composition and Lipid Profile of Individuals with Obesity: A Systematic Review and Meta-Analysis (2019)

The effectiveness of sedentary behaviour interventions for reducing body mass index in children and adolescents: systematic review and meta-analysis (2016)

Sport-based physical activity intervention on body weight in children and adolescents: a meta-analysis (2016)

Physical Activity and Cardiovascular Risk Factors in Children: Meta-Analysis of Randomized Clinical Trials (2014)

Impact of long-term lifestyle programmes on weight loss and cardiovascular risk factors in overweight/obese participants: a systematic review and network meta-analysis (2014)

Impact of Dietary and Exercise Interventions on Weight Change and Metabolic Outcomes in Obese Children and Adolescents: A Systematic Review and Meta-analysis of Randomized Trials (2013)

Systematic review and meta-analysis of the association between childhood overweight and obesity and primary school diet and physical activity policies (2013)

Isolated aerobic exercise and weight loss: a systematic review and meta-analysis of randomized controlled trials (2011)

(21)

Stress in America: Our health at risk (APA, 2012)

Work organization and stress (WHO, 2004)

(22)

Excessive Sugar Consumption May Be a Difficult Habit to Break: A View From the Brain and Body (2016)

Food cravings mediate the relationship between chronic stress and body mass index (2015)

Sweet craving and ghrelin and leptin levels in women during stress (2014)

Stress as a common risk factor for obesity and addiction (2013)

(23)

Effects of artificial light at night on human health: A literature review of observational and experimental studies applied to exposure assessment (2015)

Cross-talk between circadian clocks, sleep-wake cycles, and metabolic networks: Dispelling the darkness (2016)

Sleep Drives Metabolite Clearance from the Adult Brain (2013)

Circadian Rhythms, Sleep, and Disorders of Aging (2016)

The metabolic burden of sleep loss (2015)

(24)

Natural Sleep and Its Seasonal Variations in Three Pre-industrial Societies (2015)

Prolonged Sleep under Stone Age Conditions (2014)

(25)

Association of Exposure to Artificial Light at Night While Sleeping With Risk of Obesity in Women (2019)

Effect of a chronotype-adjusted diet on weight loss effectiveness: A randomized clinical trial (2019)

Does artificial light-at-night (ALAN) exposure contribute to the worldwide obesity pandemic? (2016)

Effects of artificial light at night on human health: A literature review of observational and experimental studies applied to exposure assessment (2015)

(26)

Chronic Light Cycle Disruption Alters Central Insulin and Leptin Signaling as well as Metabolic Markers in Male Mice (2019)

Sleep Restriction Enhances the Daily Rhythm of Circulating Levels of Endocannabinoid 2-Arachidonoylglycerol (2016)

Morning Circadian Misalignment during Short Sleep Duration Impacts Insulin Sensitivity (2015)

A matter of time: study of circadian clocks and their role in inflammation (2016)

The Impact of Sleep and Circadian Disturbance on Hormones and Metabolism (2015)

Circadian Clocks in the Immune System (2015)

Circadian rhythms, insulin action, and glucose homeostasis (2015)

Circadian rhythms in glucose and lipid metabolism in nocturnal and diurnal mammals (2015)

6- LA BATALLA FINAL

Es la primera vez que la humanidad se expone a este desigual enfrentamiento. Nuestro conocimiento del adversario es parcial. Además es un enemigo que está totalmente infiltrado, conviviendo con nosotros, formando parte de nucstra vida diaria, de nuestras costumbres y nuestras rutinas. El campo de batalla es inhóspito, complejo, con infinidad de elementos externos, personas y factores psicosociales implicados de innumerables formas. Y muchas de las armas que serían necesarias para poder pelear con cierta igualdad de condiciones ni siquiera se han probado en el terreno. Así que, lamentablemente, algunas de las propuestas que leerá a continuación son poco más que hipótesis, en fases de desarrollo todavía tempranas. Basadas en algunas pruebas - porque la evidencia científica rigurosa es el único mecanismo que se debería utilizar para contrastar intervenciones dirigidas a mejorar la salud - pero que están pendientes de una ratificación definitiva. Hay ideas que ya han conseguido acumular una cantidad de evidencia razonable, pero para otras cuestiones todavía no se dispone de toda la que sería deseable o la que existe es bastante heterogénea.

De cualquier forma, no podemos esperar más. El bombardeo sobre nuestras cabezas es continuo y los daños terribles, así que al menos hay que empezar a defenderse con lo que tengamos.

Las tácticas y maniobras de combate que voy a plantear tienen tres niveles, que se corresponden con los tres tipos de ejército con el que contamos. Un primer nivel formado por los gobiernos y autoridades, especialmente las sanitarias, que son quienes deben desarrollar y difundir las estrategias y directrices por un lado y aportar y coordinar los recursos necesarios por otro. Porque sin una estrategia acertada, inteligente y valiente no hay posibilidad de victoria. Y sin armas, suministros y soldados, tampoco.

El segundo nivel de combate lo forman los profesionales sanitarios, médicos, dietistas-nutricionistas, preparadores físicos, psicólogos, fisioterapeutas... son quienes van a llevar a tierra los planes y objetivos que llegan del primer nivel, convirtiendo las directrices en órdenes concretas, llevando a cabo las investigaciones pertinentes, diseñando herramientas, metodologías y armas de intervención. Y apoyando a las víctimas en todo lo que necesiten.

Y en el último nivel están los afectados. Son al mismo tiempo las víctimas y parte del ejército de tierra, porque en el enfrentamiento cuerpo a cuerpo les tocará pelear directamente, sin intermediarios, cara a cara. Combatirán contra el sobrepeso en su hogar, en la calle, en el trabajo; por necesidad personal o porque tendrán que ayudar a controlar su expansión entre sus amigos, familiares y vecinos.

En los tres casos hablamos de un ejército joven, sin preparar. Y en gran medida sin conciencia de la dimensión del problema al que se enfrenta.

El alto mando: gobiernos y entidades sanitarias

Los gobiernos y sus responsables sanitarios tienen en su mano principalmente dos herramientas de actuación: los recursos económicos y la capacidad legislativa. Es decir, dinero y leyes. Y deben utilizar ambas para orientar adecuadamente los esfuerzos que se realicen y establecer los pasos en los que se debe avanzar. Financiando prioritariamente iniciativas provechosas y creando y aprobando legislación que ayude al cumplimiento de ciertas reglas y normas, en los ámbitos en los que sea necesario.

Uno de ellos es, sin duda, la investigación y el desarrollo del conocimiento científico. Los programas de I+D contra la obesidad a nivel local, regional e internacional deben estar focalizados en dar respuesta a los retos que se han ido mencionando en los diferentes capítulos de este libro. Por lo tanto, los proyectos e investigaciones, especialmente aquellos que recurran a recursos públicos para parte o la totalidad de su financiación, deben ser seleccionados y priorizados con la perspectiva de maximizar su aportación a la sociedad. El rigor científico y la innovación son fundamentales, por lo que es necesario potenciar nuevos enfoques que lleguen más allá que los actuales, aunque siempre utilizando la metodología científica de mayor nivel, en todos y cada uno de los casos.

Por ejemplo, no es razonable que todavía la mayor parte de los estudios sobre nutrición y obesidad sean trabajos epidemiológicos observacionales, en los que se buscan asociaciones entre diferentes variables, analizando el consumo de diversos alimentos o la frecuencia de diversos hábitos de vida (1). La utilidad de las conclusiones de estos trabajos es enormemente limitada y poco fiable, ya que es complicado aislar el efecto de otras variables. Y además, ya se han realizado miles de ellos, estudiando asociaciones de todo tipo, con resultados poco concluyentes y muy diversos.

Tampoco es muy lógico que se sigan realizando una y otra vez ensayos de intervención contra la obesidad basados en la mera restricción calórica y la promoción de la actividad física, cuando ya se ha acumulado una cantidad innumerable de ellos durante décadas sin que se hayan podido obtener resultados clínicamente relevantes o útiles para combatir el sobrepeso, como hemos podido conocer en capítulos anteriores.

Estos dos tipos de investigaciones deben pasar a un segundo o tercer plano y dejar paso a planteamientos más complejos, sobre todo ensayos de intervención más innovadores y rigurosos, aleatorios, de mayor tamaño y largo plazo, en los que, al igual que ocurre con otras enfermedades como el cáncer, se aborden y testeen nuevas hipótesis, nuevos modelos y nuevas estrategias (2).

El profesor de medicina, salud pública y estadística de la universidad de Stanford John P.A. Ioannidis, expuso de forma clara y concisa en un artículo publicado en la revista *The American Journal of Clinical Nutrition* esta cuestión (3).

"A los ensayos clínicos aleatorios les ha costado afianzarse en la investigación sobre nutrición. Epidemiólogos influyentes han expresado escepticismo sobre su uso en intervenciones dietéticas y de hábitos en general. Se han visto favorecidos los estudios observacionales no aleatorizados porque la gente cambia sus decisiones; los cruces, los abandonos y la baja adhesión se consideran obstáculos para participar en ensayos (...)

Pero realmente estos argumentos son algunos de los motivos por los que los ensayos aleatorios no pueden ser sustituidos por los estudios epidemiológicos. Se necesitan experimentos para estudiar los efectos y cambios importantes en la fisiología y la mejor manera de realizar experimentos bien controlados es mediante la asignación aleatoria. Los efectos se pueden evaluar con precisión con la recopilación de datos sobre los cambios fisiológicos a corto plazo. En los estudios que tienen como objetivo evaluar resultados a largo plazo con previsiones clínicas, los estudios epidemiológicos no son fiables identificando los efectos de tratamientos sutiles, ya que las interferencias debidas a las variables de confusión y a otros sesgos son demasiadas.

Para la mayoría de los resultados clínicos (al contrario de lo que pasa con los cambios fisiológicos o los resultados intermedios), la magnitud de los efectos del tratamiento de las intervenciones dietéticas suele ser pequeña o modesta. La adhesión, los abandonos y la fidelidad al tratamiento no son problemas necesariamente insuperables y existen métodos para mejorar la retención. Por otro lado, cualquier intervención debe tener una eficacia, pero también debe ser lo suficientemente tolerable para que la gente puede seguirla. Si una intervención es eficaz pero no se puede aplicar a largo plazo, realmente es ineficaz.

La combinación de una pequeña magnitud del efecto y una adhesión irregular implica que todas estas preguntas sólo pueden ser abordadas de manera fiable con ensayos grandes, bien diseñados y con seguimiento a largo plazo. Perseguir efectos pequeños o modestos, con estudios pequeños es la receta ideal para conseguir resultados falsos negativos y aún más falsos positivos. El seguimiento a largo plazo es necesario tanto para aumentar la influencia de los eventos clínicos relevantes en los pacientes, como para que los resultados sean relevantes en la vida real. La gente se preocupa sobre todo de lo que la nutrición puede darles en el largo plazo, no sólo si se pueden mejorar algunas variables metabólicas o su peso durante unos meses.

En esta situación, los resultados "negativos" son más deseables que los "positivos". Voy a explicar esta paradoja. En primer lugar, muchos resultados "negativos" no son fracasos al mostrar la superioridad de una intervención dietética en comparación con otra, pero ofrecen evidencia de que no hay inferioridad o de que hay una igualdad. Significa que las diferentes opciones de nutrición conducen a resultados igualmente aceptables. Esta es una gran noticia: en relación con la comida es mejor tener muchas opciones igualmente buenas que solo una válida. En segundo lugar, los resultados "negativos" de hecho muestran que los nutrientes o las dietas que pensamos que serían eficaces (por ejemplo, basándonos en la epidemiología observacional) no lo son. La ganancia de información gracias a los resultados de cualquier estudio depende de la forma en la que el estudio cambia nuestras creencias anteriores. En nutrición, ha habido tanta investigación observacional que se han producido miles de asociaciones falsamente significativas y se han traducido en recomendaciones muy dudosas y debatidas. Conseguir un resultado significativo en un campo que ya está saturado con multitud de resultados significativos no ofrece una ganancia de información: (...)

El coste es un problema innegable para los ensayos aleatorios. Los estudios no aleatorios son mucho más baratos y el análisis de bases de datos existentes puede ser fácilmente racionalizado para una producción en masa por parte de los ejércitos de estudiantes de doctorados y postdoctorados en nutrición. Sin embargo, es difícil de comprender el gasto de millones y millones en este tipo de iniciativas o el coste inducido de obtener conclusiones erróneas que crean confusión en los programas de investigación, que dan lugar a aún más estudios equivocados y más personas, sociedades y organizaciones confusas, que les lleva a tomar decisiones equivocadas en nutrición.

Los ensayos aleatorios sobre nutrición no son una rareza (...) sin embargo, la gran mayoría de ellos son pequeños, sin resultados primarios claros y se publican y reportan de forma selectiva. Tal vez los mismos recursos podrían ser suficientes para llevar a cabo un número más pequeño de ensayos de gran tamaño, a largo plazo, debidamente registrados, siguiendo procesos transparentes y que deberían ser reportados plena y adecuadamente."

La mejor forma de concretar la investigación que se debe priorizar es mediante expertos de reconocido prestigio y sin posibilidad de conflicto de intereses. Por todo lo que hemos podido conocer en este libro, éste último aspecto es especialmente crítico, por lo tanto es probable que haya que recurrir a trabajadores públicos, sin ninguna relación con la industria ni otros elementos comerciales o ideológicos y que hayan demostrado un claro compromiso con el bien común.

A continuación y a modo de ejemplo muy escueto, he recopilado y descrito una pequeña muestra de ensayos realizados durante los últimos años, que aunque la mayoría presentan diseños modestos, con muestras limitadas y plazos no muy largos, investigan enfoques e hipótesis interesantes mediante intervenciones dietéticas controladas.

"Ultra-processed diets cause excess calorie intake and weight gain: A one-month inpatient randomized controlled trial of ad libitum food intake" (2019). Pequeña investigación en la que se estudió la diferencia en el peso corporal y en la ingesta energetica entre comer libremente siguiendo una dieta basado en ultraprocesados y otra basada en no procesados.

"Effects of time-restricted feeding on body weight and metabolism. A systematic review and meta-analysis" (2019). Revisión sistemática analizando el efecto de la ingesta de alimentos con horario restringido en el peso corporal y el metabolismo.

"Effects of a low carbohydrate diet on energy expenditure during weight loss maintenance: randomized trial" (2018): Ensayo en el que se investigaron los cambios en el gasto energético al seguir dietas con diferente proporción de carbohidratos.

"What Is the Evidence for "Food Addiction?" (2018). Revisión sistemática en la que se analizó la evidencia existente sobre el concepto de adicción a la comida.

"Effect of Low-Fat vs Low-arbohydrate Diet on 12-Month Weight Loss in Overweight Adults and the Association With Genotype Pattern or Insulin Secretion The DIETFITS Randomized Clinical Trial" (2018). Ensayo realizado con gran cantidad de sujetos (600) y durante un año analizando las diferencias en el peso corporal al seguir dos dietas basadas en alimentos no procesados, una baja en calorías y otra baja en carbohidratos.

"Persistent Metabolic Adaptation 6 Years After "The BiggestLoser" Competition" (2016): Se analizaron los cambios metabólicos que se producen a largo plazo (6 años) tras adelgazar gran cantidad de peso reduciendo drásticamente las calorías y aumentando de forma importante el ejercicio.

"A systematic review of motivational interviewing for weight loss among adults in primary care" (2015): En esta revisión sistemática se analizaron los ensayos sobre la utilidad de la entrevista motivacional, una técnica psicológica, en las intervenciones de pérdida de peso.

"The effects of changing dairy intake on trans and saturated fatty acid levels: results from a randomized controlled study" (2014). Se analizó el efecto de aumentar la ingesta de lácteos enteros en la concentración de diversos ácidos grasos en la sangre de los sujetos.

"Pilot randomized trial demonstrating reversal of obesity-related abnormalities in reward system responsivity to food cues with a behavioral intervention" (2014): En este pequeño ensayo se diseñó una intervención que pretendía reducir la respuesta neuronal ante alimentos poco saludables y aumentarla ante alimentos sanos.

"Primary Prevention of Cardiovascular Disease with a Mediterranean Diet PREDIMED" (2013): En este ensayo español de larga duración (casi 5 años) y amplia muestra (más de 7000 personas) se analizó el efecto en la salud de la dieta mediterránea y de forma específica el aceite de oliva y los frutos secos.

"Effects of Dietary Composition on Energy Expenditure During Weight-Loss Maintenance (2012): Se analizó el consumo energético mientras se seguían tres dietas isocalóricas (mismas calorías) pero de diferente naturaleza: Baja en carbohidratos, alta en carbohidratos y baja en índice glucémico.

"Using self-determination theory to promote physical activity and weight control: a randomized controlled trial in women" (2010): Se probó la aplicabilidad de la teoría psicológica de la autodeterminación (para el aumento de la motivación) en una intervención para aumentar la actividad física y controlar el peso.

Insisto en que no son más que unos pocos ejemplos aislados y quizás no demasiado representativos, pero sirven para comprobar que hay vida investigadora más allá de las encuestas sobre ingesta de alimentos y recomendaciones respecto a la reducción de calorías.

Evidentemente, para conseguir llevar adelante los nuevos proyectos de forma exitosa se deberían implementar mecanismos eficaces para conseguir que sean los mejores científicos (y no solo los más influyentes) los que los lideran. Involucrando a las autoridades y a la comunidad académica para establecer sistemas que permitan promover la excelencia científica en la lucha contra el sobrepeso.

Tras la investigación rigurosa, el segundo ámbito de actuación primordial por parte de las autoridades sanitarias es el educativo. Siendo la salud una de las cuestiones que universalmente más preocupa e interesa y considerando que la sanidad probablemente sea el bien más preciado pero también el más caro del estado del bienestar, la labor de prevención es fundamental, ya que permite reducir las patologías y los costes sanitarios asociados a las mismas. Y una de las mejores formas de prevenir es mediante la educación, el conocimiento (mucho más detallado, claro) de todos los temas que hemos ido tratando en el libro, junto con otras muchas cuestiones relacionadas con la salud.

Sin embargo, resulta sorprendente que no exista un programa de contenidos educativos rigurosos y exhaustivos sobre este campo. Y no me refiero solo al periodo escolar, que sin duda es especialmente importante. También debería plantearse en enseñanzas superiores y en programas a medida para otros colectivos o situaciones específicas. Hoy en día, en el mejor de los casos se dedican unas pocas horas en alguna asignatura, con contenidos escasos y dudosos y una relevancia casi anecdótica.

La educación sobre salud, en toda su amplitud, debería ser continua y tendría que acompañarnos durante toda nuestra vida. ¿Puede haber una sola persona a la que no le vayan a ser útiles los conocimientos sobre cómo mantener y optimizar su salud? ¿Acaso hay muchas cosas que puedan ser más importantes? ¿Es razonable dedicar miles de horas a lo largo de nuestra vida a estudiar idiomas, historia, matemáticas o química, pero tan solo unas pocas a salud?

Además, es probable que como efecto secundario positivo se consiga un aumento de la vocación y el interés por la medicina, lo cual ayudaría a renovar y revitalizar aún más el sistema sanitario. Quizás incluso entrando en un "círculo virtuoso" de mejora continua que resultaría muy positivo para nuestra sociedad.

De nuevo para definir estos contenidos con detalle se deberá recurrir a expertos en cada una de las áreas: salud pública, alimentación y nutrición, psicología y sexualidad, actividad física, salud laboral, etc. Y como es lógico, la educación sanitaria debería ser impartida por profesionales competentes y preparados, que sean conocedores de la realidad científica más actual, dominen cada una de las disciplinas y conozcan las mejores formas de transmitirlas y de trasladarlas a buenos hábitos con las más eficaces metodologías (4).

Es importante entender que no hay atajos para conseguir una buena educación sobre salud y prevención del sobrepeso. "*Educación*" significa mucho más que "*información*". No valen las campañas sensacionalistas ni el marketing populista y superficial, en el que únicamente se estigmatiza y responsabiliza a las personas con sobrepeso. Debería abordarse como ya se han abordado otros temas muy relevantes en muchos países, tales como la reducción del abandono escolar, la promoción de la vocación científica o el aprendizaje de varios idiomas, con un respaldo de políticas sólidas y con recursos abundantes. Estamos hablando de una de las principales causas de mortalidad, de aumento gigantesco del coste sanitario y del deterioro de las personas, así que las actuaciones deberán ser proporcionales a esa importancia.

Sin embargo, tal y como hemos visto en el capítulo sobre la desinformación, la historia de las iniciativas educativas sobre alimentación, salud y sobrepeso están llenas de fracasos. Y conviene recordarlos de vez en cuando, para intentar no volver a cometerlos.

Un buen ejemplo de desastre multifactorial en educación contra la obesidad han sido las guías dietéticas que se han ido desarrollando en todos los países del mundo por parte de sus respectivos gobiernos. Han sido el mecanismo más popular para proponer estrategias desde la perspectiva alimentaria. Las más veteranas e influyentes a nivel mundial son las norteamericanas *Dietary Guidelines for Americans* (muy conocidas por sus siglas *DGA*), que llevan actualizándose cada cinco años desde la década de los setenta. Sin embargo, no parecen haber servido para mucho. Su creación coincide con el inicio de la epidemia de obesidad, que no ha parado de crecer desde entonces.

Estas directrices son probablemente las que han estado rodeadas de mayor polémica. Desde siempre ha generado muchas suspicacias el hecho de que hayan estado lideradas por el Departamento de Agricultura Norteamericano (USDA), lo cual siempre puede provocar dudas respecto a la independencia de opinión a la hora de posicionar en la dieta los alimentos cultivados por los agricultores norteamericanos, que sobre todo son cereales. De hecho, durante muchos años los cereales fueron "*la niña bonita*" de las DGA, apareciendo en la base de una pirámide de alimentos que se popularizó en los años noventa (que se llamó *Food Guide Pyramid*) e imponiéndose incluso sobre los vegetales y frutas, sin que hubiera evidencia científica y objetiva que lo justificara. Algunas de las versiones de esta pirámide y las directrices asociadas, así como la falta de transparencia en el proceso de su elaboración, han sido criticadas por gran cantidad de expertos independientes y de prestigio (5).

Afortunadamente, poco a poco, la cosa ha ido mejorando; durante las últimas ediciones el Departamento de Salud Norteamericano (NIH) colabora en su desarrollo y la revisión de estudios e investigaciones cada vez se realiza de forma más exhaustiva y sistemática. Y las pirámides han sido sustituidas por gráficos más sencillos y comprensibles con forma de plato, que se corresponde más con el entorno en el que presentamos y manipulamos la comida (¿alguien utiliza pirámides para comer?).

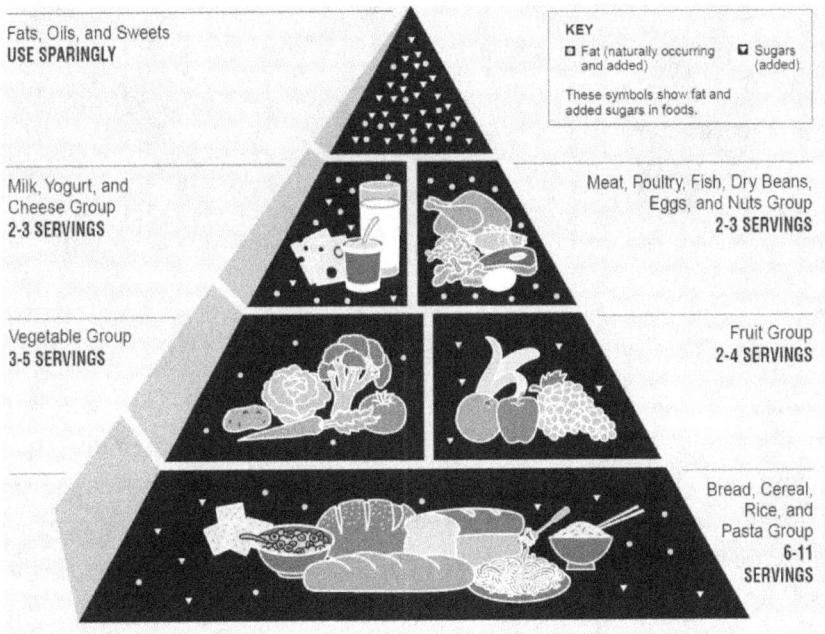

Pirámide de alimentos de las DGA de 1995

Pero todavía queda mucho trabajo por hacer. Basta comparar los dos sencillos y visuales gráficos en forma de plato diseñados casi simultáneamente en EEUU, el *"Healthy Eating plate"* de Harvard (izquierda) con *"MyPlate"* del Departamento de Agricultura USDA (derecha) para apreciar claras diferencias.

En el primero los cereales son integrales y se incluyen los aceites saludables y el agua. En el segundo no se especifica el tipo de cereales y se incluyen los lácteos pero no los aceites ni el agua. ¿Cómo es que en algo tan simple y básico hay diferencias tan significativas?

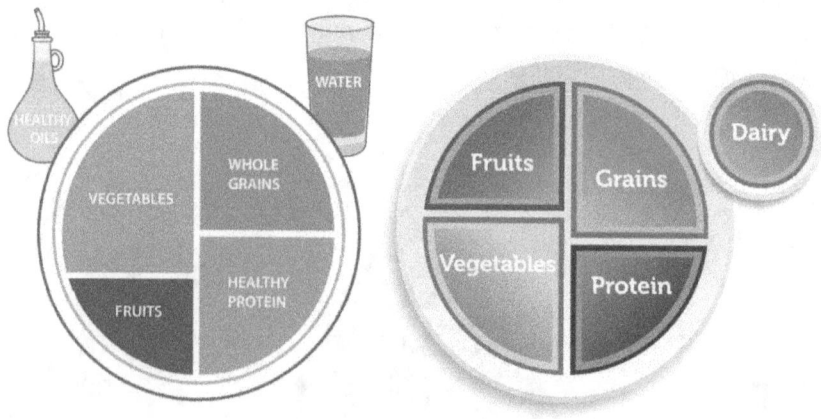

Healthy Eating Plate y MyPlate

Durante el año 2015, se publicaron los dos documentos clave que componen las DGA para el periodo 2015 a 2020: el informe previo que revisa la evidencia científica (y que elabora un equipo de expertos llamado *Advisory Committee*) y el documento oficial final, con las directrices detalladas. Como novedad, en esta ocasión el informe previo del *Advisory Committee* se realizó en gran medida en base a patrones dietéticos en lugar de en base a alimentos aislados. Es decir, analizando estilos de alimentación o dietas. Vamos, que el análisis era desde una perspectiva más global y agrupada que en años anteriores. Sin embargo, aunque el método fue diferente, las recomendaciones finales que fueron redactadas por el segundo equipo de expertos se parecieron en gran medida a las de ediciones anteriores.

Este es el resumen final de las directrices que se incluyeron en las DGA 2015-2020:

"1. Siga un patrón de alimentación saludable durante toda la vida. Todas las elecciones de alimentos y bebidas son importantes. Elija un patrón de alimentación saludable con una cantidad de calorías adecuada para ayudar a lograr y mantener un peso corporal saludable, apoyar la adecuación de nutrientes y reducir el riesgo de enfermedades crónicas.

2. Céntrese en la variedad, la densidad de nutrientes y la cantidad. Para satisfacer las necesidades de nutrientes dentro de los límites de calorías, elija una variedad de alimentos ricos en nutrientes de todos los grupos de alimentos en las cantidades recomendadas.

3. Limite las calorías a partir de azúcares añadidos y grasas saturadas y reduzca la ingesta de sodio. Consuma un patrón de alimentación bajo en azúcares añadidos, grasas saturadas y sodio. Reduzca el consumo de alimentos y bebidas con elevado contenido en estos componentes a las cantidades que se ajustan a los patrones de alimentación saludables.

4. Cambie a alimentos y bebidas más saludables. Elija alimentos y bebidas ricos en nutrientes de todos los grupos de alimentos en lugar de opciones menos saludables. Considere las preferencias culturales y personales para hacer estos cambios más fáciles de lograr y mantener.

5. Apoyo por parte de todos a los patrones de alimentación saludable. Todo el mundo tiene un papel para ayudar a crear y apoyar los patrones de alimentación saludables en múltiples escenarios a nivel nacional, en casa, en la escuela, en el trabajo y en la comunidad."

Un patrón de alimentación saludable incluye:

Una variedad de verduras de todos los subgrupos: de color verde oscuro, rojo y naranja, legumbres, feculentas y otras.

- *Las frutas, especialmente frutas completas.*
- *Cereales, al menos la mitad de ellos integrales.*

- *Productos lácteos sin grasa o bajos en grasa, incluyendo leche, yogur, queso y/o bebidas de soja.*

- *Una variedad de alimentos ricos en proteínas, incluyendo mariscos, carnes magras y aves de corral, huevos, legumbres y frutos secos, semillas y productos de soja*

- *Aceites*

Un patrón de alimentación saludable limita:

- *Las grasas saturadas y grasas trans, azúcares añadidos y sodio.*

Se proporcionan recomendaciones cuantitativas para los componentes de la dieta que debe ser limitados. Estos componentes son de particular preocupación para la salud pública en los Estados Unidos, y los límites especificados pueden ayudar a las personas a lograr patrones de alimentación saludable dentro de los límites de calorías:

- *Consumir menos de 10 por ciento de calorías por día a partir de azúcares añadidos.*

- *Consumir menos de 10 por ciento de calorías por día a partir de grasas saturadas.*

- *Consumir menos de 2.300 miligramos (mg) por día de sodio.*

Si se consume alcohol, debe ser consumido con moderación, hasta una bebida al día para las mujeres y hasta dos bebidas por día para los hombres, y sólo por los adultos de edad legal para beber."

Es probable que todas ellas le resulten familiares y le parezcan razonables, ¿verdad?

Pero si la revisión previa de la evidencia científica se hizo en base a patrones dietéticos ¿por qué las directrices volvieron a redactarse en base a grupos de alimentos (a la hora de sugerir un mayor consumo) o nutrientes concretos (a la hora de recomendar su restricción)?

Si las analizamos con detalle e intentamos buscar la evidencia científica concreta que las soporte, es relativamente sencillo tropezarse con algunas sombras y contradicciones. Es cierto que hay elementos sobre los que no caben dudas y en los que el consenso y las pruebas son muy relevantes, como la recomendación de una dieta rica en hortalizas y frutas y la reducción de azúcares añadidos y alcohol. Pero, con la evidencia en la mano, algunos párrafos sugieren algunas preguntas. Por ejemplo, personalmente estas son las que a mí se me ocurren:

- ¿A qué se refieren con *"alimentos ricos en nutrientes"*, que tanto mencionan? ¿Acaso es un recurso para evitar citar de forma explícita los alimentos ultraprocesados, normalmente escasos en nutrientes valiosos? ¿Cuál es la regla o criterio para considerar un alimento rico o pobre en nutrientes?

- ¿Por qué se sigue aconsejando de forma prioritaria la reducción de componentes individuales como la sal (sodio) o las grasas saturadas, cuando estudios y revisiones recientes realizadas por expertos y entidades importantes (incluyendo la Asociación de Dietistas Norteamericanos) ponen en duda la utilidad de ese tipo de recomendaciones? (6) Por otro lado, ¿por qué no se recomienda directamente la reducción de alimentos altamente procesados, muchos de ellos ricos en sal y en ácidos grasos saturados poco recomendables, que precisamente tendría como consecuencia una significativa reducción de esos componentes? (7)

- ¿Por qué en el documento final existen contradicciones respecto al colesterol dietético, por un lado no mencionándolo en el resumen pero por otro aconsejando reducirlo *al máximo* en los textos de detalle?

- ¿Por qué no se recomienda claramente la máxima reducción de los cereales refinados así como sus derivados, cuando la evidencia en su contra no para de acumularse y nutricionalmente forman parte de alimentos superfluos, casi siempre altamente procesados y acompañados de componentes poco deseables? ¿De qué evidencia se deduce que como mínimo la mitad deberían ser integrales? (8)

- ¿Por qué se sigue recomendando de forma tan prominente priorizar los lácteos bajos en grasa o desnatados sobre los enteros, cuando no hay evidencia científica que muestre que son mejores o más saludables que los enteros? (9)

- ¿Por qué se insiste tanto en fomentar la variedad de la dieta, en general, cuando las evidencias más recientes no muestran que éste sea un factor especialmente significativo que ayude a prevenir la obesidad ni otras enfermedades? (10)

Como imaginarán, un servidor no es al único al que las últimas DGA le generaron dudas. De hecho, incluso los dos grupos que participaron en su desarrollo han mostrado discrepancias; los expertos del Advisory Committee que hicieron la revisión científica previa criticaron a los redactores del documento final porque no incluyeron la variable medioambiental como elemento de decisión en la priorización. Algo sobre lo que ellos habían insistido en su documento previo y que habría afectado negativamente, sobre todo, a la industria de la carne, ya que ésta es energéticamente más costosa. Esta decisión hizo que se multiplicaran las insinuaciones respecto a las posibles presiones que la industria podría haber ejercido.

Otro ejemplo de cómo a la educación básica rigurosa sobre nutrición no se le ha dado la importancia que se merece en Estados Unidos nos llega desde la Food and Drug Administration (FDA), el organismo encargado de regular y controlar los alimentos y medicamentos en ese país. Como ya hemos visto, en la década de los noventa esta entidad formalizó los criterios para poder mostrar por escrito en el envase de un producto el calificativo de *"saludable"* (11), un término con una gran capacidad de persuasión pero muy susceptible de ser utilizado de forma poco ética por parte de los expertos en marketing. Como ya podrá imaginar, estos criterios exigían que el alimento cumpliera sobre todo las condiciones habituales en aquella época: pocas grasas globales, pocas grasas saturadas y pocas calorías. Y no hace falta que le recuerde que muchos alimentos altamente procesados cumplían y cumplen estas condiciones. Finalmente, veinte años después, en la FDA se decidió actualizar esta definición (12). Aunque en el momento de escribir estas líneas la actualización todavía no se ha materializado. Y no hay noticias de cuál será el plazo concreto para llevarla a cabo.

Estas situaciones no solo ocurren en EEUU, el país con más personas que sufren obesasidad en el mundo. Si allí recopilar y transmitir el conocimiento básico para combatir el sobrepeso es algo complicado y ha sido un ámbito en el que ha faltado rigor, en otros países la situación no es mucho mejor.

Por ejemplo, en el Reino Unido también se publican periódicamente directrices dietéticas, últimamente conocidas con el nombre *The Eatwell Guide,* que suelen ir acompañadas de figuras y representaciones que ayudan a difundirlas, como las pirámides y los platos norteamericanos. A mediados del año 2016 los responsables correspondientes de *Public Health England,* el departamento de salud del Gobierno Británico, dieron a conocer el gráfico con forma de plato (o al menos circular) que acompañaría a la última versión de sus recomendaciones.

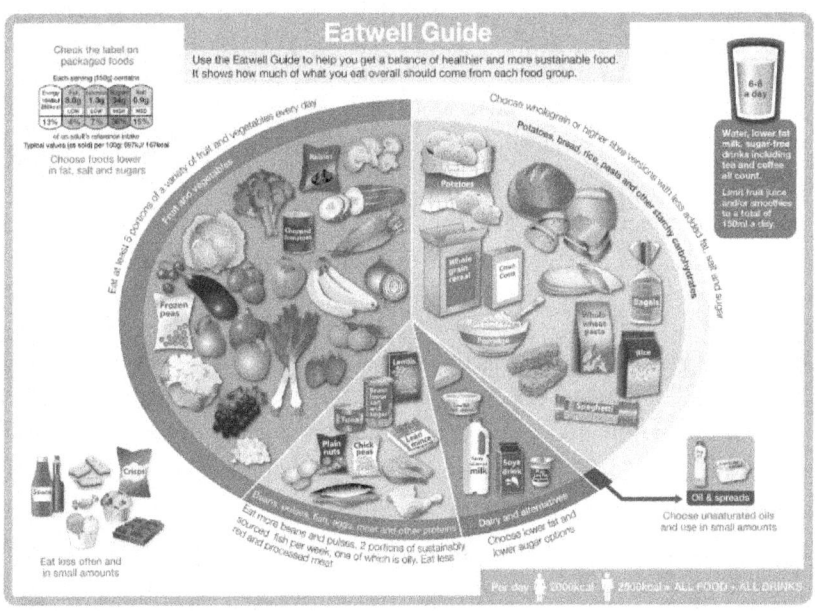

Gráfico Eatwell Guide

Una vez más los derivados de cereales se representaban con la misma importancia que los vegetales y las frutas. Y sin incluir ningún aviso específico y claro contra los alimentos ultraprocesados fabricados con materias primas basadas en carbohidratos refinados. Y se marginaba visualmente cualquier cosa que aportara grasas, incluso ciertos alimentos frescos y ricos en proteínas como la carne y el pescado, que se veían realmente pequeños.

Si la elaboración de las últimas DGA norteamericanas tuvo algunas sombras, la génesis de esta la figura británica fue casi un misterio. No he sido capaz de encontrar la descripción de un proceso estructurado, ni una metodología formalizada y basada en la evidencia científica. Ni los criterios para la formación de un equipo independiente. Ni actividades de transparencia y contraste público durante su desarrollo. Poco después de su publicación varios medios británicos sacaron a la luz esta falta de rigor en varios artículos y además aportaron algunos datos bastante preocupantes. Al parecer, la mitad del equipo que lo había diseñado estaba formado por miembros de la industria alimentaria (13).

Tras estas peculiaridades en el consenso de la información nutricional básica en países anglosajones, llega el momento de mirarnos el ombligo. ¿Y qué ocurre en España? ¿Quién y cómo definen las recomendaciones dietéticas, esas ideas fundamentales de las que deberían desplegarse el resto de contenidos para una educación en nutrición?

Para no remontarnos demasiado atrás en el tiempo, podemos empezar en el año 2005, cuando la Agencia Española de Seguridad Alimentaria lanzó la Estrategia NAOS, especialmente dirigida a prevenir la obesidad y el sobrepeso. Incluyó, entre otras iniciativas, una pirámide de alimentos y ciertas directrices dietéticas. Lo cierto es que no fue especialmente innovadora y sus autores prefirieron *jugar sobre seguro*; bastaba leer la introducción de su documento de referencia para comprobar que sus planteamientos eran los habituales: se culpaba de la obesidad al exceso de calorías y a la falta de ejercicio y se proponían las conocidas e inefectivas soluciones de comer menos y aumentar la actividad física (14).

Respecto a las recomendaciones dietéticas concretas, este era su decálogo:

1. Cuanta mayor variedad de alimentos exista en la dieta, mayor garantía de que la alimentación es equilibrada y de que contiene todos los nutrientes necesarios.

2. Los cereales (pan, pasta, arroz, etc.), las patatas y legumbres deben constituir la base de la alimentación, de manera que los hidratos de carbono representen entre el 50% y el 60% de las calorías de la dieta.

3. Se recomienda que las grasas no superen el 30% de la ingesta diaria, debiendo reducirse el consumo de grasas saturadas y ácidos grasos trans.

4. Las proteínas deben aportar entre el 10% y el 15% de las calorías totales, debiendo combinar proteínas de origen animal y vegetal.

5. Se debe incrementar la ingesta diaria de frutas, verduras y hortalizas hasta alcanzar, al menos, 400 g/día. Esto es, consumir, como mínimo, 5 raciones al día de estos alimentos.

6. Moderar el consumo de productos ricos en azúcares simples, como golosinas, dulces y refrescos.

7. Reducir el consumo de sal, de toda procedencia, a menos de 5 g/día, y promover la utilización de sal yodada.

8. Beber entre uno y dos litros de agua al día.

9. Nunca prescindir de un desayuno completo, compuesto por lácteos, cereales (pan, galletas, cereales de desayuno...) y frutas, al que debería dedicarse entre 15 y 20 minutos de tiempo. De esta manera, se evita o reduce la necesidad de consumir alimentos menos nutritivos a media mañana y se mejora el rendimiento físico e intelectual en el colegio.

10. Involucrar a todos los miembros de la familia en las actividades relacionadas con la alimentación: hacer la compra, decidir el menú semanal, preparar y cocinar los alimentos, etc.

Como puede observar, además de incluir algún término sin base científica como *"dieta equilibrada"*, se incluían algunas recomendaciones sin respaldo científico, que probablemente han hecho más daño que beneficio: priorizar los derivados de cereales sobre el resto de alimentos, hacer especial hincapié en la variedad de la dieta o limitar las grasas totales al 30% de las calorías. Y resultaba especialmente llamativo el noveno punto, especialmente dedicado al desayuno, en el que se hacían afirmaciones de nuevo sin evidencias (mejora del rendimiento por desayunar) y se entraba en detalles excepcionales, concretando su composición y alimentos preferibles e incluso hasta el tiempo que teníamos que dedicarle a diario. ¿Y por qué no se concretaban los de la cena, la comida o la merienda? ¿Se imagina las razones?

A lo largo de su historia parece que la iniciativa NAOS no ha estado precisamente sobrada de recursos. Además, prácticamente no se ha sometido a actualizaciones importantes, así que sus escasas e ineficaces actividades (un observatorio, ponencias, premios, alguna campaña) han ido languideciendo poco a poco. Y, aprovechando esta falta de movimiento, otras entidades relacionadas con la alimentación y la salud han tenido la oportunidad de posicionar estratégicamente sus iniciativas.

El problema es que algunas de esas otras entidades, como ya hemos visto, no son independientes. Las asociaciones relacionadas con la nutrición en España son tan numerosas como diferentes y además de las *oficiales*, que normalmente son las que representan a los dietistas-nutricionistas, hay unas cuantas en las que se mezclan otros colectivos sanitarios, intereses particulares y grupos de influencia como los que hemos ido viendo a lo largo del libro. Y si la metodología de las recomendaciones oficiales no suele ser un dechado de virtudes, la de estas otras entidades es aún más difícil de evaluar.

Un claro ejemplo de su forma de actuar se vivió también en el año 2016, con la propuesta de una de estas entidades relacionadas con la nutrición más conocidas e influyentes en España. Me refiero a la Sociedad Española de Nutrición Comunitaria (SENC), una entidad privada, con actividades privadas, finanzas privadas y que no hace ningún tipo de descargo público (al menos personalmente no he podido encontrar ningún tipo de memoria). Pues bien, ese año publicó a bombo y platillo lo que sus autores llamaron "*nueva pirámide dietética de los alimentos*", una supuesta actualización de su propuesta de pirámide dietética, con el típico diseño triangular, en el que se sugería la ingesta de grupos de alimentos por raciones, en base a cantidades, de abajo a arriba y de mayor a menor cantidad respectivamente.

Lo más destacable de aquella pirámide fue precisamente el mantenimiento del formato triangular, algo que las entidades internacionales de referencia hace tiempo que prefieren no utilizar, como hemos visto anteriormente.

Por otro lado, analizando la posición de los diferentes alimentos en cada uno de los niveles, se apreciaban cosas cuando menos llamativas. Por ejemplo, en la cúspide aparecían algunos alimentos poco recomendables como los dulces, la bollería o la mantequilla, algo razonable; pero no los que – realmente, según las estadísticas - tienen una presencia significativa en la mesa de los españoles y también son poco recomendables, tales como las bebidas azucaradas, las galletas y el pan blanco. Y que otras pirámides de reconocido prestigio, como la desarrollada en la Escuela de Salud Pública de Harvard, sí que sitúan de forma visible en la parte superior.

Por otro lado, en su nivel inferior - indicando con ello que deberían ser el componente principal de la dieta - se seguían manteniendo los derivados de cereales, dándoles más relevancia que a las frutas y verduras. Algo totalmente discutible, como ya sabemos.

Y, para aumentar aún más la confusión, por debajo de los cereales, en la base de la pirámide, sus autores introdujeron algunas variables que nada tienen que ver con la alimentación, como el ejercicio físico, y otras cuyo rol en el sobrepeso es muy relativo y opinable, como por ejemplo el equilibrio emocional (que tampoco se molestaron en explicar qué es ni cómo conseguirlo).

Como ya sabe, no soy amigo de conspiraciones, pero no puedo evitar que se me ocurran razones poco honorables para estas particularidades en la pirámide de la SENC. Como hemos visto en capítulos anteriores, gran parte de los ingresos de este tipo de sociedades provienen de la industria alimentaria, que suelen ser sus colaboradores y financiadores habituales. Y, casualmente, en la pirámide no se incluyeron precisamente unos cuantos alimentos poco recomendables de sus colaboradores y financiadores más generosos, como por ejemplo, los refrescos. En efecto, uno de los principales era Coca-Cola, que durante los últimos años les aportó directamente más de doscientos mil euros, como reconoció públicamente la propia multinacional de bebidas española ese mismo año, tras conocerse su entramado de influencias (15).

Bien, si el simple hecho de disponer de unos principios dietéticos básicos y universales para combatir la obesidad es complicado y supone una carrera de obstáculos para todos los gobiernos del mundo, imagine todo lo que nos queda por recorrer todavía para conseguir contenidos más amplios, completos, sólidos y fiables, que permitan llevar a cabo una educación adecuada sobre el tema. Por ejemplo, permítame volver a algo que ya he mencionado, pero que considero especialmente importante. Es sorprendente que pocas recomendaciones oficiales hagan hincapié en una directriz que probablemente sería la forma más clara, eficaz y eficiente de cumplir con la mayoría de las recomendaciones dietéticas, especialmente con aquellas que son restrictivas y que habitualmente involucran al exceso de azúcares, grasas saturadas, calorías y sal: limitar los alimentos ultraprocesados. ¿Por qué cree que durante décadas nadie ha hablado de ello? ¿Cuál piensa que puede ser la razón principal por la que, hasta hace muy poco, en la mayoría de las directrices dietéticas no se citaban y restringían con claridad los alimentos altamente procesados?

Por otro lado, hasta le fecha las directrices dietéticas se han centrado en la tipología de alimentos recomendados y no recomendados, mezclándolo con la promoción del ejercicio y la actividad física, pero no han profundizado en el otro elemento clave, muy relevante, incluso probablemente por encima del ejercicio y que ya hemos conocido: la sobredisponibilidad y el exceso de información y señales, sobre todo en el caso de alimentos poco saludables. Sin duda también deberían ayudar a plantear soluciones en ese difícil pero influyente ámbito.

Más allá del contenido concreto de cada una de estas guías, personalmente creo que no tiene demasiado sentido que cada país haga su guerra particular y que las recomendaciones presenten tantas diferencias entre ellas. Lo más lógico sería crear un comité de expertos independientes a nivel internacional que estableciese las directrices globales en base a la evidencia científica más rigurosa. Y que después cada país pudiera añadir matices y adaptaciones para hacerlas más cercanas a cada realidad cultural, así como contenido didáctico más desarrollado que pudiera ser utilizado para educar a toda la población.

Políticas, leyes y normativa

Bien, dejemos momentáneamente la educación, las directrices y recomendaciones. Es momento de hablar del segundo instrumento fundamental de los gobiernos y que es capaz de apoyar de forma muy importante en los procesos de transformación social: las políticas y las leyes. Porque aunque durante las guerras las normas parecen desmoronarse y casi dejar de existir, en este caso las decisiones relacionadas con la legislación y la normativa pueden ser herramientas especialmente útiles cuando se persigue el objetivo de arrinconar al enemigo.

Sin embargo, hasta ahora la mayoría de las iniciativas gubernamentales específicas para este ámbito no han conseguido revertir la tendencia creciente de la obesidad. Y si analizamos algunas de ellas, nos daremos cuenta que sobre todo ha sido por una razón: porque no han sido iniciativas basadas en la ciencia y en la evidencia rigurosa. Para justificar esta grave aseveración, describiré un par de ejemplos recientes ocurridos en España.

El primero de ellos ocurrió a principios del año 2018, cuando la Ministra de Sanidad se encargó personalmente de hacer la presentación oficial de su proyecto sobre alimentación y salud mediante el documento "Plan de colaboración para la mejora de la composición de los alimentos y bebidas y otras medidas 2017-2020". Según se contaba en dicho documento, el gobierno había llegado a un acuerdo (de carácter voluntario) con una buena cantidad de representantes de la industria alimentaria para que los fabricantes se comprometiesen a modificar la composición de algunos de sus alimentos procesados y ultraprocesados. Un proceso también denominado "reformulación". Los nutrientes objetivo serían sobre todo las grasas saturadas, la sal y el azúcar y el fin último sería conseguir alimentos con menor cantidad de estos ingredientes y supuestamente más sanos, para así contribuir a la mejora la salud de todos los ciudadanos.

Bastaba echar un vistazo a los números para darse de bruces con las cruda realidad. Las reducciones propuestas para cada uno de estos nutrientes eran muy pequeñas y clínicamente insignificantes, lo cual ya ponía en duda la utilidad real de todo ello. Pero esto no era lo más importante, lo realmente relevante era que aquella propuesta no se soportaba en ninguna evidencia mínimamente rigurosa. Aunque pudiese parecer lo contrario, como sugería el siguiente párrafo incluido en el documento:

"La reformulación o mejora en la composición nutricional de los productos, es una de las intervenciones más eficaces para favorecer un mejor entorno alimentario y opciones más saludables, para alcanzar los objetivos o recomendaciones nutricionales en la dieta y conseguir mejoras en salud pública."

Sin embargo, al final del mismo se aportaban las referencias en las que se basaba: un único estudio. Una investigación realizada por expertos franceses, que analizaron los cambios en el consumo de cierto tipo de nutrientes (sal, azúcares, fibra, grasas y grasas saturadas), recogiendo datos estadísticos de algunas familias de productos ultraprocesados: patatas fritas, galletas, cereales de desayuno y refrescos (16). Dado que algunos de estos productos habían sido sometidos a reformulación por parte de los fabricantes, se podría deducir si la ingesta de los mencionados nutrientes a partir de dichos alimentos había variado con el tiempo. Pero los autores solo encontraron cierta reducción en el consumo de grasas saturadas y de sal en algunos de estos alimentos, en el resto de nutrientes no apreciaron cambios relevantes. E incluso en algún caso (azúcar) se detectó un ligero aumento.

¿Ustedes creen que esto justifica la afirmación *"una de las intervenciones más eficaces..."*? ¿Y todo el plan de un gobierno?

Aunque en páginas posteriores se hacía referencia a otros documentos con recomendaciones de grupos de expertos sobre la ingesta de ciertos nutrientes, lo cierto es que si nos centramos en intervenciones similares a la propuesta, solo se incluía ese único ensayo. Un trabajo con resultados bastante limitados, en el que se hablaba de la ingesta de unos pocos nutrientes. Y en ningún momento se utilizan indicadores de salud.

Por otro lado, cuando se revisaban los plazos y fechas de la iniciativa, había cosas que chirriaban. El gobierno llevaba desde el año 2016 desarrollando este plan, sin embargo, el estudio utilizado como referencia principal se publicó al final de 2017. Es decir, bastante después de su inicio y tan solo unas semanas antes de la presentación pública. Así que solo se podía deducir que se había añadido a posteriori, cuando el plan ya estaba concretado y decidido.

En definitiva, el primer paso, el más importante, el de seleccionar ideas e iniciativas basadas en pruebas y evidencia, no se había realizado.

Para ratificar toda esta falta de rigor, la primera revisión sistemática que se publicó sobre el tema un tiempo después, en el año 2019, tampoco llegó a encontrar pruebas mínimamente convincentes de la utilidad real de la reformulación de los alimentos procesados para la mejora de la salud (17). Una prueba que confirma experiencias anteriores, ya que la reformulación no es que tenga un pasado especialmente brillante, ni mucho menos. Todos conocemos otra ocasión en la que se ha utilizado esta estrategia, ya que ocurrió de forma masiva y sin necesidad de ningún tipo de acuerdo, simplemente dejando actuar al mercado. Me refiero a los productos "light" y bajos en grasas, llevan décadas a la venta pretendiendo reducir el consumo de todo tipo de grasas y las calorías ingeridas. Y como hemos visto en páginas y capítulos anteriores, no solo no han servido para mejorar la salud de las personas ni para prevenir el sobrepeso, sino que incluso han podido ser contraproducentes.

Unas pocas semanas después de la endeble propuesta del Gobierno Español pudimos conocer otro caso de una iniciativa pública para combatir la obesidad poco ejemplar. En este caso provenía del País Vasco, una comunidad que históricamente ha disfrutado de una sanidad eficaz y bien gestionada y donde, afortunadamente, los índices de obesidad son mucho menores de lo habitual. Sus responsables la formalizaron en un documento que se tituló "Sano, Estrategia para la prevención de la obesidad infantil en Euskadi", que fue presentado por el propio Consejero de Sanidad.

En dicho documento, además de otros objetivos relacionados con la actividad física y la implicación de otros agentes, para prevenir la obesidad se incluyó el siguiente objetivo alimentario fundamental:

"En el plazo de 3 años, el 100% la población infantil y juvenil en Euskadi consumirá diariamente frutas y verduras"

Además, se establecían los indicadores alimentarios para monitorizar el avance y los logros: Porcentaje de menores que desayunan y cambios en el contenido en grasas, grasas saturadas y sal en los menús escolares.

Y bien, ¿hay pruebas sólidas de que estos objetivos e indicadores puedan ayudar a combatir la obesidad infantil? Pues nuevamente, no.

La evidencia de que promoviendo el consumo de frutas y verduras entre los más pequeños se puedan conseguir resultados significativos en este ámbito es realmente escasa (18). Puestos a buscar datos en otros colectivos, podemos recurrir a analizar los resultados con adultos, aunque estos estudios indican que promover el consumo de vegetales y frutas, sin otras recomendaciones dietéticas complementarias, no suele ser suficiente para controlar el sobrepeso (19).

Por otro lado, no hay pruebas sólidas de que promoviendo el desayuno (que además en el caso de los escolares vascos es difícilmente mejorable, ya que supera el 95%), o reduciendo las grasas, grasas saturadas o sal de los alimentos se reduzca el riesgo de obesidad. Sin embargo, si la hay respecto al azúcar, un nutriente que se consume en exceso especialmente entre el colectivo infantil y el único sobre el que bastantes países ya han establecido impuestos especiales, como veremos en próximas páginas. Pero, sorprendentemente, el documento no incluía objetivos respecto al azúcar. Tampoco mencionaba en ningún momento los alimentos ultraprocesados ni aportaba datos ni directrices respecto a su posible relevancia en este ámbito. También llamaba la atención la gran escasez de referencias científicas y la falta de estadísticas alimentarias de la región.

Entiendo que la definición de políticas de salud pública son muy complejas, pero como podemos apreciar con estos dos ejemplos, las buenas intenciones y la proactividad no son suficientes. El rigor y la evidencia deben estar presentes en todo momento.

Políticas que funcionan

Para intentar centrar un poco más el tiro, podemos fijarnos en otro tipo de iniciativas relacionadas con la venta de productos y la salud, que hayan sido eficaces. Por ejemplo, el tabaco o al alcohol. Si bien la historia nos dice que una "ley seca" o la prohibición absoluta pueden ser contraproducentes, hay estrategias que pueden ser muy útiles (20).

Los impuestos extra que elevan de forma importante el precio de un producto pueden ser una de esas herramientas. Esa diferencia de precio se convierte en un importante factor psicológico a la hora de sopesar los pros y contras de su consumo. Y lo que se recauda con esta política puede servir para reducir el precio de otros productos, como por ejemplo los alimentos más saludables. Las primeras experiencias realizadas en algunos países, sobre todo basándose en modelos teóricos y en pequeñas iniciativas con las bebidas azucaradas, han obtenidos resultados esperanzadores y empujan a pensar que el tasado de alimentos poco saludables y las ayudas que permitan rebajar de precio los considerados más sanos pueden funcionar (21).

Aunque las barreras con las que hay que lidiar para conseguirlo no son pocas; para empezar, la medida es sumamente impopular y a los políticos no les gusta perder votos. Cuando en el año 2014 el entonces alcalde de Nueva York Michael Bloomberg quiso regular las raciones desproporcionadas de bebidas azucaradas, el revuelo que se montó fue extraordinario. Fue acusado de paternalista y de crear un "*estado niñera*" (22). Finalmente, los comerciantes pudieron detener la iniciativa en los tribunales, apelando a supuestas situaciones discriminatorias que podría generarse porque otros productos de gran tamaño no se verían afectados.

Lo cierto es que hay pocos gobernantes con suficiente valor como para "*ponerle el cascabel al gato*". La industria alimentaria y el comercio son importantísimas fuentes económicas de muchos países, lo cual tiene como consecuencia que los intentos de aumentar el precio hayan sido escasos, con productos muy concretos y con cifras poco significativas, que en el mejor de los casos llegan al aumento del 20% de coste. Evidentemente, no es suficiente. De nuevo podemos mirar a las bebidas alcohólicas y ver que para algunas de ellas, las de alta graduación, cerca de la mitad de su precio son impuestos. O al tabaco, ya que prácticamente el 80% de lo que pagamos por él va a parar a las arcas del estado.

Queda mucho camino por recorrer y hacen falta gobiernos valientes y dispuestos a tomar este tipo de decisiones complicadas y poco populares.

Respecto a la regulación del marketing y a la restricción de la venta, el alcohol y el tabaco también son buenos ejemplos. La publicidad de ambos se ha prohibido totalmente (en el caso de las bebidas alcohólicas solo aquellas de elevada graduación) y en el caso del tabaco la venta se ha limitado a mayores de edad y en establecimientos especializados, lo cual ha permitido reducir de forma muy importante su presencia social. Ambas son armas muy importantes que se están utilizando contra el consumo de estas sustancias y cuya utilidad, coherencia y necesidad nadie pone en duda (23).

Es probable que hoy en día veamos exageradas este tipo de iniciativas aplicadas a los alimentos poco saludables, pero también ocurría hace años con el tabaco. De cualquier forma, sería razonable ser prudente y actuar de forma progresiva; por ejemplo, seleccionando previamente los alimentos menos recomendables y con mayor responsabilidad en la obesidad y centrando los primeros esfuerzos sobre ellos, aplicando medidas de forma gradual y muy supervisada.

Uno de los primeros colectivos a proteger deberían ser los más vulnerables, los niños, ya que es evidente su incapacidad para decidir sobre lo que es o no bueno para su salud. Sería prioritario prohibir cualquier tipo de publicidad sobre alimentación dirigida a ellos, incluso la que llega a los colegios disfrazada de campaña educativa o la que se esconde detrás de los patrocinios de actividades como el deporte escolar. También habría que vigilar de forma rigurosa aquella que esté dirigida a los adultos pero pueda afectar especialmente en las decisiones sobre la alimentación de sus hijos (24).

En función de cómo evolucionen todas estas medidas, se podrá decidir respecto a su concreción, ampliación o proyección a toda la población. Sobre todo en lo que respecta a la utilización de cualquier concepto o recurso relacionado con la salud como argumento o elemento persuasivo para la venta. Tanto si es evidente, como ocurre en el caso de los alimentos funcionales, como si se camufla maliciosamente, como cuando se utilizan engañosamente calificativos como *"natural"* o se inventan nombres del tipo *"digestivia"*.

Pero la regulación de la publicidad no es la panacea. Es importante saber que quizás sea la intervención menos complicada, pero también sobre la que menos evidencia de eficacia hay, ya que es probable que sus efectos sean pequeños. Por eso debe ir acompañada de la reducción de la disponibilidad y la venta restringida, con la dificultad que ello conlleva. ¿Alguien se imagina los cereales de desayuno infantiles, las galletas o las bebidas azucaradas, escondidas en un rincón del supermercado? ¿O vendiéndose en locales específicos? Probablemente nadie, pero algunos estudios indican que podría ser bienvenido un gobierno dispuesto a liderar políticas de este tipo (25). No solo reduciendo la publicidad y la disponibilidad, también diseñando y promoviendo iniciativas innovadoras y constructivas, como por ejemplo, el despliegue de una red de comercios y supermercados en los que todos sus alimentos puedan considerarse saludables (de acuerdo a criterios rigurosos e independientes) y que puedan lucir una etiqueta o sello que así lo certifique, sin que por ello suponga un precio superior en sus productos.

Sé que estos planteamientos pueden parecer drásticos e incluso autoritarios para muchos, pero la historia y las evidencias nos indican que no hay muchas más opciones. De hecho, hasta ahora ninguna otra estrategia ha funcionado lo más mínimo, la obesidad sigue creciendo y el consumo de alimentos ultraprocesados es cada vez es mayor.

A modo de resumen de todo lo comentado sobre el primer nivel del ejército, éstas serían las ideas principales relacionadas con los alimentos que debería liderar el alto mando (gobiernos y autoridades sanitarias) durante el combate:

- Promover la calidad y la aportación de valor en la investigación sobre nutrición, orientando los recursos a los estudios de mayor utilidad clínica y favoreciendo la excelencia investigadora.

- Establecer leyes y políticas que favorezcan la accesibilidad a alimentos saludables y dificulten el acceso a los menos recomendables.

- Diseñar e implementar programas de educación e información sobre salud y nutrición a toda la población, basados en información rigurosa y contrastada.

- Crear un sistema de impuestos coherente con la promoción de alimentos saludables y la restricción de los no saludables.

- Regular eficazmente la publicidad alimentaria, restringiendo la engañosa que puede tener consecuencias negativas para la salud de la población y siendo especialmente riguroso con la dirigida al público infantil.

Finalmente, como perspectiva complementaria a la dietética, los gobiernos deberían implementar la perspectiva de la salud física y psicosocial en el desarrollo de sus infraestructuras y servicios. Un país de ciudadanos sedentarios, estresados, sin lugares compatibles con una mayor actividad física ni posibilidad de ocio, sin políticas de conciliación entre la vida laboral y la familiar, sin apoyos públicos para la gestión de factores psicosociales, es mucho más probable que sea un país sin salud y en el que el sobrepeso crezca imparable.

Para ser más constructivos con los ejemplos y poder ver algunas de estas ideas en el campo de batalla, vamos a conocer el caso de una intervención comunitaria real y que, según los expertos, fue seria, rigurosa y estuvo bien diseñada. Su objetivo era bastante concreto, el reducir el consumo de bebidas azucaradas en el Condado de Howard (Maryland). Los editores de JAMA, la revista en la que se publicaron los detalles, hicieron la siguiente introducción sobre la misma (26):

"El consumo de bebidas azucaradas es un problema grave en los Estados Unidos, asociado a la obesidad, diabetes y enfermedades cardiovasculares. Por lo tanto, el éxito del Condado de Howard en la disminución de su venta a través de una amplia intervención comunitaria que incluyó a los medios de comunicación, el compromiso de la comunidad y los cambios en las políticas, es gratificante.

Hemos quedado impresionados con el rigor de los métodos así como con la disminución en las ventas de bebidas y zumos. Demasiado a menudo los programas se declaran un éxito (o fracaso) basándose en cambios temporales (o falta de ellos). Sin embargo, sin un grupo de control, ¿cómo se puede determinar si los cambios son atribuibles a la intervención? Utilizando un enfoque comparativo, los autores ajustaron los cambios temporales y las diferencias entre las comunidades al inicio. Además, los autores compararon las ventas en función de los datos de los registros de tiendas, en lugar de basarse en informes de autoevaluación, que están sujetos a sesgos.

Las campañas de salud pública nunca pueden ser evaluadas con la precisión de los experimentos de laboratorio. Sin embargo, estos autores demuestran el valor de una evaluación bien realizada en una importante intervención de salud pública. Otras comunidades deberían implementar programas similares."

Y este el resumen que los autores hicieron de todas las actividades realizadas durante el periodo que duró la intervención (3 años), divididas en cuatro niveles: personal, organizacional, comunitario y de políticas:

Buscador de mejores bebidas: Esta herramienta on-line, impulsada por los estándares nacionales de nutrición recopilados por el Centro Rudd, tiene como objetivo ayudar a los residentes a buscar más de 300 opciones de bebidas con menos azúcar y calorías. Proporciona el contenido nutricional de las bebidas elegidas y dónde comprarlas en el condado. El buscador de bebidas tuvo 159.641 páginas vistas hasta 2015.

Equipos callejeros "sin azúcar": Se contrató a vendedores profesionales en 2013 y 2014 e instalaron cabinas con personal en los acontecimientos de verano y otoño (por ejemplo, fuegos artificiales, 4 de julio), piscinas, acontecimientos deportivos, etc, para que informaran sobre el buscador de mejores bebidas y para recopilar información de contacto de posibles usuarios. Estos vendedores tuvieron 5200 conversaciones activas con los residentes durante ambos despliegues y distribuyeron más de 2400 muestras de bebidas saludables.

Iniciativa de bebidas saludables de Hopkins Medicine: El Hospital General Howard County, miembro de Hopkins Medicine, lanzó una iniciativa en 2014 para aumentar la disponibilidad y mejora del precio de bebidas saludables en el campus del hospital. En las reuniones y eventos patrocinados por el Johns Hopkins solo se ofrecen bebidas saludables. Las bebidas saludables cuestan menos y reciben un posicionamiento más destacado que las bebidas azucaradas. Las bebidas azucaradas que están disponibles se venden en envases de 350 ml o menos. El Hospital general de Howard County es el tercer empleador privado más grande del condado y da trabajo a más de 1000 residentes del condado. Sólo en el 2015, casi 60 000 adultos residentes fueron ingresados en el hospital o visitaron su servicio de emergencias.

Campaña de Juego Saludable: En 2015, la liga local de fútbol lanzó un programa para educar a los jugadores jóvenes sobre nutrición y estado físico adecuados y está trabajando para desarrollar, proveer y probar un menú saludable.

Colaboración de la Academia de Pediatría (AAP) contra la obesidad: La delegación de Maryland de la AAP lanzó un programa colaborativo de aprendizaje de 9 meses en 2015 para mejorar los comportamientos de los profesionales de la salud relacionados con la prevención, el diagnóstico y el tratamiento de la obesidad infantil y enfermedades relacionadas. Se hicieron 13 sesiones y 40 profesionales de la salud participaron y cumplieron 8 de los 9 objetivos al final de la colaboración. Se desarrollaron recursos adicionales para ayudar a apoyar la transformación de la práctica médica y proporcionar asesoramiento adecuado sobre el consumo de bebidas azucaradas.

Coalición de "mejores opciones": En 2014, se creó la "coalición de mejores opciones" para trabajar con organizaciones comunitarias, grupos religiosos y empresas para mejorar el ambiente alimentario en esos entornos. Casi 50 organizaciones de la comunidad local han acordado mejorar los alimentos y bebidas que ofrecen en las reuniones, mejorar los artículos de máquinas expendedoras y educar a sus miembros, clientes y visitantes sobre los peligros del consumo de bebidas azucaradas. Entre el conjunto de herramientas que se ofrece a los miembros se incluyen publicaciones de medios sociales, artículos de boletines, carteles, folletos, actividades, etc.

Coalición de Acción Dental de Maryland: La Coalición de Acción Dental de Maryland y los grupos de dentistas e higienistas dentales estatales y locales han estado desarrollando pautas de mejores prácticas relacionadas con el asesoramiento sobre el consumo de bebidas azucaradas. El proyecto comenzó con una encuesta que fue enviada a los casi 9000 dentistas e higienistas dentales del estado. La encuesta preguntó a los profesionales de la salud oral acerca de sus consejos sobre bebidas azucaradas y otros comportamientos de la práctica relacionados con la obesidad y la prevención de caries. Una vez que se desarrollen las guías de práctica, serán examinadas por grupos profesionales estatales y adoptadas como prácticas recomendadas para las prácticas y los profesionales de la salud oral.

Coma, juegue y crezca en Head Start: En 2015, los programas locales Head Start adoptaron un plan de estudios de 11 semanas basado en un programa creado por el Instituto Nacional de Salud y el Museo Infantil de Manhattan. Este plan de estudios enseña a los niños pequeños sobre nutrición sana y actividad física e involucra a los padres en el aprendizaje en el aula y en las actividades para llevar a casa. Doscientos sesenta y cuatro estudiantes de Head Start participaron en actividades de clase semanales y 39 familias asistieron a sesiones mensuales nocturnas adicionales.

Programa Cuidado infantil saludable: La organización local sin ánimo de lucro, Healthy Howard, lanzó este programa en 2013 para ayudar a los establecimientos de cuidado infantil a ofrecer bebidas saludables a los niños bajo su cuidado, apoyar mejor a las madres que amamantan y reducir el tiempo no educativo en la pantalla. Más de 70 centros de cuidado infantil fueron certificados como centros saludables durante un período de 2 años.

Recolección conjunta de datos y establecimiento de prioridades: En 2012, cuatro grandes instituciones comunitarias de salud unieron sus fuerzas para presentar una encuesta bienal de salud comunitaria que sirviera de herramienta conjunta de planificación estratégica. Como resultado, estas organizaciones tienen objetivos estratégicos similares, incluyendo ayudar a mantener a los niños y adultos en un peso saludable.

Concurso de documentales "tu voz, tu elección": En 2014, la Fundación Horizon organizó un concurso de documentales para jóvenes relacionado con las bebidas azucaradas y su efecto en la comunidad. Los equipos juveniles presentaron 10 proyectos. Cerca de 200 jóvenes y sus familias asistieron a la celebración comunitaria con alfombra roja, donde se reveló el vídeo ganador y fue proyectado. Posteriormente, el vídeo ganador recibió más de 80 mil vistas en las redes sociales.

Coalición de Maryland "niños sin azúcar": Esta coalición de 240 miembros se formó para construir el trabajo del condado de Howard contra el azúcar y definir la política de bebidas azucaradas en todo el estado. Desde su creación en 2014, el trabajo de la coalición apareció en la prensa estatal, en internet, en la radio o en las noticias de la televisión más de 150 veces, incluyendo 3 apariciones en primera plana en el Baltimore Sun.

Asociaciones comunitarias: La Fundación Horizon estableció asociaciones con varios grupos comunitarios clave (por ejemplo, PATH, HCPSS, AACR y LHIC) para que actuaran como nodos-clave en la mejora del entorno alimentario y la actividad física en el condado. Los miembros de PATH incluyen 12 instituciones religiosas del condado, el sindicato de maestros y otras entidades sin ánimo de lucro. La AACR tiene 14 organizaciones miembros, y la LHIC tiene más de 40 organizaciones miembros.

Campaña de "medios de comunicación sin azúcar": Desde 2013, la campaña ha emitido 30 spots en las estaciones de TV por cable, ha publicado anuncios digitales en una gran variedad de sitios de internet, ha enviado correo a los hogares del condado y utilizado estrategias de medios para educar al público sobre las actividades de la campaña. Los spots de televisión tuvieron 1.067.582 visualizaciones. Los anuncios de marketing digital (por ejemplo, banners y vídeos) tuvieron 6.578.184 visualizaciones. La campaña publicó regularmente información en redes sociales, incluyendo Facebook, Twitter, YouTube y Pinterest. La campaña de redes sociales tuvo 6.056.137 visualizaciones. El correo llevó a 24.151 visualizaciones. La publicidad al aire libre e instalaciones (por ejemplo, en el centro comercial y supermercado) llevó a 3.562.498 visualizaciones. En conjunto, la campaña de medios generó más de 17 millones de visualizaciones con un alcance documentado de más de 576.855 residentes. Las audiencias clave seleccionadas (por ejemplo, los padres con niños menores de 18 años) probablemente vieron más mensajes de campaña que la población en general.

Estudio conjunto de la Cámara de Comercio sobre Obesidad: Trabajando con la cámara de comercio local, la Fundación Horizon encargó un estudio para examinar el efecto fiscal de la obesidad en las empresas del condado. Los resultados del estudio fueron el tema de un almuerzo de la Cámara de Comercio que atrajo a más de 200 líderes empresariales y comunitarios.

Política de la Escuela Bienestar de la Política de Bienestar: Desde 2013, la Fundación y sus socios comunitarios han estado trabajando junto con el Sistema Público de Escuelas del Condado de Howard (HCPSS) para mejorar el entorno alimentario y nutricional en la escuela, actualizar las políticas de bienestar escolar e implementar las mejores prácticas. Utilizando su sistema de evaluación de políticas de bienestar escolar, el Centro Rudd se posicionó en el primer tercio estatal después de las modificaciones. Como resultado de las políticas, las máquinas expendedoras accesibles para estudiantes fueron eliminadas de las escuelas secundarias y se exigió que todos los alimentos y bebidas ofrecidos o vendidos por el sistema escolar cumplieran con los estándares de nutrición del IOM. Cerca de 55.000 estudiantes se matricularon en el HCPSS en el año escolar 2015-2016. Ellos y sus familias se beneficiaron directamente de la política de bienestar y de las elecciones realizadas por el sistema escolar para promover una buena nutrición. Además, alrededor de 500 residentes participaron en la formación de las políticas y se trabajó para conseguir que la Junta de Educación las ratificara.

Ley de Maryland de Alimentación Saludable y Actividad Física en el Cuidado Infantil: En 2014, Sugar Free Kids Maryland abogó con éxito por la aprobación de esta ley estatal que exige que en las instalaciones de cuidado de niños se sirvan solamente bebidas sin azúcar (es decir, agua, leche sencilla baja en grasa o sin grasa, o pequeñas cantidades de zumo 100% natural), se apoye a las madres que están amamantando, y se reduzca el tiempo de TV (u otras pantallas). Muchas de estas normas se basan en el exitoso programa Healthy Child Care. Más de 10.000 niños del condado de Howard son atendidos anualmente en instalaciones de cuidado de niños con licencia.

Alimentos y Bebidas saludables en las propiedades del condado: La Fundación y sus socios comunitarios han estado trabajando para hacer que los alimentos y bebidas más saludables estén más disponibles, accesibles y notorios en las propiedades del condado y en los programas del condado. Se han abordado cuatro campañas distintas relacionadas con este proceso. La campaña más reciente en el verano de 2015 resultó en la promulgación de una ordenanza del condado. Como resultado, el 75% de los alimentos y bebidas que se ofrecen en las máquinas expendedoras de alimentos y bebidas administradas por el condado y todos los alimentos y bebidas envasados que se ofrecen como parte de programas orientados a la juventud deben cumplir con los estándares nacionales de nutrición. Una vez plenamente implementada, esta ley afectará a 2800 empleados del condado, a 1.500 niños en programas de cuidado de niños del condado y a casi 3 millones de usuarios del sistema de bibliotecas del condado. La cobertura de noticias sobre el debate de la política de vending saludable del condado apareció en noticias estatales o locales, en noticias impresas y on-line, en la radio o en noticias de televisión más de 60 veces desde el inicio de la primera campaña. Casi 1500 residentes participaron directamente en estas políticas de alguna manera.

Mucho trabajo, ¿verdad? Tal y como se destaca en la editorial, además de poner en marcha todas estas iniciativas, los expertos definieron métodos rigurosos para la medida y seguimiento de los resultados. Y les recuerdo que todo esto estaba dirigido únicamente a luchar contra el consumo excesivo de bebidas azucaradas.

¿Y cuál fue el resultado? Tras recopilar y analizar rigurosamente los datos de tres años de actividad y compararlos con otras referencias, la venta de refrescos se redujo casi un 20% y la de zumos un 15%. Aunque, por contra, las bebidas energéticas y los refrescos con edulcorantes no mostraron cambios significativos.

Quizás no le parezca algo excepcional, pero le aseguro que es bastante más de lo que suele conseguirse en otras iniciativas con similares objetivos.

Pues bien, aunque este es solo un pequeño ejemplo, nos puede servir de referencia para imaginar la magnitud de lo que tendremos que hacer a la hora de definir estrategias y políticas para combatir contra los factores asociados al sobrepeso. Si para reducir un poco el consumo de refrescos los expertos y políticos han tenido que hacer todo esto, lo que habrá que hacer para ir eliminando todos los alimentos insanos de nuestra dieta y mejorar otros hábitos de vida será un trabajo formidable.

Ejército de tierra: Los profesionales sanitarios

Aunque las decisiones del alto mando son trascendentales, se suele decir que las guerras más duras y difíciles las gana el ejército de tierra. Los que realmente plantan cara al enemigo en el difícil e inmisericorde campo de batalla son los soldados.

Así que es momento de hablar sobre quienes se enfrentan en el combate directo, atendiendo y ayudando a las víctimas y combatiendo cara a cara con el enemigo. Son los profesionales sanitarios, nutricionistas y médicos, los principales protagonistas de este ejército, que deben ser apoyados por otros profesionales como los psicólogos o educadores físicos, cuya implicación y responsabilidad en esta guerra debe aumentar progresivamente.

Todos ellos pueden considerarse soldados de combate y al mismo tiempo soldados de apoyo, ya que también son quienes preparan a la población para la prevención y para evitar los efectos de la guerra, procurando que sean capaces de reducir las posibilidades de verse atacados por el enemigo. Y si finalmente ocurre el enfrentamiento, les enseñan a utilizar los recursos y el conocimiento necesario lo mejor parados que sea posible.

Siendo este ejército el grupo más directamente involucrado en el campo de batalla y que más trabajo debe hacer junto a víctimas y enemigos, es razonable pensar que debería estar excelentemente preparado, armado y apoyado. Y que fuera considerado como una pieza fundamental y absolutamente necesaria por parte de los gobiernos y las autoridades sanitarias, de forma que tuvieran a su alcance los recursos y medios que requiere su extraordinaria labor.

Pero podría decirse que ocurre lo contrario.

Al haberse considerado durante años el sobrepeso como un problema personal, cuyo origen es el exceso de calorías y la falta de actividad física, el sanitario que normalmente trata directamente con los enfermos, el médico de familia, se suele limitar a aconsejar a quienes lo sufren dos cosas: la restricción calórica y el ejercicio físico. Aunque durante sus estudios universitarios todos los médicos han tenido que aprender bioquímica en profundidad, el funcionamiento del metabolismo energético, el ciclo de Krebs y las funciones de las hormonas, a la hora de la práctica clínica la mayoría de ellos han ido asumiendo que en este caso, *lo simple es mejor*. Y que los escasos minutos que pueden estar con un paciente deberían ser suficientes, dándole unas cuantas instrucciones sobre los alimentos más calóricos, recomendando caminar con frecuencia y facilitando una fotocopia con los alimentos más y menos recomendados, incluso acompañados de un gráfico con forma de pirámide.

Algo que, evidentemente, no ha servido para mucho.

Si la obesidad es una patología enormemente difícil de erradicar y puede considerarse como uno de los principales problemas de salud en los países desarrollados, tanto en coste como en impacto en la calidad de vida, los protocolos de actuación ante su presencia deberían ser coherentes con esta situación, mucho más robustos y ambiciosos que los actuales. Protocolos consensuados a nivel internacional, que deberían ser diseñados por los mejores expertos y que deberían actualizarse y completarse continuamente, adaptándose al conocimiento científico más reciente. Y, de la misma forma que cualquier médico de atención primaria se apoya en especialistas cuando se encuentra con una enfermedad importante, grave o difícil de tratar, (como por ejemplo el cáncer o la diabetes), con el sobrepeso debería recurrir a la ayuda de otros expertos que le ayuden (nutricionistas, psicólogos, educadores físicos…), tanto a evaluarla como a diseñar intervenciones en todos los ámbitos relevantes, como los psicosociales, los dietéticos y físicos. No se puede pretender vencer al sobrepeso con una par de consultas de quince minutos (27). Un *protocolo de combate sanitario contra el sobrepeso*" debería ser intensivo y de una buena cantidad de meses de duración.

Por ejemplo, en primer lugar debería realizarse una evaluación completa y detallada, incluidas posibles comorbilidades, para conocer el historial y la situación del paciente, así como los factores responsables del sobrepeso. En este proceso de evaluación es fundamental el uso de un lenguaje apropiado, evitando el estigma; los términos "obeso" u "obesidad" pueden sustituirse por datos objetivos del índice de masa corporal, contorno de cintura o peso real y riesgo de enfermedad asociado. Los conceptos de *"opción personal"* y *"fuerza de voluntad"* también es conveniente que sean evitados, ya que pueden ser contraproducentes porque no tienen en cuenta los complejos efectos neurobiológicos y genéticos asociados al sobrepeso y que generan los comportamientos indeseados.

El proceso podría realizarse mediante herramientas de diagnóstico específicas y detalladas, cuya eficacia haya sido contrastada, en los siguientes ámbitos:

- Índice de masa corporal, contorno de cintura, frecuencia e intensidad de la actividad física.

- Patrones dietéticos habituales, costumbres y hábitos en el hogar y fuera, conocimientos y preferencias sobre nutrición, compra, almacenamiento y preparación.

- Alimentos críticos: Aquellos que generan más ansias (abstinencia), los que provocan pérdida de control...

- Indicadores metabólicos y cardiovasculares (perfil lipídico, presión arterial, sensibilidad a la insulina, glucosa, inflamación...)

- Comorbilidades asociadas al sobrepeso (dolores, inflamación del intestino, apnea del sueño, insomnio...)

- Trastornos asociados (alimentación compulsiva, atracones, trastornos obsesivos-compulsivos, adicción a ciertos alimentos, estrés, ansiedad...)

- Circunstancias psicosociales y otros factores (laboral, familiar, emocional...)

- Otras variables de influencia (patrones de sueño, consumo de tabaco, alcohol u otras sustancias, factores genéticos u hereditarios,...)

Posteriormente se identificarán y comunican al paciente los factores que están contribuyendo a su sobrepeso y la posible influencia de cada uno. Es importante hacerle entender los mecanismos implicados, dedicando el tiempo que se necesario, evitando la culpabilización y tratando de forma objetiva los resultados, enumerando y clasificando los aspectos más graves, prioritarios o relevantes, que deberán estar relacionado especialmente con la salud. El objetivo es que conozca y entienda las causas de lo que le sucede y que sea capaz de participar activamente en las tomas de decisiones durante el tratamiento.

Tras el diagnóstico se deben estudiar las posibilidades de la intervención, que en la mayoría de los casos deberá ser multifactorial. Podrá incluir, entre otros, cambios en los siguientes ámbitos:

- Dietético (patrón alimentario, porciones, frecuencia, comidas en el hogar y en el trabajo, alimentos críticos...).

- Gestión y acceso a los alimentos (disponibilidad y organización de alimentos en hogar, procesos de compra y preparación...).

- Programa de actividad física o ejercicio.

- Orientación cognitivo-conductual (gestión del sueño, ansiedad, estrés, situaciones críticas, motivación,...)

- Farmacológico (normalización metabólica, alivio temporal de la abstinencia, interacción entre medicamentos...)

Si se desea que exista un compromiso y asunción de responsabilidad por parte del paciente, es importante que la intervención esté acordada y que el sanitario no imponga sus criterios, sino que se centre en exponer y explicar el alcance de la situación y las oportunidades de mejora, las diferentes posibilidades, así como su posible desarrollo (progresiva o más intensiva). Se trata de que, con toda la información disponible y con la ayuda del profesional sanitario, el paciente tenga la oportunidad de establecer y planificar sus prioridades, compromisos y objetivos, para lo que es probable que necesite un tiempo de reflexión.

Por ejemplo, no se trata de que el sanitario fije su dieta preferida o la cantidad de ejercicio que considera oportuna. Los estudios muestran que se pueden lograr avances importantes con diversos patrones dietéticos (dieta mediterránea, baja en grasas, baja en carbohidratos, de bajo índice glucémico, alta en proteínas, vegetariana...) y con pequeños aumentos de la actividad física. Es más importante darle al paciente la posibilidad de ir construyendo su patrón alimentario preferido, ayudándole a adaptar esa dieta para que sea lo más saludable posible, pero sin imposiciones. De la misma forma que tampoco se trata de establecer por defecto una cantidad concreta y un tipo de ejercicio, sino, en base a sus preferencias, asesorarle para que lo practique de la mejor manera y disfrutándolo al máximo.

También será importante identificar las barreras que el paciente pueda encontrar en el recorrido para el logro cada una de sus metas, desarrollando planes con estrategias claras para superarlas. El profesional sanitario debe realizar un seguimiento sistemático y una investigación exhaustiva para identificar en cada consulta post-intervención todas las barreras y situaciones problemáticas con las que se encuentra el paciente en su día a día, para ayudarle a vencerlas, de nuevo desde una perspectiva de apoyo, facilitándole herramientas para que pueda resolverlas satisfactoriamente por sí mismo. El uso de habilidades para la resolución de problemas se asocia con pérdidas de peso significativas, mediante procesos en los que se deben identificar dichos problemas, buscar alternativas, predecir consecuencias y testear la solución. También en esta fase podría ser necesario el apoyo de profesionales especializados en cada una de las áreas.

El seguimiento y control de los avances se asocia a mayores tasas de éxito. Los estudios muestran que si se retira el apoyo por aprte de un profesional externo la gran mayoría de estas intervenciones no se sostienen en el tiempo y los pacientes recuperan el peso perdido (28). Así que junto con la identificación de barreras, también se deberá establecer un protocolo de seguimiento general, tanto por parte del propio paciente, como por parte de los diferentes profesionales sanitarios, en función de sus necesidades y circunstancias personales. Se revisarán indicadores (peso, medidas, análisis…) y también objetivos, pudiéndose utilizar gran cantidad de herramientas para su gestión. Las más tradicionales (anotaciones, hojas de cálculo, diarios del paciente…) o modernas (aplicaciones de móvil, software específico, sensores de movimiento…), de las que en la actualidad hay una gran oferta.

Como puede deducir, para convertir en realidad un planteamiento de este tipo, es necesario disponer de un ejército preparado. Cada uno de los profesionales sanitarios, médicos, nutricionistas, psicólogos y educadores físicos, debe estar especializado en el tratamiento del sobrepeso y poseer amplia experiencia en este campo, así como conocimiento de los últimos avances científicos. Sin embargo, la realidad es que en la actualidad la especialización para este tipo de tratamientos en cada una de estas disciplinas sanitarias es muy escasa. E incluso aquella especialidad que más recorrido tiene, la de dietista-nutricionista, se encuentra con importantes barreras para poder desarrollar su labor.

La primera tiene su origen en la fase esencial de la formación como profesional, durante los estudios universitarios. A pesar de que en España el dietista-nutricionista es el profesional sanitario reconocido por la ley para actuar en el ámbito clínico de la nutrición, su preparación y reconocimiento no están a la altura las circunstancias. En el momento de escribir este libro muchos de los profesores que imparten las materias de esta titulación universitaria no son nutricionistas, sino que provienen de otras disciplinas como la farmacia, la biología y la medicina y no tienen experiencia real y exitosa en la aplicación clínica de los conocimientos que imparten (29). Evidentemente, esta no es la mejor circunstancia para asegurarse una formación especializada, actualizada y rigurosa. Por ejemplo, un informe del año 2015 mostraba que más de un tercio de los dietistas y más de dos tercios de los médicos no tenían sus conocimientos actualizados respecto al colesterol; de hecho, lo que sabían al respecto incluso podía considerarse erróneo (30).

Por otro lado, el dietista-nutricionista español no está presente en el sistema sanitario público. Podría decirse que es una especie de *exiliado*, ya que aunque la ley reconoce su figura, realmente en la sanidad pública no hay plazas de dietista-nutricionista y las actividades relacionadas con la nutrición clínica recaen sobre los médicos. En los casos de sobrepeso y obesidad, sobre todo cuando no se consideran excepcionalmente graves y con comorbilidades peligrosas - en cuyo caso se recurre a endocrinólogos - la responsabilidad y tratamiento se centraliza en el médico de atención primaria.

Y en tercer lugar, la investigación valiosa y específica en el tratamiento del sobrepeso, tanto por parte de los dietistas-nutricionistas es casi anecdótica. Las escasas publicaciones científicas sobre el tema suelen ser bastante repetitivas y de escaso valor como evidencia (enfoque observacional, muestras pequeñas, metodologías poco robustas…). Y casi siempre están firmadas por médicos. Encontrar publicaciones en revistas de prestigio sobre investigaciones interesantes en el campo de la obesidad realizadas por psicólogos, dietistas-nutricionistas o educadores físicos españoles es casi un milagro. Y si no tenemos profesionales de todas las ramas investigando y publicando trabajos sobre el tema, no tendremos profesionales preparados.

¿Y cuál es la razón de esta falta de ciencia? En un estudio realizado sobre el tema en EE.UU., donde existe un problema similar, estos eran los obstáculos principales que los dietistas norteamericanos encontraban para investigar (31):

- Falta de tiempo (65,8%)

- Otras prioridades (otros trabajos más importantes) (59%).

- Falta de capacidad para obtener fondos (46,4%)

- Falta de apoyo en las tareas administrativas (44,2%)

- Falta de entendimiento de estadística o de la metodología para investigar (30%)

No pongo en duda todas estas razones citadas, pero personalmente creo que también mucha culpa reside de nuevo en el error de la falsa simplificación. El estigma hacia los obesos que muestra una parte de todo tipo de profesionales sanitarios, dietistas incluidos, así lo indica (32). Es más cómodo dar por hecho que al final todo se trata de reducir calorías y aumentar el gasto energético, que intentar proponer nuevas hipótesis y soluciones mediante investigaciones rigurosas y encontrarse frente un muro casi infranqueable una y otra vez.

Quizás por todo ello, los estudios que han analizado el "valor añadido" que ofrecen los dietistas en las intervenciones para perder peso respecto a las recomendaciones genéricas del médico de familia, han encontrado resultados muy modestos: un kilo más de adelgazamiento (33).

En esta falta de evolución y de resultados es posible que también haya influido la falta de organización colectiva. Las asociaciones profesionales oficiales, muy atomizadas, con escasa actividad de presión y debidamente apartadas de los aspectos críticos por parte de la industria alimentaria (que las ha mantenido "entretenidas" en cuestiones menores a cambio de unos pocos recursos económicos) en ocasiones no han sido todo lo independientes y contundentes que deberían.

Y si entre los dietistas el aprendizaje compartido es una gran tarea pendiente, entre el resto de profesionales el vacío es aún mayor, al menos en España. Los foros en los que los médicos, psicólogos o educadores físicos puedan intercambiar conocimiento de calidad y buenas prácticas en el tratamiento del sobrepeso son casi una utopía.

En definitiva, los protocolos específicos y un *ejército de tierra* como el que hemos descrito, preparado y multidisciplinar, hoy en día es casi ciencia ficción.

Este podría ser el resumen de las prioridades para este ejército:

- Especialización profesional de los sanitarios en el ámbito del tratamiento del sobrepeso, tanto los principales (dietistas-nutricionistas, médicos), como los de apoyo (psicólogos, educadores físicos, etc.)

- Promoción de la investigación y publicación sobre tratamientos de la obesidad entre profesionales sanitarios de todo tipo.

- Desarrollo de protocolos detallados de actuación ante el sobrepeso y mecanismos de aprendizaje y conocimiento de buenas prácticas clínicas en todas las perspectivas sanitarias.

- Posicionamiento y transparencia de las asociaciones sanitarias oficiales y estrategias para la mejora de la representación de sus profesionales y de la comunicación con las autoridades aplicables.

- Reconocimiento de la figura del dietista-nutricionista en la sanidad pública.

Es bastante evidente que solucionar toda esta situación requiere de gran cantidad de recursos, tanto materiales como de tiempo. Exige formar y preparar durante años a una gran cantidad de profesionales y ponerlos a disposición de los pacientes, con mucho más rigor y más frecuencia de lo que se hace en la actualidad, lo cual supondrá un coste extraordinario para cualquier sistema sanitario. Pero considerando el gigantesco coste social que supone el sobrepeso, no hay más opciones. De hecho, cuanto más se retrase la solución, más monumentales y desproporcionados serán los costes.

Lo que no paguemos hoy en soluciones, lo pagaremos mañana, en forma de problemas.

Tercer ejército: las víctimas

En esta larga y despiadada guerra tenemos que intentar plantar cara al enemigo mediante las inteligentes estrategias de un firme y riguroso alto mando y la actuación profesional y eficaz de los soldados preparados. Será un enfrentamiento dilatado en el tiempo, con el enemigo totalmente infiltrado, lleno de diminutos ataques de tipo guerrilla, en el que la implicación directa de las víctimas es también fundamental. El enemigo se ceba directamente con ellas, a menudo cuando más indefensas están, así que es necesario prepararlas para que sepan prevenir los riesgos y poder defenderse en el cuerpo a cuerpo cuando sufran ataques.

No es momento de lloros ni quejas. Estamos en guerra, el enemigo está frente a nosotros y no podemos pretender que culpándole de la situación todo se solucione súbitamente. Si las víctimas desean sobrevivir, retomar su vida anterior, impedir que sigan destruyendo su salud, deben tomar decisiones. Es absurdo y contraproducente no protegerse, no contraatacar. Cuando se habla de la supervivencia, el debate sobre las responsabilidades y las culpas debe pasar a segundo plano. En esa situación hay que actuar, buscar salidas, porque sentándose a esperar solo se va a conseguir más daño y más dolor. El contexto no es amigable, ni mucho menos, pero así es la guerra. Hay que levantarse y plantar cara, sin perder tiempo en discutir de quién es la culpa.

Para empezar, es fundamental conocer lo mejor posible la situación. Pero como hemos visto en capítulos anteriores, una de las armas fundamentales del enemigo es la publicidad engañosa y la desinformación, para que a la hora de tener que tomar decisiones dietéticas nos dejemos llevar por instintos básicos difícilmente controlables. Como resultado de toda esta información basura creada a partir de mala y escasa ciencia e intereses espurios, se han ido extendiendo innumerables mitos que dificultan aún más el poder entender el fenómeno de la obesidad, sus orígenes y posibles soluciones.

Por lo tanto, un interesante primer paso puede ser el identificar todo este desconocimiento, todos estos dogmas no demostrados, todas las falacias repetidas una y otra vez, para poder empezar casi desde cero, con las mentes abiertas y libres de prejuicios.

Conviene dejar claro que, aunque también contribuyen a la confusión, las dietas y los remedios milagrosos no son el enemigo principal. En torno al sobrepeso se ha creado otro importante negocio en el que cada temporada muchos oportunistas sin escrúpulos venden soluciones, suplementos y dietas supuestamente infalibles (34). Normalmente estas propuestas no son más que simples estafas, con frecuencia llenas de pseudociencia. O, en el mejor de los casos, un reempaquetado de alguna estrategia dietética conocida (reducción de grasas, reducción de carbohidratos, control del índice glucémico, etc.), adornada con exageraciones y cantos de sirena respecto a su eficacia. Podríamos considerar todo ello como la actividad de un grupo de carroñeros que, agazapados entre los escombros, esperan aprovecharse de las víctimas y afectados, quitándoles lo poco que les queda. Siempre que hay gente desesperada por alguna razón, aparece este tipo de personajes. Resulta doloroso acercarse a la sección de nutrición de cualquier librería para encontrarse con que casi la totalidad de las publicaciones son de esta naturaleza. Pero, aunque revuelven aún más el barro y añaden más ruido y tensión a la situación, realmente no deberíamos considerarlos como el enemigo primario a combatir, ya que no forman parte de las causas que provocan la obesidad. Lo mejor que podemos hacer es ignorarlos y hacer como si no existieran, empezando por ahora mismo. Así que no volveré a hablar de ellos.

A continuación vamos a identificar una larga cantidad de mitos y conceptos erróneos o no demostrados que deberían descartarse de todo foco de conocimiento sobre alimentación. Su sola presencia impide aprender lo necesario para combatir con alguna posibilidad de éxito. Aunque muchos parezcan de sentido común y sean muy populares y aceptados, incluso entre la comunidad sanitaria, ninguno ha sido todavía ratificado mediante ciencia rigurosa. Sobre algunos de ellos ya he hablado extensamente en el libro, otros será la primera vez que los mencione en estas páginas.

Con objeto de no sobrecargar aún más el libro con estudios, en este caso no voy a incluir todas las referencias que *desmontan* cada una de las afirmaciones, pero puede encontrar muchas más, debidamente detalladas y organizadas, en cualquier de mis otros libros sobre alimentación y salud. Prepárese porque mucho de lo que va a leer le va a resultar muy familiar. Y probablemente le sorprenda verlo en esta lista.

Aceites vegetales - *"Los aceites vegetales son más saludables que las grasas animales"*. Si bien existe una buena cantidad de estudios que asocian beneficios para la salud y el consumo aceite de oliva, con otros tipos aceites vegetales (especialmente los ricos en omega-6, tales como el de maíz, girasol o soja) no se han encontrado evidencias sólidas de las posibles ventajas y podrían ser negativos si se reutilizan a altas temperaturas (35).

Alcohol - *"El consumo moderado de alcohol se asocia a beneficios para la salud"*: Los estudios más recientes no muestran pruebas claras de beneficios para ninguna cantidad de alcohol. En el mejor de los casos, con un consumo bajo-moderado el riesgo es similar al de los abstemios (36). Y su consumo siempre supone un riesgo extra, ya que se trata de una sustancia adictiva.

Alimentos malos y buenos - *"No hay alimentos malos y buenos"*. Todas las directrices dietéticas y todos los expertos insisten en que hay alimentos que cuanto menos comamos, mejor. De hecho, hay alimentos totalmente superfluos e innecesarios. ¿Realmente ve alguna diferencia entre esa recomendación y considerar "malo" un alimento?

Azúcar - *"La glucosa es la energía del cerebro, por lo que es necesario comer algo de azúcar"*. Como hemos visto al hablar del metabolismo energético, la glucosa, un componente del azúcar, es la "gasolina" de las neuronas, pero se puede obtener de todo tipo de vegetales y frutas. Y también se puede conseguir por otros mecanismos, como a partir de las proteínas (por gluconeogénesis).

Calorías - *"Todos los alimentos con muchas calorías engordan"*: Lo que engorde un alimento no solo depende de sus calorías. Hay alimentos de alta densidad energética cuyo consumo los estudios no han relacionado con la obesidad, como los frutos secos, el aguacate o el aceite de oliva (37).

Carbohidratos - *"Es necesario comer una cantidad mínima de carbohidratos cada día"*. Aunque hay recomendaciones orientativas (con rangos cada día más amplios), no se ha podido establecer objetivamente y con pruebas una cantidad mínima y máxima de carbohidratos que se asocie a una mejor salud (38).

Carbohidratos - *"Son mejores los carbohidratos complejos que los simples"*. La clasificación de "complejos" o simples" es meramente química, atendiendo al número de unidades con las que están formados. Esta clasificación dice poco respecto a su influencia en aspectos importantes del metabolismo relacionado con la obesidad (por ejemplo, en la velocidad de absorción o respuesta glucémica), que también depende de otros muchos factores.

Carne - *"Comer carne provoca cáncer"*. La relación entre el consumo de carne y el aumento de riesgo de cáncer podría resumirse así: Relación clara con carne procesada, posible con el exceso de carne roja e inversa o neutra con la carne de ave. Y en todos los casos, de pequeña dimensión. (39)

Colesterol - *"Los alimentos ricos en colesterol son poco saludables"*. En la mayoría de las personas el colesterol dietético no influye significativamente en el nivel de colesterol en sangre ni hay evidencia sólida de que afecte negativamente a su salud (40).

Dieta baja en carbohidratos - *"Las dietas bajas en carbohidratos son poco saludables"*. Los estudios recientes indican que lo relevante para la salud no es la cantidad de carbohidratos, sino su "calidad" (41): que sobre todo provengan de hortalizas y frutas, frutos secos, cereales integrales...

Dieta equilibrada - *"Lo importante es que la dieta sea equilibrada"*. Aunque hace años el supuesto "equilibrio" de la dieta se relacionaba con sus porcentajes ideales de nutrientes (carbohidratos, proteínas, grasas...), en la actualidad el "equilibrio" es un concepto que científicamente no se utiliza en ninguna revisión ni directriz dietética rigurosa.

Desayuno - *"El desayuno es la comida más importante del día"*: Aunque esta frase es casi una leyenda, lo cierto es que no hay estudios de intervención que muestren que obligando a la gente a desayunar su salud mejore (42).

Desayuno - *"Para prevenir la obesidad es importante desayunar"*. Los ensayos en los que se compara el adelgazamiento cuando se desayuna y cuando no se desayuna, no muestran beneficios al hecho de desayunar (42).

Desayuno - *"Es necesario comer carbohidratos por la mañana para tener energía y rendir adecuadamente"*. En un entorno de exceso de energía como el actual, los estudios no han mostrado ningún beneficio cognitivo ni físico al hecho de desayunar carbohidratos (43)

Desayuno - *"Es importante desayunar fruta, lácteos y cereales"*. El desayuno no tiene por qué tener alimentos específicos. Ningún estudio ha demostrado que deba ser diferente al resto de las comidas, lo importante es que incorpore alimentos saludables. Los cereales de desayuno infantil y las galletas, los más habituales para desayunar, se consideran alimentos muy poco saludables.

Frecuencia de comidas - *"Hacer más comidas al día acelera el metabolismo y ayuda a adelgazar"*. Los ensayos recientes analizando la relación entre la frecuencia de las comidas y el adelgazamiento no encuentran ventajas a comer con más frecuencia, más bien al contrario (44)

Grasas - *"Reducir las grasas es la mejor forma de adelgazar porque es lo que más calorías aporta"*. Los estudios indican que las dietas bajas en grasas no funcionan a largo plazo y que no son más efectivas que otros tipos de dietas, incluso al contrario (45).

Grasas - *"No hay que comer más del 30% de la energía a partir de las grasas"*. Diversas directrices dietéticas oficiales actuales ven aceptable hasta el 40% y además lo consideran un indicador únicamente orientativo y mucho menos relevante que la calidad de las grasas (46).

Grasas - *"Las grasas saturadas son los principales responsables de la obesidad y la enfermedad cardiovascular"*. Los estudios y revisiones más recientes confieren un protagonismo mucho menor a las grasas saturadas en la prevención de enfermedades y del sobrepeso (47).

Huevos - *"No conviene comer más de tres huevos a la semana"*. No hay evidencias sólidas de que comer hasta un huevo al día tenga ningún efecto negativo sobre la salud. Y probablemente, más cantidad tampoco (48).

Lácteos - *"Los lácteos desnatados son más saludables y ayudan a no engordar"*. Los estudios no han mostrado ventajas para la salud al consumo de lácteos desnatados. Ni ninguna desventaja a comer los lácteos enteros (49).

Lácteos - *"Es necesario tomar tres lácteos a diario"*: Aunque en general el consumo de lácteos se asocia a mejor salud en estudios observacionales, no hay pruebas de que haga falta tomar tres. Los estudios de intervención realmente no encuentran resultados ni a favor ni en contra de los lácteos (50) y la mayor parte de ellos son productos ultraprocesados poco recomendables.

Niños - *"Hay que enseñar a los niños a terminar las comidas"*. No hay estudios que muestren que obligar a comer a los niños sea mejor para su salud. La obligación de los padres no es hacerles comer, sino facilitarles alimentos saludables y dejar que su apetito haga su trabajo.

Proteínas - *"Comer más de 0,8 gramos de proteína al día por kilo de peso corporal es malo"*. Esta cantidad de referencia de la OMS, calculada con amplio margen, realmente es de mínimos, es decir, para evitar carencias. No hay evidencias de que entre la población en general comer más cantidad sea peligroso para la salud, aunque tampoco especialmente positivo (51).

Proteínas - *"Comer proteínas en grandes cantidades adelgaza"*: Esa afirmación es una exageración. Lo único que muestran los estudios es que a algunas personas las dietas con algo más de proteína de lo habitual les puede ayudar a perder peso y preservar la masa magra (52).

Proteínas - *"Comer muchas proteínas te aporta más masa muscular"*: Aunque los deportistas suelen necesitar comer más proteínas y su consumo se relaciona con más masa muscular, hay un límite a esta necesidad. Comer más de 2 gramos de proteína al día por cada kilo de peso corporal o más de 30 gr de proteínas puras de una "sentada" o en cada comida no parece servir para mucho (53).

Sal - *"La sal cuanto menos, mejor"*. Los recientes estudios indican que la relevancia de la sal en la salud probablemente sea mucho menor de lo que se pensaba. Aunque sigue siendo aconsejable la moderación - sobre todo en los hipertensos - ya que la consumimos en exceso e incluso podría avivar el apetito, comer muy poca sal puede ser tan malo como comer mucha (54).

Variedad - *"Lo mejor es comer de todo un poco"*. En los países desarrollados y de elevada prevalencia de obesidad, la variedad de la dieta no es un factor que se haya relacionado con menos sobrepeso, más bien al contrario (55).

Vegetales - *"Para adelgazar basta con comer más vegetales (hortalizas y frutas)"*. Los grandes estudios observacionales indican que comer más vegetales se asocia con menor sobrepeso, pero los de intervención muestran que no es suficiente con aumentar el consumo de vegetales, hay que hacer más cosas y cambiar más hábitos (56).

Velocidad de adelgazamiento - "*Una dieta que adelgaza rápido es mala y provoca efecto rebote*". Los estudios muestran que la velocidad de adelgazamiento no aumenta el efecto rebote ni influye en el éxito del adelgazamiento a largo plazo (57).

Sé que la cantidad de afirmaciones es importante, así que le recomiendo que lea varias veces esta lista. Si es capaz de recordar en el futuro que todas ellas no están demostradas científicamente, habrá dado un gran paso en sus posibilidades de autodefensa, ya que será más capaz de distinguir mensajes engañosos.

¿Y quién es el enemigo? ¿Qué directrices o instrucciones podemos seguir para poder identificarlo y distinguirlo del aliado?

Hoy en día la cantidad de alimentos es tan gigantesca, los estudios siguen siendo tan genéricos y nuestro metabolismo es tan poderoso y versátil que las certezas son pocas. Y las posibilidades de equivocarse al generalizar, altas. Sin embargo, es necesario mojarse; tendremos tiempo más adelante de ir ampliando las directrices dietéticas, en la medida en la que los estudios vayan despejando la bruma de la desinformación. Aunque corramos el riesgo de no ser demasiado precisos, la población debe tener instrucciones claras y sencillas que le permitan reconocer al enemigo, para poder evitarlo y alejarse al máximo de él.

Considerando la más relevante y sólida evidencia científica, estas serían dichas instrucciones:

1. Basar la dieta en alimentos frescos y no procesados: La mayor parte de las comidas, especialmente las principales, deben estar compuestas de alimentos frescos: Hortalizas, frutas, legumbres, carne, pescado y huevos, priorizando las hortalizas sobre las frutas y el pescado sobre la carne. Y preferiblemente cocinados en casa.

2. Puede complementarse con alimentos poco procesados: Sobre todo con otros productos vegetales como, frutos secos, encurtidos, aceite de oliva virgen extra y conservas de vegetales y pescado. En menor medida con lácteos y cereales integrales poco procesados.

3. Mantenerse alejado de los ultraprocesados: No adquiera ni se exponga a señales e imágenes de este tipo de alimentos, especialmente aquellos muy palatables, muy digestibles, fabricados con materias primas refinadas y también ricos en azúcar, sal y grasas añadidas: Productos de panadería y bollería, galletas, tortitas, dulces, bebidas azucaradas, lácteos procesados, comida preparada, cereales desayuno, carnes procesadas (fiambre, salchichas...), incluso alimentos funcionales, si no tiene carencias nutricionales identificadas por su médico.

Ya ve, tres directrices, sencillas y bastante claras, para saber si lo que se mete en la boca es amigo o enemigo.

Para recordar la clasificación de alimentos según su grado de procesamiento (no procesados, materias primas, procesados y ultraprocesados), puede volver al capítulo 3 y releer la descripción y ejemplos de cada uno de ellos.

Es probable que esté pensando que estas tres recomendaciones son muy genéricas. Y es cierto. Pero es importante que las conozca y las tenga muy claras. Eso no significa que todo el mundo necesite seguirlas estrictamente, pero podría afirmarse que posiblemente sean eficaces para la gran mayoría de las personas.

También imagino que puede estar pensando que el problema no es conocerlas–de hecho, seguramente ya las conocía–sino seguirlas. Y también tiene mucha razón. Pero es en ese aspecto en el que deben trabajar y profundizar los expertos clínicos y profesionales sanitarios, nuestro *ejército de tierra*, los nutricionistas, médicos y psicólogos. Con el apoyo de las autoridades correspondientes, claro. Desarrollando métodos y terapias que ayuden a no desviarse de estas directrices. Educando con rigor en lo que es una alimentación saludable, en conocer toda la tipología de alimentos frescos que existen, tanto vegetales como animales, sus posibilidades como ingredientes, aprender a seleccionarlos, conservarlos y cocinarlos. Identificando las situaciones complicadas y llenas de "infiltrados" o enemigos con las que nos tropezamos cada día, para intentar ponerles remedio o modificarlas convenientemente. Cambiando el entorno, para hacerlo más coherente con esta situación.

No es fácil de hacer, porque cuando convivimos durante años en un contexto concreto, nos acostumbramos y nos parece normal y razonable. Consideramos "raros" a quienes desayunan garbanzos, porque casi todos tomamos a diario galletas y leche.

Es muy probable que nuestra cocina, nevera, despensa, supermercado en el que hacemos la compra o espacio de trabajo, no estén diseñados para ayudarnos a combatir este entorno hostil; al contrario, la industria alimentaria lleva décadas acostumbrándonos a espacios amigables con los alimentos ultraprocesados. Así que tendremos que *reprogramar* nuestro cerebro para disfrutar con los alimentos frescos y para rechazar (o al menos no desear) los alimentos ultraprocesados, aprendiendo a evitar las señales y situaciones críticas. Incluso modificando la legislación y las condiciones del entorno para facilitar todo ello.

Mientras toda esta ayuda llega, podemos intentar ir identificando, conociendo y seleccionando los hábitos y situaciones de nuestro día a día que nos pueden ayudar a intentar cumplir con estas directrices y mantenernos alejados del enemigo. Evidentemente, dependiendo de cada persona, estos hábitos pueden variar sustancialmente, en función de cuál sea su forma de vida y el ambiente en el que se desenvuelve, así que lo ideal es que cada uno pueda ir desarrollando ese inventario de buenos hábitos personalizado.

A continuación le ofrezco un ejemplo de un inventario de este tipo en forma de cien ítems, que puede utilizar como plantilla para diseñar el suyo (58). Evidentemente, su listado no tiene por qué tener también 100 ítems, pero en este caso lo he redondeado a esa cifra para que si decide utilizarlo, pueda ir marcando los que vaya cumpliendo y así tener un indicador de cumplimiento con una escala de 0 a 100, del que podrá hacer seguimiento a lo largo del tiempo.

Aquí lo tiene:

DURANTE LA COMPRA

1. *Antes de ir a hacer la compra, come, para no ir hambriento.*

2. *Compra productos frescos (vegetales, carnes, pescado) al menos dos veces por semana.*

3. *Cuando compra productos frescos, prioriza los de temporada.*

4. *Si compra en una tienda de solo productos frescos y tiene hijos, procura ir con ellos.*

5. *Cuando compra productos procesados, hace una lista y la cumple.*

6. *Compra productos procesados por internet y con lista previa.*

7. *Si compra en un supermercado, primero compra productos frescos y luego procesados.*

8. *Si compra en un supermercado, ha identificado previamente los pasillos con los alimentos que no le convienen*

9. *Si compra en un supermercado, evita los pasillos con alimentos no saludables.*

10. *Si compra en un supermercado, preferiblemente va sin niños.*

AL COCINAR

1. *Prepara y cocina en su casa la mayor parte de las comidas principales.*

2. *La mayor parte de las comidas no son fritos (crudo, cocido, guisado, asado).*

3. *Los fritos son con aceite de oliva.*

4. *Tiene olla a presión y la utiliza a menudo.*

5. *Tiene horno y lo utiliza con productos frescos.*

6. *Domina al menos 10 recetas de platos de verduras/hortalizas.*

7. *Sabe preparar al menos cinco tipos de ensaladas.*

8. *Domina al menos 5 formas de preparar pescado.*

9. *Domina al menos 5 formas de preparar aves (pollo, pavo...)*

10. *Domina al menos 5 formas de preparar carne (vacuno, cerdo).*

EN LA COCINA

1. *No hay televisión o se apaga durante la comida.*

2. *No hay sillas demasiado confortables.*

3. *No se entra a la casa a través de la cocina.*

4. *Los mostradores están libres de cosas.*

5. *Las áreas de preparación de alimentos están iluminadas*

6. *No hay pan.*

7. *No hay galletas.*

8. *No hay cereales para el desayuno o tienen poco azúcar.*

9. *No hay bollos, dulces, etc.*

10. *Hay fruta visible.*

11. *El frutero contiene 2 o más tipos de frutas.*

12. *El frutero está en una zona de paso habitual de la cocina.*

EN LA NEVERA

1. Los restos de fruta se guardan a la vista (con envases transparentes) y a mano.

2. Hay hortalizas a la vista (o con envases transparentes) y a mano.

3. Hay 3 o más tipos de hortalizas.

4. Las sobras de ensalada y vegetales se guardan en recipientes transparentes.

5. Las sobras no vegetales se guardan en recipientes opacos.

6. Los aperitivos saludables están muy a mano, en el estante central y delante.

7. No hay aperitivos poco saludables.

8. No se guardan postres sobrantes.

9. No se guardan sobras poco saludables.

10. Hay yogures naturales.

11. Hay comida de picoteo saludable (encurtidos, queso curado, etc.)

12. Hay huevos

13. No hay lácteos bebibles azucarados.

14. No hay bebidas energéticas.

15. No hay botellas grandes de bebida que no sea leche o agua.

16. No hay refrescos azucarados.

EN EL CONGELADOR

1. El congelador se encuentra en la parte inferior de la nevera.

2. Hay hielo disponible.

3. Hay fruta o verdura congelada.

4. La fruta o verdura congelada está en contenedor transparente.

5. Las sobras de comida de verduras está en recipientes transparentes.

6. Otros restos están en recipientes opacos.

7. No hay helado.

8. Los alimentos más sanos están al frente y a mano.

9. Los alimentos ricos el almidones (pan, arroz, pasta, pizza...) están en la parte de atrás o lados inferiores.

10. No hay comida preparada-precongelada (pizza, rebozados, palitos de pescado...)

ARMARIOS DE LA COCINA

1. Los armarios no son transparentes.

2. Los alimentos saludables están al frente y en baldas centrales.

3. Hay conservas vegetales (verdura, hortalizas...) y están visibles.

4. Hay más de tres tipos de conservas vegetales.

5. Hay conservas de pescado y están visibles.

6. Hay más de dos tipos de conservas de pescado.

7. No hay alimentos ultraprocesados (galletas, tortitas, panes, bollos...).

8. Si hay algún alimento ultraprocesado, están juntos en un armario alto e incómodo.

9. Los aperitivos más saludables están al frente y en baldas centrales.

10. No hay aperitivos poco saludables.

LA VAJILLA

1. Los platos son de menos de 25 cm de diámetro.

2. Los platos tienen un borde ancho, de color.

3. Los platos no son de color blanco o beige.

4. Los vasos de agua son diferentes al resto y más grandes.

5. Los cuencos de cereales son medianos o pequeños (< 300 ml)

6. Los vasos de zumo son medianos o pequeños (<300 ml).

MOSTRADOR-ENCIMERA

1. No hay galletas en el mostrador.

2. No hay caramelos o dulces en el mostrador.

3. No hay refrescos en el mostrador.

4. No hay cereales de desayuno en el mostrador.

5. No hay pan en el mostrador.

6. No hay otros aperitivos en el mostrador.

AL COMER

1. La comida se hace en familia o grupo, en una mesa de la cocina o el comedor.

2. Si hay televisión, se apaga durante la comida.

3. Si hay niños menores de 12 años, utilizan platos y cuencos más pequeños.

4. Si hay niños menores de 12 años, utilizan vasos más pequeños (excepto para el agua).

5. No se obliga a comer a los niños si dicen que no tienen apetito.

6. *La mitad del plato casi siempre son hortalizas, verduras o legumbres; o el primer plato es de hortalizas, verduras o legumbres.*

7. *Siempre se sirven primero hortalizas, verduras o legumbres.*

8. *Se bebe agua.*

9. *Si hay bebidas diferentes al agua, se sirven en vasos altos y estrechos.*

10. *No hay refrescos ni bebidas azucaradas en la mesa.*

11. *No hay vino en la mesa, o si lo hay, es una sola copa por persona, blanca y estrecha.*

12. *No hay cesta de pan, solo se sirve pan a quien lo pide.*

13. *No hay paquetes de alimentos (distintos a los condimentos) en la mesa.*

14. *No se ofrece proactivamente la posibilidad de repetir.*

EN LA CALLE Y EN EL TRABAJO

1. *No se frecuentan establecimientos (cafeterías, restaurantes) o máquinas expendedoras con alimentos poco saludables a la vista.*

2. *Si se come en el trabajo, se prepara y lleva la comida.*

3. *Si se va a estar mucho tiempo fuera, con posibilidad de pasar hambre, se lleva algún aperitivo saludable (p.e. frutos secos)*

4. *Al comer en restaurantes no se permite que sirvan alimentos no saludables, se solicita que sean sustituidos o los quiten del plato al pedir.*

5. *Al comer en restaurante, no se come postre o se come fruta.*

6. *Al comer en restaurante la mitad del plato casi siempre son hortalizas, verduras o legumbres o el primer plato es de hortalizas, verduras o legumbres.*

Si cada respuesta afirmativa equivale a un punto, el máximo que se podría obtener serían 100 puntos. La idea sería intentar acercarse a esta cifra o, al menos, trabajar en cambiar los aspectos que no se cumplan para llegar a tener una tendencia positiva.

Es importante dejar claro que éste no es más que un ejemplo de una lista de recomendaciones (los *"qués"*), pero todavía no podemos complementarlo con instrucciones que ayuden a cumplirlas (los *"cómos"*), porque esa es una labor que correspondería a expertos y profesionales sanitarios. Al menos por el momento, este tipo de apoyos e intervenciones no se ha sistematizado adecuadamente. En la actualidad no se dedican demasiados recursos a investigar con este enfoque ni es habitual enseñar a los afectados a gestionar el entorno obesogénico. Lamentablemente, no se no suelen dar a conocer herramientas específicas para luchar contra la sobredisponibilidad de alimentos insanos que vayan o más allá que la fuerza de voluntad.

Por otro lado, como hemos podido conocer en capítulos anteriores, además de la perspectiva dietética hay otras perspectivas que también conviene considerar a la hora de diseñar intervenciones para normalizar el metabolismo y el contexto de nuestro día a día. Se trata de no favorecer situaciones en las que el enemigo pueda sentirse fuerte y tenga más facilidad para atacar, de evitar cebar los círculos viciosos que pueden agravar el sobrepeso.

A continuación se proponen otras tres directrices generales dirigidas a prevenir aspectos críticos no dietéticos:

1. Evitar el sedentarismo. Y preferiblemente practicar ejercicio intenso y de fuerza.

2. Dormir por la noche, salir durante el día: No quebrantar demasiado los ritmos circadianos, dormir lo necesario y por la noche y pasar una cantidad razonable de tiempo en el exterior.

3. Evitar el estrés: Prevenir situaciones que lo provocan o gestionarlo adecuadamente.

En efecto, una vez más son tres directrices conocidas pero muy complicadas de cumplir. Sin embargo, en este caso podemos recurrir con más facilidad a ayuda externa. Los profesionales que nos pueden asesorar sobre ejercicio y deporte, los educadores físicos, y los que nos pueden apoyar en la lucha contra el estrés, los psicólogos, en este caso tienen experiencia y recursos contrastados.

De cualquier forma, voy a intentar ofrecerle también algunas ideas para cada una de estas directrices, siempre desde una perspectiva basada en evidencias y hechos.

Respecto al ejercicio, debe saber que "engancha" y que incluso puede crear adicción (59). Su profundo impacto en la segregación de numerosos neurotransmisores (como las endorfinas) y hormonas afecta directamente al cerebro, provocando bienestar, con lo que ello conlleva en relación a la motivación. Si bien este fenómeno llevado al extremo más radical siempre es negativo, ya que puede dar lugar a obsesiones y comportamientos compulsivos y fuera de control, cuando se mantiene en márgenes razonables (que es lo más habitual) puede llegar a convertirse en una ventaja. Cuando se consigue practicar con cierta asiduidad, tras cierto tiempo se crea en muchas personas una especie de "adicción positiva", impulsando a seguir practicándolo y a intentar superarse. Y además suele ayudar a mejorar la vida social y a conocer a más gente interesante. Así que no se rinda y busque su actividad física o deporte favorito; pruebe uno tras otro, las posibilidades son casi infinitas.

Sobre la recomendación de dormir lo necesario, sé que el trabajo nos deja poco tiempo, nos obliga a madrugar y que por la noche el sentarse a ver la televisión un rato en lugar de irse a la cama es una tentación muy poderosa. Pero le invito a hacer un experimento: Si tiene TV en su cuarto, desenchúfela y llévesela a otro lado. Y busque algo para leer, de la temática que le guste, sea cual sea, y durante una semana váyase a la cama a la hora que normalmente se sienta a ver la TV, pero en este caso a leer un rato. Se sorprenderá de los efectos relajantes y tranquilizadores con los que se va a encontrar (60). Y tal vez se reconcilie con la lectura.

Y respecto a la ansiedad y el estrés, todos sabemos que cuando ocupan un lugar relevante en nuestra vida, son muy negativos y patologías muy serias y complicadas de resolver. Así que en este caso me limitaré a decirle que la ayuda profesional es siempre la mejor recomendación.

En resumen, le recuerdo cuáles son las seis directrices de defensa y ataque:

1. **Basar la dieta en alimentos frescos y no procesados.**

2. **Puede complementarse con alimentos poco procesados.**

3. **Mantenerse alejado de los ultraprocesados.**

4. **Evitar el sedentarismo.**

5. **Dormir por la noche, salir durante el día.**

6. **Evitar el estrés.**

Para finalizar con apartado sobre las víctimas y afectados, si usted es una de ellas, no le quiero mentir, no lo tiene fácil. Si lleva muchos años sufriendo obesidad, estas seis directrices las verá como retos casi inalcanzables. Su metabolismo y los sistemas de regulación de la energía de su cerebro es probable que estén muy adaptados (¿o alterados?) a la nueva situación. Seguramente su entorno será enormemente hostil y las comorbilidades o efectos colaterales serán numerosos, tanto fisiológicos como psicológicos. El enemigo le habrá afectado tanto que estará muy sensible a las señales, con el sistema de regulación del apetito descompensado. Sin ayuda de profesionales y gobiernos, su lucha personal va a ser dura.

Pero le aseguro que si sigue lo que dice la ciencia, tiene posibilidades de conseguirlo, de lograr normalizar hasta cierto grado su metabolismo, tener mejor salud y conseguir perder una buena cantidad del peso que le sobra.

Y confiemos en que las autoridades y profesionales hagan también sus "deberes", cuanto antes, porque el tiempo se acaba.

Convirtiendo al enemigo en aliado

He querido añadir un pequeño anexo a este capítulo sobre la batalla final y los ejércitos, especialmente dedicado a alguien que hemos mencionado en numerosas ocasiones a lo largo del libro y que probablemente no haya quedado muy bien parado en la mente del lector. Como ya imaginará, me refiero a la industria alimentaria. Lo cierto es que si repasamos todas las citas y menciones, podría parecer que es directamente el enemigo a combatir. Un enemigo muy poderoso, a quien ninguna autoridad sanitaria ni entidad política tiene ningún interés en enfrentarse.

Pero voy a intentan cambiar este punto de vista. No hay duda de que algunos de sus productos son los principales sospechosos de desajustar todo nuestro sistema de regulación de la energía y el apetito y bastantes de sus prácticas de marketing y publicidad tienen mucha responsabilidad en todo lo que está ocurriendo. Ellos, en su defensa, suelen decir que nunca obligan a nadie a comprar sus productos, que cada uno es libre y responsable a la hora de decidir sobre su comida, pero como hemos visto, la cuestión no es tan clara ni sencilla, ni mucho menos.

La víctima suele acusar a la industria de lavarle la cabeza y la industria insiste en que ya somos mayorcitos para decidir. Y quizás ambos tengan un poco de razón. De cualquier forma, este debate sobre responsabilidades y culpas no es demasiado productivo y suele acabar enquistando las posiciones de cada una de las partes. Lo importante ahora es la búsqueda de soluciones y es evidente que sin la predisposición constructiva y comprometida de todos, víctimas, aliados, gobiernos y profesionales, no se llegará a buen puerto.

En mi opinión creo que para maximizar las posibilidades de victoria no se debe considerar a la industria como el enemigo. Al enemigo conviene anularlo, aniquilarlo o destruirlo y la idea no es destruir a la industria alimentaria haciendo desaparecer la mayor parte de sus productos y sus actividades, ni mucho menos. Estoy seguro que tampoco ellos desean que sus clientes enfermen y se sientan mal a causa de lo que les venden. Como ya he dicho varias veces, simplemente quieren que compremos una y otra vez, pero deben darse cuenta de que esta actitud puede llegar a ser negativa para todos. Vale, están consiguiendo vender cada vez más, pero a costa de empeorar la salud de sus clientes. Y éstos ya están empezando a dar cuenta.

¿A qué nos referimos cuando decimos que la industria debe cambiar? Pues a muchas cosas, porque mientras las tendencias de desarrollo de alimentos sigan basándose solo en *"lo que más nos gusta y al menor precio"*, se seguirán fabricando productos ultraprocesados, ultradigestibles y ultrapalatables en enormes raciones, que se venderán de forma exitosa gracias al poderoso marketing y a la enorme eficacia y eficiencia del comercio internacional. Y la salud de todos seguirá empeorando progresivamente.

La buena noticia es que la capacidad de desarrollo e innovación de estas empresas suele ser tan importante como su capacidad de ventas, así que tienen recursos, profesionales y medios para buscar productos y soluciones al gran problema que nos enfrentamos. Y deben aceptar y afrontar su enorme responsabilidad.

Sin duda ha llegado el momento de buscar nuevas opciones. Dado que los cambios que van a tener que hacer son monumentales. Es probable que los gobiernos tengan que obligarles con leyes y regulación. Por ejemplo, recuperando los alimentos frescos y poco procesados y centrando la innovación en los procesos para su producción, conservación y entrega. Tarde o temprano la disponibilidad continua de alimentos frescos de alta calidad y en perfecto estado, sobre todo vegetales, frutas, carne y pescado, va a ser una demanda creciente y universal. Existen ejemplos históricos exitosos y muy positivos en este sentido, que han dado lugar a alimentos interesantes: los productos frescos ultracongelados, las conservas de vegetales o pescado, los productos de "cuarta gama" (vegetales y frutas limpios y troceados, listos para consumir) o muchos de la "quinta gama" (vegetales cocinados, incluso salsas, que solo es necesario calentar). La industria tiene la capacidad de poder utilizar economías de escala en sus actividades, es decir, enormes cantidades que reducen considerablemente los costes, por lo que tiene disponible un amplio espectro de desarrollo de productos basados en alimentos frescos, poco procesados y sin materias primas refinadas, cocinados tradicionalmente y envasados para su consumo.

Evidentemente, los retos serán otros, el rendimiento económico no será tan espectacular, los tiempos de conservación serán mucho más críticos y la motivación de compra y el marketing deberán cambiar radicalmente. Pero estoy seguro de que serán capaces de encontrar soluciones para cada uno de esos problemas.

De cualquier forma, esto no significa que haya que abandonar totalmente la fabricación de alimentos procesados, pero será necesario modificar sustancialmente su naturaleza. Las empresas tendrán que innovar, preferiblemente trabajando en colaboración con otros agentes científicos, haciendo investigación rigurosa y de alto valor añadido. Y todo con el objetivo de diseñar productos que tengan características que se muestren compatibles con mantener una buena salud y con controlar adecuadamente la ingesta de alimentos. Por ejemplo aportando saciedad, baja respuesta glucémica, respuesta sensorial razonable y otras posibles propiedades beneficiosas que puedan ir concretándose en el futuro.

Estoy convencido de que sabrán vender todas estas nuevas propuestas mediante sus sofisticadas y poderosas estrategias de marketing, innovando en las formas de presentación (raciones, acabados, embalaje…) que ayuden a conseguir una elevada valoración (y deseo de compra) por parte de los consumidores.

Sin embargo, es esperable que éste sea un tortuoso camino. Estos gigantes económicos crecen y sobreviven apoyándose en sus propias dinámicas, con inercias difíciles de cambiar. No creo que ninguno tenga especial interés en pensar y abordar estrategias de diseño, desarrollo, fabricación y comercialización muy diferentes a las que han seguido durante décadas, que tan buenos resultados les han aportado. Que dominan y han optimizado hasta límites insospechados. Es probable que en un principio la industria alimentaria se sienta amenazada e incómoda ante la perspectiva de tener que abandonar aquello que le ha permito erigirse como uno de los pilares de la economía contemporánea. Y puede que incluso plante cara, teniendo en cuenta la enorme cantidad de dinero que mueve, su capacidad de influencia y los millones de puestos de trabajo que tiene bajo su control. Pero en este tipo de situaciones es donde unas autoridades firmes, responsables y con capacidad de liderazgo deben ser capaces de negociar y acordar políticas de responsabilidad social corporativa, acompañadas de planes de actuación concretos, ambiciosos y realistas. Y también ser firmes para asegurar su cumplimiento. Probablemente sea necesario colaborar y llegar a grandes acuerdos políticos supranacionales que permitan a los gobiernos de diferentes países mirar cara a cara a los gigantes de la alimentación.

Aunque me he centrado en los fabricantes de alimentos, también los restaurantes (especialmente las grandes cadenas) y otros establecimientos donde se prepara y vende comida, incluidos las empresas de catering y las que aprovisionan los comedores escolares, deben hacer grandes cambios. Que les resultarán mucho más sencillos si sus proveedores de alimentos, los grandes fabricantes, les facilitan más alimentos saludables. Algo que hoy en día no siempre ocurre, ya que al cocinar y preparar grandes cantidades, con frecuencia se prioriza la comodidad o rapidez.

Teniendo como base primordial unas directrices dietéticas adecuadamente definidas y establecidas, rigurosas y fiables, el desarrollo de sus productos y servicios deben basarse en ellas y es probable que para ayudarles también haya que trabajar desde las instituciones, desarrollando normativa específica. Al igual que con los fabricantes, se trata de crear nuevas tendencias y necesidades, basadas en alimentos frescos y más saludables, haciendo especial hincapié en elementos que no tengan que ser percibidos como menos atractivos o apetecibles; buscando un equilibrio entre una satisfactoria experiencia sensorial pero también reforzando otro tipo de experiencias relacionadas con los valores asociados a la salud y la sostenibilidad. Enseñando a la población que una ración desmesurada no es un valor en sí mismo y que solo sirve para que comprador y vendedor caigan en una espiral derrochadora, consumista y contraproducente a largo plazo (61). El trabajo colaborativo de diversas disciplinas del mundo de la ciencia y de la tecnología de los alimentos, así como de expertos en psicología social y marketing, sin duda ayudará a llevar a buen puerto todas estas nuevas prioridades.

Tanto los fabricantes como el resto de actores de la industria alimentaria tienen una enorme capacidad para orientarse al cliente, desplegando todas sus armas productivas y persuasivas para dar respuesta a sus necesidades. Así que si todos presionamos en la dirección correcta, no tardarán en cambiar el rumbo de sus naves para dirigirlas al puerto que nosotros les pidamos. Como resultado de todo ello, la industria alimentaria, además de seguir siendo un pilar económico y social de nuestros tiempos, se convertirá en un aliado fundamental para mejorar la salud y el bienestar de todos.

Entonces ya no habrá enemigos contra los que combatir.

Y la guerra habrá finalizado.

Referencias

(1)

The Inadmissibility of What We Eat in America and NHANES Dietary Data in Nutrition and Obesity Research and the Scientific Formulation of National Dietary Guidelines (2015)

(2)

Goals in Nutrition Science 2015–2020 (2015)

The Next Generation of Obesity Research; No Time to Waste (2012)

(3)

We need more randomized trials in nutrition—preferably large, long-term, and with negative results (2016)

(4)

The Lancet Obesity series 3 - Mobilisation of public support for policy actions to prevent obesity (2015)

(5)

Lo que dice la ciencia sobre dietas, alimentación y salud – "¿Cómo han cambiado las recomendaciones dietéticas?" (2015)

Eat, drink and be ealthy - Walter C. Willett (2005)

(6)

Systematic review of the impact of nutrition claims related to fat, sugar and energy content on food choices and energy intake (2019)

Academy Comments re The DGAC Scientific Report (2015)

(7)

A Systematic Review of the Sources of Dietary Salt Around the World (2019)

Dietary sources of sodium among Brazilian population: data from Latin American Nutrition and Health Study (ELANS) (2019)

Ultra-processed food consumption drives excessive free sugar intake among all age groups in Australia (2019)

Sodium Intake from Foods Exceeds Recommended Limits in the Spanish Population: The ANIBES Study (2019)

Ultra-processed foods and excessive free sugar intake in the UK: a nationally representative cross-sectional study (2019)

Consumption of ultra-processed foods and its association with added sugar content in the diets of US children, NHANES 2009-2014 (2019)

Ultra-processed foods and recommended intake levels of nutrients linked to non-communicable diseases in Australia: evidence from a nationally representative cross-sectional study (2019)

Ultra-Processed Food Consumption and Chronic Non-Communicable Diseases-Related Dietary Nutrient Profile in the UK (2008⁻2014) (2018)

Sources of Dietary Sodium in Food and Beverages Consumed by Spanish Schoolchildren between 7 and 11 Years Old by the Degree of Processing and the Nutritional Profile (2018)

Dietary intake and sources of sodium and potassium among Australian schoolchildren: results from the cross-sectional Salt and Other Nutrients in Children (SONIC) study (2017)

Sources of Added Sugars in Young Children, Adolescents, and Adults with Low and High Intakes of Added Sugars (2018)

Sugar intake by type (added vs. naturally occurring) and physical form (liquid vs. solid) and its varying association with children's body weight, NHANES 2009-2014" (2018)

Dietary Intake of Individual (Free and Intrinsic) Sugars and Food Sources in the Spanish Population: Findings from the ANIBES Study (2017)

(8)

Glycemic Index, Glycemic Load and Cancer Risk: An Updated Meta-Analysis (2019)

Coronary Heart Disease and Dietary Carbohydrate, Glycemic Index, and Glycemic Load: Dose-Response Meta-analyses of Prospective Cohort Studies (2019)

Dietary Glycemic Index and Load and the Risk of Type 2 Diabetes: A Systematic Review and Updated Meta-Analyses of Prospective Cohort Studies (2019)

Low glycaemic index diets as an intervention for obesity: a systematic review and meta-analysis" (2019)

Glycemic index, glycemic load, and risk of type 2 diabetes: results from 3 large US cohorts and an updated meta-analysis (2014).

Low-glycaemic index diets in the management of blood lipids: a systematic review and meta-analysis (2013)

(9)

Potential Cardiometabolic Health Benefits of Full-Fat Dairy: The Evidence Base (2019)

Whole milk compared with reduced-fat milk and childhood overweight: a systematic review and meta-analysis (2019)

Dairy Foods, Obesity, and Metabolic Health: The Role of the Food Matrix Compared with Single Nutrients (2019)

Effects of Full-Fat and Fermented Dairy Products on Cardiometabolic Disease: Food Is More Than the Sum of Its Parts (2019)

The importance of dairy products for cardiovascular health: whole or low fat? (2018)

Serial measures of circulating biomarkers of dairy fat and total and cause-specific mortality in older adults: the Cardiovascular Health Study (2018)

Comprehensive Review of the Impact of Dairy Foods and Dairy Fat on Cardiometabolic Risk (2016)

Dairy consumption in association with weight change and risk of becoming overweight or obese in middle-aged and older women: a prospective cohort study (2016)

The relationship between high-fat dairy consumption and obesity, cardiovascular, and metabolic disease (2013)

Effects of high and low fat dairy food on cardio-metabolic risk factors: a meta-analysis of randomized studies (2013)

(10)

Dietary diversity score and obesity: a systematic review and meta-analysis of observational studies (2015)

Associations between dietary variety and measures of body adiposity: a systematic review of epidemiological studies (2013)

(11)

Guidance for Industry: A Food Labeling Guide (10. Appendix B: Additional Requirements for Nutrient Content Claims) – FDA

Guidance for Industry: A Food Labeling Guide (8. Claims) – FDA

(12)

FDA Seeks to Redefine 'Healthy' - Wall Street Journal 10/5/2016

(13)

Healthy eating graphic from Public Health England was developed with members of food and drinks industry – Independent 9/5/2016

Food for thought? Potential conflicts of interest in academic experts advising government and charities on dietary policies (2016)

(14)

NAOS, Estrategia para la nutrición, actividad física y prevención de la obesidad; Ministerio de Sanidad y Consumo (2005)

(15)

Coca-Cola España reconoce un pago de 4,5 millones de euros a sociedades de nutrición y salud y centros universitarios- La Celosia, 21/04/2016

(16)

Food reformulation and nutritional quality of food consumption: an analysis based on households panel data in France (2018)

(17)

¿La reformulación de alimentos para reducir el consumo de azúcar es útil para mejorar la salud? primera revisión sistemática – Blog "Lo que dice la ciencia para adelgazar" (2019)

(18)

Interventions for increasing fruit and vegetable consumption in children aged five years and under (2018)

(19)

Five Fruit and Vegetable a Day Does Not Reflect the Upward Trend of Obesity in the U.S (2019)

Fruit and Vegetable Consumption and Changes in Anthropometric Variables in Adult Populations: A Systematic Review and Meta-Analysis of Prospective Cohort Studies (2015)

Effect of fruits and vegetables on metabolic syndrome: a systematic review and meta-analysis of randomized controlled trials (2015)

Increased fruit and vegetable intake has no discernible effect on weight loss: a systematic review and meta-analysis (2014)

Systematic review and meta-analysis of the effect of increased vegetable and fruit consumption on body weight and energy intake (2014)

(20)

The Lancet Obesity series 6 – Strenghtening of accountability systems to create healthy food environments and reduce global obesity (2015)

(21)

An Umbrella Review and Narrative Synthesis of the Effectiveness of Interventions Aimed at Decreasing Food Prices to Increase Food Quality (2020)

Impact of sugar-sweetened beverage taxes on purchases and dietary intake: Systematic review and meta-analysis (2019)

Environmental interventions to reduce the consumption of sugar-sweetened beverages and their effects on health (2019)

The impact of the tax on sweetened beverages: a systematic review (2018)

Society of Behavioral Medicine (SBM) position statement: Enact taxes on sugar sweetened beverages to prevent chronic disease (2018)

Obesity prevention strategies: could food or soda taxes improve health? (2016)

The effects of taxation on the individual consumption of sugar-sweetened beverages (2016)

(22)

The Michael Bloomberg Nanny State In New York: A Cautionary Tale – Forbes, 10/05/2013

(23)

Overview of systematic reviews on the health-related effects of government tobacco control policies (2015)

The effect of tobacco advertising bans on tobacco consumption (2000)

(24)

Factors associated with parents' attitudes to unhealthy foods and beverages (2016)

(25)

Restricting Advertisements for High-Fat, High-Sugar Foods during Children's Television Programs: Attitudes in a US Population-Based Sample (2016)

Believing that certain foods are addictive is associated with support for obesity-related public policies (2016)

(26)

Association of a Community Campaign for Better Beverage Choices With Beverage Purchases From Supermarkets (2017)

(27)

Brief Primary Care Obesity Interventions: A Meta-analysis (2016)

An Evidence-Based Guide for Obesity Treatment in Primary Care (2016)

Position of the Academy of Nutrition and Dietetics: Interventions for the Treatment of Overweight and Obesity in Adults (2016)

(28)

The challenge of keeping it off, a descriptive systematic review of high-quality, follow-up studies of obesity treatments (2019)

(29)

Aprender imaginando: cuando solo tienes profesores que no son de tu profesión - Aitor Sánchez (2016)

(30)

Fat, the new health paradigm - Credit Suisse Research Institute (2015)

(31)

Why Registered Dietitian Nutritionists Are Not Doing Research—Perceptions, Barriers, and Participation in Research from the Academy's Dietetics Practice Based Research Network Needs Assessment Survey (2015)

(32)

Weight bias among UK trainee dietitians, doctors, nurses and nutritionists (2013)

Weight bias among health professionals specializing in obesity (2003)

(33)

How Effective Are Dietitians in Weight Management? A Systematic Review and Meta-Analysis of Randomized Controlled Trials (2019).

(34)

Adelgázame, miénteme - Juan Revenga (2015)

(35)

Omega-3, omega-6, and total dietary polyunsaturated fat for prevention and treatment of type 2 diabetes mellitus: systematic review and meta-analysis of randomised controlled trials" (2019)

Polyunsaturated fatty acids for the primary and secondary prevention of cardiovascular disease" (2018)

Effects of Olive Oil on Markers of Inflammation and Endothelial Function—A Systematic Review and Meta-Analysis (2015)

The role of olive oil in disease prevention: a focus on the recent epidemiological evidence from cohort studies and dietary intervention trials. (2015)

Olive oil consumption and risk of CHD and/or stroke: a meta-analysis of case-control, cohort and intervention studies (2014)

(36)

Alcohol use and burden for 195 countries and territories, 1990–2016: a systematic analysis for the Global Burden of Disease Study 2016 (2018)

The relationship between different dimensions of alcohol use and the burden of disease-an update (2017)

Alcohol Consumption and Mortality From Coronary Heart Disease: An Updated Meta-Analysis of Cohort Studies (2017)

Do "Moderate" Drinkers Have Reduced Mortality Risk? A Systematic Review and Meta-Analysis of Alcohol Consumption and All-Cause Mortality. (2016)

(37)

Effect of a high-fat Mediterranean diet on bodyweight and waist circumference: a prespecified secondary outcomes analysis of the PREDIMED randomised controlled trial (2016)

Avocado consumption is associated with better diet quality and nutrient intake, and lower metabolic syndrome risk in US adults: Results from the National Health and Nutrition Examination Survey (NHANES) 2001--2008" (2013)

Nut intake and adiposity: meta-analysis of clinical trials (2013)

(38)

Dietary Reference Values for nutrients Summary report - European Food Safety Authority (EFSA) (2017)

(39)

Red Meat and Processed Meat - IARC Monographs on the Evaluation of Carcinogenic Risks to Human (2018)

(40)

Dietary Cholesterol and Cardiovascular Risk: A Science Advisory From the American Heart Association (2019)

Dietary cholesterol and cardiovascular disease: a systematic review and meta-analysis (2015)

(41)

Dietary carbohydrates: role of quality and quantity in chronic disease (2018)

(42)

Effect of breakfast on weight and energy intake: systematic review and meta-analysis of randomised controlled trials (2019)

Meal Timing and Frequency: Implications for Cardiovascular Disease Prevention: A Scientific Statement From the American Heart Association (2017)

(43)

The Effects of Breakfast and Breakfast Composition on Cognition in Children and Adolescents: A Systematic Review (2016).

The effect of breakfast composition and energy contribution on cognitive and academic performance: a systematic review (2013)

(44)

Meal Timing and Frequency: Implications for Cardiovascular Disease Prevention: A Scientific Statement From the American Heart Association (2017)

Effects of meal frequency on weight loss and body composition: a meta-analysis (2015)

(45)

Effect of low-fat diet interventions versus other diet interventions on long-term weight change in adults: a systematic review and meta-analysis (2015)

Effects of low-carbohydrate diets v. low-fat diets on body weight and cardiovascular risk factors: a meta-analysis of randomised controlled trials (2016)

(46)

Consenso sobre las grasas y aceites en la alimentación de la población adulta española (2015)

Dietary Guidelines for Americans (2015)

New Nordic Nutrition recommendations (2013)

(47)

Reduction in saturated fat intake for cardiovascular disease Cochrane Database Syst Rev. (2015)

(48)

Egg consumption and human health: an umbrella review of observational studies (2019)

Impact of Whole Egg Intake on Blood Pressure, Lipids and Lipoproteins in Middle-Aged and Older Population: A Systematic Review and Meta-Analysis of Randomized Controlled Trials (2019)

Effects of Egg Consumption on Blood Lipids: A Systematic Review and Meta-Analysis of Randomized Clinical Trials (2018)

(49)

Potential Cardiometabolic Health Benefits of Full-Fat Dairy: The Evidence Base (2020)

Dairy Foods, Obesity, and Metabolic Health: The Role of the Food Matrix Compared with Single Nutrients (2019)

(50)

Milk and Dairy Product Consumption and Risk of Mortality: An Overview of Systematic Reviews and Meta-Analyses (2019)

Milk and dairy consumption and risk of cardiovascular diseases and all-cause mortality: dose-response meta-analysis of prospective cohort studies (2019)

Consumption of milk and dairy products and risk of osteoporosis and hip fracture: a systematic review and Meta-analysis (2019)

(51)

Dietary Reference Values for nutrients Summary report - European Food Safety Authority (EFSA) (2017)

(52)

High protein diet is of benefit for patients with type 2 diabetes: An updated meta-analysis (2018)

The Effects of Increased Protein Intake on Fullness: A Meta-Analysis and Its Limitations (2016)

(53)

The effects of consuming a high protein diet (4.4 g/kg/d) on body composition in resistance-trained individuals (2015)

(54)

Dose-response association of dietary sodium intake with all-cause and cardiovascular mortality: a systematic review and meta-analysis of prospective studies (2019)

Reduced Salt Intake for Heart Failure - A Systematic Review (2018)

Association of sodium intake and major cardiovascular outcomes: a dose-response meta-analysis of prospective cohort studies (2018)

(55)

Associations between dietary variety and measures of body adiposity: a systematic review of epidemiological studies (2013)

(56)

Effect of fruits and vegetables on metabolic syndrome: a systematic review and meta-analysis of randomized controlled trials (2015)

Increased fruit and vegetable intake has no discernible effect on weight loss: a systematic review and meta-analysis (2014)

(57)

The rate of weight loss does not affect resting energy expenditure and appetite sensations differently in women living with overweight and obesity (2018)

The impact of rate of weight loss on body composition and compensatory mechanisms during weight reduction: A randomized control trial (2018)

The effect of rate of weight loss on long-term weight regain in adults with overweight and obesity (2016)

(58)

Using Nudges to Promote Healthy Food Choices in the School Dining Room: A Systematic Review of Previous Investigations (2019)

The Stomach-Derived Hormone Ghrelin Increases Impulsive Behavior (2016)

Nudging consumers towards healthier choices: a systematic review of positional influences on food choice (2016)

Slim by design - Wansink (2014)

(59)

Methodological and Conceptual Limitations in Exercise Addiction Research (2015)

Exercise addiction- diagnosis, bio-psychological mechanisms and treatment issues (2014)

The exercise paradox: An interactional model for a clearer conceptualization of exercise addiction. (2013)

Striving for success or addiction? Exercise dependence among elite Australian athletes (2012)

Clarifying Exercise Addiction: Differential Diagnosis, Co-occurring Disorders, and Phases of Addiction (2011)

(60)

Systematic review and meta-analysis of interventions targeting sleep and their impact on child body mass index, diet, and physical activity (2016)

(61)

How food marketers can sell smaller portions: Consumer insights and product innovation (2016)

EPÍLOGO: EL DÍA DESPUÉS

El 2 de enero de 2011 entró en vigor la llamada "ley antitabaco" en España. El aspecto más relevante de la misma era la prohibición definitiva respecto a fumar en la mayor parte de los espacios públicos. Quienes fuimos testigos del inicio de su aplicación, vivimos aquellos primeros días con cierta curiosidad pero con escasa sorpresa, ya que el consumo de tabaco se había ido limitando progresivamente en muchos lugares públicos no asociados al ocio y la hostelería, que eran prácticamente los únicos que todavía mantenían el dudoso privilegio de permitir fumar en sus instalaciones. Aunque durante unos días fue un tema de conversación muy recurrente y sirvió a los medios de comunicación para rellenar bastantes páginas con contenidos ligeros, la cuestión se diluyó rápidamente; en pocos días los ciudadanos asumimos la situación y nos familiarizamos con la misma, que identificamos casi de inmediato como claramente beneficiosa.

Unos años después, con la perspectiva que da el tiempo, la mayoría nos preguntamos cómo fuimos capaces de convivir tantos años en un entorno tan exageradamente amigable con el tabaco, un producto maloliente, sucio y responsable de innumerables muertes y enfermedades, incluso para quienes no la consumían directamente. Estuvo presente en casi cualquier lugar, incluso en aviones, cines y hospitales. Era casi inexplicable su accesibilidad, en prácticamente cualquier comercio y a tan bajo precio, así como el bombardeo publicitario al que éramos sometidos de forma sistemática y masiva

El tabaquismo es una adicción complicada y tras la prohibición de su consumo en lugares públicos la reducción de su prevalencia ha sido menor de lo deseable. Pero quienes han dejado de fumar ya no tienen que vivir la pesadilla recurrente de tener que tropezarse a cada minuto con todo tipo de señales y mensajes promoviendo su compra. Ni están obligados a tragar y soportar en cada esquina el humo de los que todavía son fumadores, algo que ahora nos parece casi absurdo.

La batalla no está ganada, necesitaremos muchos años para conseguir convertir el tabaco en algo marginal, pero las políticas dirigidas a ello están en marcha, son coherentes y unánimes, las opiniones están consensuadas, la situación está bajo cierto control y las tendencias, aunque modestas, son prometedoras.

Los alimentos procesados y no saludables no son lo mismo que el tabaco, pero es probable que las medidas que permitirán combatir el sobrepeso y la obesidad tengan aspectos en común con algunas de las utilizadas contra el tabaquismo, orientadas a reducir su presencia y disponibilidad. Para llegar a implementarlas hará falta un nivel de consenso, de movilización y de decisión incluso mayor y más complejo de conseguir, ya que hablamos de alimentos, no de sustancias fácilmente identificables como tóxicas y dañinas.

Confío en que dentro de unos años también nos preguntemos cómo pudimos convivir tantos años casi indiferentes en un contexto tan amigable con los alimentos insanos y los hábitos poco saludables. Probablemente también nos resulte inexplicable. Al igual que con el tabaco, la erradicación de la obesidad no será inmediata, ni mucho menos. De hecho es esperable que sea un proceso muy progresivo y que necesitemos décadas e incluso generaciones para conseguir hacerla desaparecer de la lista de los problemas prioritarios relacionados con la salud. Pero es fundamental conseguir aunar iniciativas, dejar a un lado diferencias, ponernos de acuerdo y dedicarle recursos, para llegar a tenerla bajo un mínimo de control, arrinconada y con tendencias negativas. Algo a lo que todavía ni siquiera nos hemos acercado.

Llegará el día en el que quienes dejen de comer alimentos poco recomendables podrán sentirse relativamente tranquilos y respetados en un entorno coherente con su nueva forma de vida, de forma que sus malos hábitos anteriores sean casi como un mal sueño medio olvidado. Ese día podremos considerar que la guerra ha finalizado.

A partir de entonces, nos quedará trabajar para la recuperación de las víctimas. Y, por supuesto, para evitar volver a tropezar con la misma piedra.

Aunque ya sabemos lo que nos suele pasar a los seres humanos con las piedras…

SOBRE EL AUTOR

Luis Jiménez es licenciado en químicas y consultor empresarial y sus obras se han convertido en una referencia imprescindible en la divulgación en español sobre alimentación y salud desde una perspectiva científica.

Además del que tiene entre sus manos, ha publicado una buena cantidad de libros relacionados con la salud y la ciencia, todos ellos con gran éxito de crítica y ventas:

- "Lo que dice la ciencia para adelgazar"

- "Lo que dice la ciencia sobre dietas, alimentación y salud" (volúmenes 1 y 2)

- "El Cerebro Obeso"

- "Lo que dice la ciencia sobre comer saludable"

- "El poder y la ciencia de la motivación"

También comparte gran cantidad de contenido relacionado a través de internet, tanto mediante sus dos blogs ("El Blog de Centinel" y "Lo que dice la ciencia para adelgazar") como por redes sociales.

www.ingramcontent.com/pod-product-compliance
Lightning Source LLC
Chambersburg PA
CBHW070221190526
45169CB00001B/31